Jens Vater, Markus Krämer, Patrick Keppeler, Ulrike Kaiser

Die 50 wichtigsten Fälle Anästhesie, Intensiv- und Notfallmedizin

Jens Vater, Markus Krämer,
Patrick Keppeler, Ulrike Kaiser

Die 50 wichtigsten Fälle Anästhesie, Intensiv- und Notfallmedizin

ELSEVIER

Zuschriften und Kritik an:
Elsevier GmbH, Urban & Fischer Verlag, Hackerbrücke 6, 80335 München. E-Mail: medizinstudium@elsevier.de.

Wichtiger Hinweis für den Benutzer
Die Erkenntnisse in der Medizin unterliegen laufendem Wandel durch Forschung und klinische Erfahrungen. Die Autoren dieses Werkes haben große Sorgfalt darauf verwendet, dass die in diesem Werk gemachten therapeutischen Angaben (insbesondere hinsichtlich Indikation, Dosierung und unerwünschten Wirkungen) dem derzeitigen Wissensstand entsprechen. Das entbindet den Nutzer dieses Werkes aber nicht von der Verpflichtung, anhand weiterer schriftlicher Informationsquellen zu überprüfen, ob die dort gemachten Angaben von denen in diesem Buch abweichen und seine Verordnung in eigener Verantwortung zu treffen.
Wie allgemein üblich wurden Warenzeichen bzw. Namen (z.B. bei Pharmapräparaten) nicht besonders gekennzeichnet.

Bibliografische Information der Deutschen Nationalbibliothek
Die Deutsche Nationalbibliothek verzeichnet diese Publikation in der Deutschen Nationalbibliografie; detaillierte bibliografische Daten sind im Internet über http://www.d-nb.de abrufbar.

1. Auflage 2011

Der Urban & Fischer Verlag ist ein Imprint der Elsevier GmbH.

17 18 19 20 5 4 3 2 1

Um den Textfluss nicht zu stören, wurde bei Patienten und Berufsbezeichnungen die grammatikalisch maskuline Form gewählt. Selbstverständlich sind in diesen Fällen immer Frauen und Männer gemeint.

Planung: Christina Nußbaum
Lektorat: Ingrid Stöger, München
Redaktion: Dr. med. Sibylle Tönjes, Kiel
Herstellung: Elisabeth Märtz, München
Satz: abavo GmbH, Buchloe; TnQ, Chennai/Indien
Druck und Bindung: Printer Trento, Italien
Umschlaggestaltung: SpieszDesign, Büro für Gestaltung, Neu-Ulm
Titelfotografie: © Getty Images/Image Source

Ist bereits unter ISBN 978-3-437-42701-5 erschienen
ISBN 978-3-437-42702-2
Aktuelle Informationen finden Sie im Internet unter **www.elsevier.de** und **www.elsevier.com.**

Vorwort

Liebe Kolleginnen und Kollegen,
auch aus eigener Erfahrung wissen wir Vier: Aus der Praxis lernt man leichter, besser und langfristiger. Aus diesem Grund haben wir dieses Fallbuch zusammengestellt. Es soll als Ergänzung zu Lehrbuch, Vorlesung, Studentenunterricht und der aktiven Arbeit während des praktischen Jahres ein Hilfsmittel zur Vorbereitung auf Klausuren, mündliche Prüfungen und das Staatsexamen sein.

Die beschriebenen Fälle entstammen überwiegend unserem eigenen Arbeitsalltag und wurden für dieses Buch aufbereitet. Ziel war es, anhand von möglichst realitätsnahen Fallbeschreibungen Standardsituationen aus den Bereichen Anästhesie, Intensiv-, Notfallmedizin und Schmerztherapie aufzuarbeiten, die jedem Mediziner bei seinem Tun begegnen können und beherrscht werden müssen. Besonderer Wert wurde darauf gelegt, wichtige Inhalte und Prüfungsstoff einzuarbeiten und aktuelle Leitlinien und Studienergebnisse zu berücksichtigen. Trotzdem soll und kann dieses Buch aber die Beschäftigung mit einem vollständigen Lehrbuch und aktueller Literatur nicht ersetzen, sondern will lediglich ein Navigationssystem durch die Weite der Anästhesie und ihre Teilgebiete sein. Wir hoffen damit sowohl für die Arbeit in Lerngruppen, als auch für „Einzellerner" eine gute Hilfestellung zu geben.

Wir bedanken uns bei den Mitarbeiterinnen und Mitarbeitern des Elsevier Urban & Fischer Verlags, vor allem bei Frau Stöger und Frau Dr. Tönjes für die gute Zusammenarbeit, ihre Geduld während der Skripterstellung und die Berücksichtigung unserer ganz speziellen Wünsche. Für die Unterstützung und Bereitstellung von Bildmaterial bedanken wir uns bei unseren Kollegen des Klinikums Ansbach und des Ostalb Klinikums Aalen. Ein ganz besonderes Dankeschön aber gilt unseren Familien, die während der letzten Monate häufig auf uns verzichten mussten und uns dennoch immer tatkräftig beim Schreiben unterstützt haben.

Über kritische Zuschriften würden wir uns sehr freuen, um dieses Buch in der Zukunft noch besser auf Eure Bedürfnisse anpassen zu können.

Aalen und München, im August 2010
Ulrike Kaiser
Patrick Keppeler
Markus Krämer
Jens Vater

Abkürzungen

A

A.	Arteria
ACB	aortokoronarer Bypass
ACh	Acetylcholin
ACLS	Advanced Cardiac Live Support
ACS	akutes Koronarsyndrom
AP	Angina pectoris
ARDS	Acute Respiratory Distress Syndrome (akutes Lungenversagen)
ASA	American Society of Anesthesiology
ASS	Acetylsalicylsäure
AZ	Allgemeinzustand
AWR	Aufwachraum

B

BMI	Body-Mass-Index
BMS	Bare-Metal-Stent
BWK	Brustwirbelkörper

C

CAP	Community Acquired Pneumonie
CK	Kreatinkinase
cm	Zentimeter
cmH_2O	Zentimeter Wassersäule
CO_2	Kohlendioxid
CPAP	Continuous Positive Airway Pressure
CPR	kardiopulmonale Reanimation

D

DES	Drug Eluting Stent
DGAI	Deutsche Gesellschaft für Anästhesiologie und Intensivmedizin e.V.
DIC	disseminierte intravasale Gerinnung

E

EKG	Elektrokardiogramm
ERC	European Resuscitation Council
$etCO_2$	endtidales (am Ende der Ausatmung) gemessenes CO_2
EZ	Ernährungszustand

F

FRC	Functional Residual Capacity (funktionelle Residualkapazität)

G

G	Gauge
ggf.	gegebenenfalls

H

h	Stunde (hora)
HAP	Hospital Acquired Pneumonia
HF	Herzfrequenz
HDM	Herzdruckmassage
HLW	Herz-Lungen-Wiederbelebung
HWK	Halswirbelkörper
HWS	Halswirbelsäule
HZV	Herzzeitvolumen

I

ICP	Intracranial Pressure (intrakranieller Druck)
ID	Innendurchmesser
ILCOR	International Liaison Committee on Resuscitation (s. ERC)
ILMA	Intubationslarynxmaske

K

kg KG	Kilogramm Körpergewicht
ITN	Intubationsnarkose
KHK	koronare Herzkrankheit

L

LA	Lokalanästhetikum/Lokalanästhetika
Lig.	Ligamentum
LMA	Larynxmaske
LWK	Lendenwirbelkörper
LWS	Lendenwirbelsäule

M

MAC	minimale alveoläre Konzentration
MAP	mittlerer arterieller Druck
MH	maligne Hyperthermie
mg	Milligramm
min	Minute
mm	Millimeter
mmHg	Millimeter Quecksilbersäule
MOV	Multiorganversagen

N

N./Nn.	Nervus/Nervi
NDMR	nicht depolarisierende Muskelrelaxanzien
NIDDM	nicht insulinpflichtiger Diabetes mellitus
NSAR	nicht steroidale Antirheumatika
NSTEMI	Non ST-elevation Myocardial Infarction

O

O_2	Sauerstoff
OP	Operation
OSAS	obstruktives Schlafapnoe-Syndrom
OSG	oberes Sprunggelenk

P

PAP	positiver Atemwegsdruck
PCEA	Patienten-kontrollierte Epiduralanästhesie
PCA	Patienten-kontrollierte Analgesie
PCWP	pulmonalkapillärer Verschlussdruck
PDA / PDK	Peridualanästhesie / Periduralkatheter
PEEP	positiver endexspiratorischer Druck
PFO	persistierendes Foramen ovale
PONV	postoperative Übelkeit und Erbrechen

R

RG	Rasselgeräusch(e)
RR	Blutdruck
RSI	Rapid-Sequence Induction

S

s	Sekunde
SHT	Schädel-Hirn-Trauma
sog.	sogenannte(r)
SIRS	Systemic Inflammatory Response Syndrome (systemisch inflammatorisches Response-System)
SPA	Spinalanästhesie
SSEP	somatosensorisch evozierte Potenziale
SSW	Schwangerschaftswoche
STEMI	ST-Elevation Myocardial Infarction

T

TEE	transösophageale Echokardiografie
TIVA	totale intravenöse Anästhesie
TRALI	transfusionsassoziierte Lungenerkrankung
TV	Tidalvolumen

V

V.	Vena
v.a.	vor allem
VAP	Ventilator-assoziierte Pneumonie
VAS	visuelle Analogskala
VES	ventrikuläre Extrasystole(n)
VT	ventrikuläre Tachykardie

Z

ZAS	zentrales anticholinerges Syndrom
z.B.	zum Beispiel
Z.n.	Zustand nach
ZVD	zentraler Venendruck
ZVK	zentraler Venenkatheter

Abbildungsnachweis

Abb. 8.3: Deutsche Gesellschaft für Anästhesiologie und Intensivmedizin, Nürnberg.

Abb. 12.0: Prof. Dr. med. G. W. Kauffmann, Wittnau.

Abb. 13.0: Prof. H. Schroten, Langenfeld.

Abb. 14.2: L. Scholz, Berlin.

Abb. 16.7, 37.1: W. Zettlmaier.

Abb. 28.1: Reihe Pflege konkret, Elsevier GmbH, Urban & Fischer Verlag, München.

Abb. 33.0: B. Danz, Ulm.

Abb. 35.1 a-d: Prof. Dr. H. U. Steinau, Bochum und PD D. Drücke, Kiel.

Abb. 38.1: Drake, Vogl, Mitchell, Gray´s Anatomy for Students, p. 600, Elsevier Churchill Livingstone, 2005.

Zeichnungen

Abb. 1.1, 4.2, 8.1, 12.1, 16.2: K. Dalkowski, Buckenhof.

Abb. 4.1, 5.1, 6.0, 6.1, 8.2, 9.1, 12.2, 16.1, 17.1, 18.2, 21.1, 23.1, 25.2, 26.0, 26.1, 27.1, 27.2, 29.0, 31.0, 31.1, 31.2, 31.3, 32.0, 34.1, 39.1, 42.1, 42.2, 43.1, 43.2, 50.1: S. Elsberger, Planegg.

Abb. 11.1a, 11.1b, 14.1: H. Rintelen, Velbert.

Abb. 18.1: R. Himmelhan. Mannheim.

Abb. 25.1, Abb. 43.0: S. Adler, Lübeck.

Abb. 35.2: G. Raichle, Ulm.

Inhaltsverzeichnis

Inhaltsverzeichnis nach Krankheitsbildern

Inhaltsverzeichnis nach Sachgebieten

01

Prämedikation

Anamnese

In Ihre Prämedikationssprechstunde kommt eine 38-jährige Patientin zum prästationären Narkosegespräch. Laut OP-Plan soll in drei Tagen im Laufe des Vormittags eine laparoskopische Cholezystektomie durchgeführt werden. Sie nimmt wegen paroxysmaler Tachykardien Metoprolol 25 mg/d und ein orales Kontrazeptivum ein. Unter der Metoprololtherapie sind keine weiteren Tachykardien aufgetreten. Allergien sind nicht bekannt und vorhergehende Narkosen wurden problemlos vertragen. Sie raucht gelegentlich bis zu fünf Zigaretten pro Tag.

1. **Welche Befunde müssen Sie bei der Patientin erheben?**

2. **Welche Medikamente sollten allgemein präoperativ abgesetzt werden? Was gilt für Ihre Patientin?**

3. **Dürfte die Patientin laut der geltenden Nüchternheitskriterien bei OP-Termin am Nachmittag noch frühstücken?**

4. **Beschreiben Sie die ASA-Klassifizierung.**

5. **Erklären Sie die Klassifikation nach Mallampati und die nach Patil. Wie zuverlässig sind diese Scores?**

6. **Die Patientin klagt über Nervosität und möchte gerne vor der Narkose etwas zur Beruhigung. Was können Sie anordnen?**

1. Befunderhebung

Obwohl die Patientin bis auf die Herzrhythmusstörungen gesund zu sein scheint, sind Sie aufgrund der geplanten Vollnarkose verpflichtet, eine Anamnese zu erheben und eine gründliche körperliche Untersuchung durchzuführen, um etwaige Anästhesierisiken aufzudecken.

Bei der **Anamnese** fragen Sie nach:

- Belastbarkeit, Zeichen einer Angina pectoris oder Herzinsuffizienz.
- Rauchgewohnheiten, Asthma und anderen Lungenkrankheiten.
- Problemen mit Leber oder Nieren (Zirrhose mit Gerinnungsstörung, Niereninsuffizienz).
- Krampfanfällen, Paresen.
- Blutungszwischenfällen, wie Neigung zu unstillbarem Nasenbluten, Hämatomen, Thrombophilie.
- Allergien auf Antibiotika, Lokalanästhetika, Iod, Latex.
- Problemen bei vorhergehenden Narkosen, wie PONV und maligne Hyperthermie.

Bei der **körperlichen Untersuchung** ist die Auskultation von Lunge und Herz bei allen Patienten obligat. Dabei achten Sie besonders auf neu aufgetretene pathologische Herzgeräusche, Rasselgeräusche über der Lunge und Giemen. Bei **rückenmarksnahen Anästhesieverfahren** sollten zudem die **Thrombozytenzahl** sowie **Quick** und **PTT** bestimmt werden. Bei Ihrer Patientin wäre zudem ein EKG von Vorteil, um zu beurteilen, ob Hinweise auf ein Präexzitationssyndrom oder eine Reentrytachykardie vorliegen.

Merke

Bei Patienten ab dem 45. Lebensjahr sollte routinemäßig ein EKG und ab dem 65. Lebensjahr auch eine Thorax-Röntgenaufnahme angefertigt werden.

2. Perioperative Medikamenteneinahme

Früher wurden vor einer Operation rigoros alle Medikamente abgesetzt. Heute sieht man das Ganze im Rahmen von zunehmendem Patientenalter und zunehmender Komorbidität differenzierter. Patienten mit bestimmten Erkrankungen müssen ihre Medikamente perioperativ weiternehmen. In ➤ Tab. 1.1 werden die wichtigsten weiterzugebenden Medikamente aufgeführt. Genauso kann das Weiterführen bestimmter Medikationen im Zusammenhang mit einer Anästhesie negative Folgen haben, derartige Medikamente sind in ➤ Tab. 1.2 zusammengetragen.

Tab. 1.1 Medikamente, die perioperativ weitergegeben werden

α-Blocker und α-Agonisten	β-Blocker
Kortikoide	Thyreostatika
Antiepileptika	Antiparkinsonmittel
Inhalative Antiasthmatika	SSRI
Nitrate und Koronardilatanzien	

Tab. 1.2 Medikamente, die präoperativ abgesetzt werden

Thrombozytenaggregationshemmer (z.B. Clopidogrel)	5–7 Tage präoperativ
ASS 100 mg	Wenn nötig, 2–5 Tage vorher
Orale Antidiabetika (Metformin)	48 h präoperativ bei Niereninsuffizienz
Orale Antikoagulanzien (z.B. Marcumar®)	Umstellung auf niedermolekulares Heparin

Ihre Patientin sollte am Operationstag den β-Blocker wie gehabt einnehmen, um ein Rebound-Phänomen mit Tachykardie und Hypertonie zu verhindern. Dazu darf sie ein halbes Glas Wasser oder Tee trinken.

3. Nüchternheit

Diese Frage kann man mit einem klaren Nein beantworten. Die deutsche Gesellschaft für Anästhesie und Intensivmedizin (DGAI) hat klare Nüchternheitskriterien festgelegt. Die einzuhaltenden Abstände vor einer (geplanten) Narkose sind für feste Nahrung > 6 h, für klare Flüssigkeiten 2 h, und für Muttermilch (Säuglinge) > 4 h.

Tab. 1.3 ASA-Klassifikation

ASA I	Keine Vorerkrankungen
ASA II	Systemische Erkrankung ohne Einschränkungen
ASA III	Systemische Erkrankung mit körperlicher Einschränkung
ASA IV	Schwere Erkrankung, die auch durch die Operation nicht behoben wird
ASA V	Schwerste Erkrankung, die mit oder ohne Operation in 24 h zum Tod führt
ASA VI	Hirntod

4. ASA-Klassifikation

Klassifizierung, die von der American Society of Anaesthesiology (ASA) entwickelt wurde, um das Risiko für die perioperative Mortalität anhand der Vorerkrankungen eines Patienten abzuschätzen (➤ Tab. 1.3).

5. Mallampati- und Patil-Klassifikation

Der **Mallampati-Score** beurteilt die Mundöffnungsfähigkeit des Patienten. Dazu muss dieser den Mund maximal öffnen, die Zunge weit herausstrecken und phonieren (➤ Abb. 1.1). Bei Mallampati III oder höher ist mit Schwierigkeiten bei einer evtl. Intubation zu rechnen.

Die **Klassifikation nach Patil** bestimmt den thyreomentalen Abstand, d.h. den Abstand zwischen Unterrand der Kinnspitze und dem Schildknorpel. Normal ist dieser > 7 cm. Bei geringeren Werten sind Intubationsschwierigkeiten zu erwarten.

Es gibt noch weitere Tests und eine Vielzahl von Scoring-Systemen, die aus einer Kombination verschiedener Tests Hinweise auf Intubationsschwierigkeiten herauszufiltern versuchen. Alle diese Tests und Klassifikationen sind als Hinweise gut und wichtig. Bislang gibt es aber keinen evidenzbasierten, zuverlässigen Test. Wichtig ist, dass der Anästhesist bei Hinweisen auf eine schwierige Beatmung oder Intubation rechtzeitig alternative Wege sucht und den Patienten darüber aufklärt.

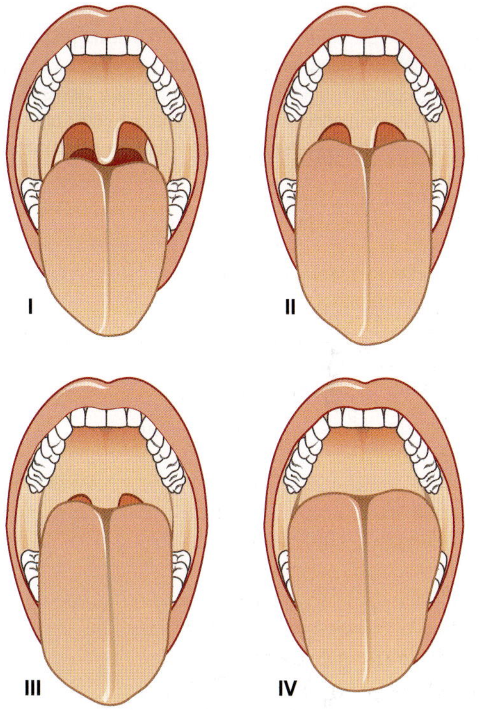

Abb. 1.1 Klassifikation nach Mallampati.

Merke

Die einfachste Möglichkeit zur Umgehung von Intubationsschwierigkeiten ist eine Regionalanästhesie.

6. Prämedikation

Üblicherweise werden stationär operierte Patienten mit einem oralen Benzodiazepin medikamentös prämediziert. Üblich sind z.B. Midazolam 7,5 mg als Lacktabletten p.o. oder Lorazepam 1–2,5 mg als Schmelztabletten (z.B. Tavor expidet®) etwa 30 min vor Narkosebeginn. Ambulante Patienten sollten wegen der möglicherweise verlängerten Aufwachphase keine medikamentöse Prämedikation erhalten, um eine ungeplante stationäre Aufnahme wegen tiefer Sedierung zu vermeiden.

Zusammenfassung

Wichtigste Bestandteile des **Prämedikationsgesprächs** sind eine ausführliche Anamnese und eine gründliche körperliche Untersuchung mit Auskultation von Herz und Lunge. **Klare Flüssigkeiten** dürfen in kleinen Mengen bis 2 h vor Narkosebeginn zugeführt werden, die letzte **feste Nahrung** darf 6 h vor Narkosebeginn aufgenommen worden sein. β-Blocker, Antiepileptika, Antiasthmatika und Koronardilatanzien sind auch am Operationstag einzunehmen. Anhand bekannter Scores werden spezielle **Risiken erkannt** und das Narkoseverfahren wird ggf. danach modifiziert.

02

Präoperative Nüchternheit

Anamnese

Es ist Sonntagmittag und Sie werden vom diensthabenden Chirurgen angefordert. Sie sollen eine Narkose bei einer Patientin durchführen, die sich das obere Sprunggelenk links gebrochen hat. Beim Prämedikationsgespräch erfahren Sie, dass die Patientin nach dem Essen gestolpert ist. Bewusstlos sei sie nicht gewesen. In einem fünf Monate alten Arztbrief lesen als Vorerkrankungen:

- STEMI bei Verschluss des RIVA, Z.n. PTCA und Implantation DES.
- Kardiovaskuläre Risikofaktoren: arterieller Hypertonus, Z.n. Nikotinabusus, Hypercholesterinämie.
- Varikosis.
- Voroperationen: laparoskopische Cholezystektomie, Appendektomie, Schilddrüsenresektion bei Struma multinodosa.

Entlassungsmedikation: Clopidogrel 75 mg 1–0–0, ASS 100 mg 1–0–0, Bisoprolol 2,5 mg 1–0–0, Simvastatin 40 mg 0–0–1, Pantoprazol 20 mg 0–0–1, L-Thyroxin 75 µg 1–0–0.

Die Patientin gibt an, dass sie diese Medikamente seit fünf Monaten unverändert einnehme. Sie sei mobil, versorge sich selbst und habe seit fünf Monaten auch keine AP-Beschwerden mehr.

Untersuchungsbefund

74-jährige Patientin, 168 cm, 83 kg, voll orientiert. Herz: Herztöne rein, rhythmisch. Lungen: leises Atemgeräusch beidseits, Exspirium etwas verlängert. Abdomen: weich, adipös, unauffällig. Aktuelles EKG: SR, Frequenz: 68/min, Linkstyp, Z.n. älterem Vorderwandinfarkt.

1. **Welche Grenzen gelten für die präoperative Nüchternheit? Ist Ihre Patientin nüchtern? Wann darf sie wieder essen?**

2. **Bei welchen Patienten besteht eine erhöhte Aspirationsgefahr?**

3. **Welche Narkoseverfahren sind für diese Operation möglich?**

4. **Wie leiten Sie bei dieser Patientin eine Vollnarkose ein?**

5. **Welche der Medikamente sollte die Patientin am Operationstag noch einnehmen? Warum?**

6. **Was wissen Sie allgemein über die perioperative Gabe von Medikamenten?**

1. Nüchternheitsgrenzen

- **Gesunden Patienten** ist die Einnahme einer kleinen **leichten Mahlzeit** (z.B. Brot, Milch etc.) bis 6 h vor der Operation gestattet. Bis 2 h vor der Operation dürfen die Patienten **klare Flüssigkeiten** trinken, die keine Partikel, kein Fett und keinen Alkohol enthalten. Laut DGAI-Leitlinie sind dies z.B. Wasser, fruchtfleischlose Säfte, kohlensäurehaltige Getränke wie Mineralwasser und Limonade sowie Tee und Kaffee jeweils ohne Milch.
- **Neugeborene und Säuglinge** dürfen bis 4 h vor dem Eingriff gestillt werden. Für klare Flüssigkeiten gilt auch hier die Zweistundengrenze.
- Die orale Einnahme von (Dauer-)**Medikamenten** mit einem kleinen Schluck Wasser ist bis kurz vor der Operation erlaubt.

Ihre Patientin hat kurz vor dem Ereignis gegessen und erfüllt damit nicht die Nüchternheitskriterien. Dies müssen Sie bei der Narkoseauswahl und -einleitung berücksichtigen. Für eine postoperative Nüchternheit ihrer Patientin gibt es aus anästhesiologischer Sicht keine zwingenden Gründe, sofern die Patientin wach ist und über ausreichende Schutzreflexe verfügt.

2. Aspirationsgefahr

Bei einer Reihe von Patienten besteht trotz eingehaltener Nüchternheitsgrenzen ein erhöhtes Aspirationsrisiko. Dies kann bedingt sein durch:

- Ein erhöhtes Residualvolumen im Magen bei Ileus, Aszites, Tumoren im Gastrointestinaltrakt, Analgosedierung mit Verlangsamung der Magen-Darm-Passage, Diabetes mellitus mit autonomer Neuropathie und Gastroparese, Traumapatienten, Pylorusstenose oder -spasmus.
- Einen insuffizienten Ösophagussphinkter mit Refluxösophagitis z.B. bei Hiatushernie oder nach Magenresektion.
- Neuromuskuläre Erkrankungen wie Muskeldystrophien und neurologische Erkrankungen wie Multiple Sklerose, Schädel-Hirn-Trauma, Schlaganfall, Parkinson-Syndrom.
- Beeinträchtigte Magenpassage bei Schwangerschaft.

3. Narkoseverfahren

Als Narkoseverfahren für eine Osteosynthese des oberen Sprunggelenks kommen bei nüchternen gesunden Patienten **ohne Kontraindikationen** folgende Techniken infrage:

- Vollnarkose (Intubation oder Larynxmaske)
- Rückenmarksnahe Verfahren (Spinalanästhesie oder Periduralanästhesie)
- Doppelblockade des Plexus lumbalis und Plexus sacralis (Ischiadikusblockade plus inguinale paravaskuläre Blockade oder Nervus-saphenus-Blockade)

Allerdings gibt es bei Ihrer Patientin eine Reihe von Kontraindikationen, sodass einige Verfahren ausscheiden: Die Patientin ist nicht nüchtern, sodass das Aspirationsrisiko erhöht ist. Eine Larynxmaske scheidet deshalb aus. Soll in **Vollnarkose** operiert werden, muss die Patientin intubiert werden (➤ Fall 15). Die **rückenmarksnahen Verfahren** scheiden ebenfalls aus, da die Patientin mit ASS und Clopidogrel antikoaguliert ist, und sich das Risiko eines spinalen oder epiduralen Hämatoms somit deutlich erhöht. Möglich hingegen sind die **peripheren Blockaden der Plexus lumbalis und sacralis.** Selbst bei einer Einblutung im Punktionsgebiet droht keine Kompression wichtiger Strukturen, da Platz im Gewebe ist. Bei blutiger Punktion ist außerdem eine manuelle Kompression von außen möglich. Bei dieser Patientin nicht geeignet ist hingegen aus dem gleichen Grund wie bei den rückenmarksnahen Verfahren der **Psoaskompartmentblock.**

4. Narkoseeinleitung

Idealerweise wird die Operation verschoben, bis die Patientin nüchtern ist. Kann dieser Zeitpunkt nicht abgewartet werden muss eine so genannte **Crush-Einleitung** (Synonyme: Rapid Sequence Induction, Ileuseinleitung, Blitzintubation) erfolgen. Hierfür werden einige Vorbereitungen getroffen:

- Die Patientin wird an das **Standardmonitoring** (EKG, Blutdruck, Sauerstoffsättigung) angeschlossen und der **Oberkörper hochgelagert,** damit kein Mageninhalt passiv nach oben gelangt. Alternativ

kann auch eine **Kopftieflagerung** (Trendelenburg-Lagerung) durchgeführt werden. Erbrochenes läuft dann aus dem Mund heraus und nicht in die Trachea.
- Neben dem normalen Narkosesauger muss ein leistungsfähiger **Absauger** bereitstehen und das Intubationsequipment (Tubus mit Führungsstab, Laryngoskop mit Spatel, Medikamente) vorbereitet sein.
- Über eine Beatmungsmaske atmet die Patientin über mindestens drei Minuten reinen Sauerstoff ein, um den Stickstoff in der Lunge gegen Sauerstoff auszutauschen **(Präoxygenieren).**
- Vor Einleitung sollte bei wachen Patienten mit vollem Magen und erhaltenen Schutzreflexen eine **Magensonde** gelegt und der Magen entlastet werden. Der Magen ist aber trotz Sonde nicht völlig leer, sodass weiterhin ein erhöhtes Aspirationsrisiko besteht. Danach wird die Magensonde wieder entfernt, da sie im Bereich der Kardia als Leitschiene für Regurgitationen dient.
- Die **Präkurarisierung** wird inzwischen kontrovers diskutiert, da die Patienten zwar weniger Myalgien haben, aber schon vor Bewusstseinsverlust Zeichen der Muskelschwäche auftreten und die benötigte Succinylcholindosis steigt. Zur Einleitung werden das Induktionshypnotikum und das Muskelrelaxanz (Succinylcholin oder Rocuronium) rasch hintereinander injiziert und **auf eine Zwischenbeatmung mit Maske verzichtet.**
- Der **Krikoiddruck nach Sellick** wird wegen fehlender Evidenz meist nicht mehr durchgeführt, zudem er oft falsch angewandt wird (zu geringer Druck und falsche Druckrichtung). Bei Erbrechen muss der Krikoiddruck beendet werden, da es zur Ösophagusruptur kommen kann.
- Sobald die Patientin schläft, wird sie **intubiert** und der Cuff geblockt. Danach wird die Tubuslage kontrolliert, der Tubus fixiert und die Beatmung angeschlossen.

5. Medikamenteneinnahme

Ihre Patientin sollte Bisoprolol, Simvastatin, Clopidogrel und ASS weiter einnehmen.

Trotz gering erhöhtem Blutungsrisiko ist die Gabe von **ASS** und **Clopidogrel** indiziert, da es bei Absetzen der doppelten Sekundärprävention zu einer Aktivierung der Thrombozytenaggregation mit deutlich erhöhtem Risiko einer akuten Stentthrombose kommen kann.

6. Perioperative Medikamenteneinnahme

Generell gilt für die Medikamenteneinnahme am Operationstag:

- **Antihypertensiva** werden weitergegeben: **Betablocker** reduzieren bei Patienten mit koronarer Herzkrankheit das Risiko der perioperativen Myokardischämie, dasselbe gilt für Nitrate. Werden **Kalziumantagonisten** präoperativ abgesetzt, ist ein Rebound-Phänomen mit Blutdruckanstieg möglich. Die Gabe von **ACE-Hemmern** wird derzeit kontrovers diskutiert, da sie eine periphere Vasodilatation bewirken. Bei Eingriffen mit großen Blutverlusten ist somit eine schwer zu behandelnde Hypotonie möglich, da die Gegenregulation über das Renin-Angiotensin-Aldosteron-System blockiert ist.
- **Antiarrhythmika** werden weitergegeben. **Amiodaron** sollte abgesetzt werden, da die Gefahr atropinresistenter Bradyarrhythmien besteht. Allerdings ist ein Absetzen wegen der langen Halbwertszeit (30–100 Tage) in der Praxis oft nicht möglich.
- **Inhalative Bronchodilatatoren** werden auch am OP-Tag wie gewohnt verabreicht.
- **Antiepileptika** und **Antiparkinsonmittel** sollten, ebenso wie **Antidepressiva,** weitergegeben werden. Die einzige Ausnahme sind die älteren, irreversiblen **MAO-Hemmer,** da es unter anderem nach Gabe von indirekten Sympathomimetika zu hypertensiven Krisen kommt.
- **Orale Antidiabetika** werden präoperativ abgesetzt, da die Gefahr von Hypoglykämien besteht und unter **Metformin** eine lebensbedrohliche Laktatazidose auftreten kann (48 h vorher pausieren). Perioperativ wird der Blutzucker mit Insulin eingestellt.
- **Antikoagulanzien: Cumarine** werden präoperativ auf Heparin umgestellt. **Thrombozytenaggregationshemmer** sollten wegen des erhöhten Blutungsrisikos sowie vor rückenmarksnahen Anästhesiever-

fahren abgesetzt werden. Dies ist allerdings nicht immer problemlos möglich, teilweise muss wegen der Gefahr der akuten Stentthrombose das Blutungsrisiko in Kauf genommen werden und auf gewisse Verfahren (Spinalanästhesie, Periduralanästhesie) verzichtet werden.

Zusammenfassung

Die Patienten dürfen **feste Mahlzeiten** bis 6 h und **klare Flüssigkeiten** bis 2 h vor der Operation zu sich nehmen. Säuglinge dürfen 4 h präoperativ das letzte Mal gestillt werden. **Medikamente** dürfen mit einem kleinen Schluck Wasser bis kurz vor der Operation eingenommen werden. Alle Patienten, bei denen die Magenentleerung verzögert oder die Funktion des Ösophagussphinkters beeinträchtigt ist gelten als **aspirationsgefährdet.** Dies gilt auch für einige Patienten mit neurologischen und neuromuskulären Erkrankungen sowie für Schwangere. Nicht nüchterne und aspirationsgefährdete Patienten werden zur Vollnarkose **„blitzintubiert".** Nach Präoxygenierung, Narkoseinduktion und zügiger Relaxierung erfolgt die Intubation ohne vorherige Maskenbeatmung.

03

Laparoskopische Tubensterilisation

Anamnese

Sie sind im gynäkologischen OP-Saal eingesetzt. Ihre nächste Patientin ist 42 Jahre alt und kommt zur geplanten laparoskopischen Tubensterilisation. Laut Anästhesieprotokoll sind die Blutwerte normal. Die Patientin hat keine Allergien und nimmt keine Dauermedikamente.

Die Gynäkologen operieren unter Anlage eines Kapnoperitoneums (Insufflation von Kohlendioxid in den Bauchraum) und in Trendelenburg-Lagerung. Der Eingriff dauert etwa 15 Minuten.

Untersuchungsbefund

Bei der körperlichen Untersuchung ergeben sich keine Auffälligkeiten. Mallampati 2, Mundöffnung > 4 cm, gute HWS-Reklination. EKG: normaler Sinusrhythmus, Linkstyp, Herzfrequenz 64/min, keine Erregungsrückbildungsstörungen.

1. Für welche Narkose hätten Sie die Patientin aufgeklärt und warum?

2. Beschreiben Sie die Narkoseeinleitung bei dieser Form der Narkose.

3. Welche Besonderheiten ergeben sich durch die CO_2-Insufflation und die Lagerung bei Laparoskopie?

4. Was bedeutet PEEP und warum ist er in diesem Fall wichtig?

5. Nennen Sie Symptome und Therapie der Gasembolie.

1. Narkoseverfahren

Operationen am Abdomen, insbesondere laparoskopische Eingriffe in der Gynäkologie erfordern eine Vollnarkose. Die Atemwegssicherung erfolgt mittels **endotrachealer Intubation.** Gründe dafür sind:

- Die Zugänge für die chirurgischen Instrumente verteilen sich über das gesamte Abdomen.
- Das Operationsgebiet wird meist mit Gas gefüllt, um ein freies Sichtfeld zu erreichen. Bei einer Tubensterilisation bedeutet dies die **intraperitoneale Insufflation von CO_2,** um die Bauchdecke zu heben.
- Die Patientin wird in eine **extreme Kopftieflage** gebracht **(Trendelenburg-Lagerung ➤** Abb. 3.1), um mithilfe der Schwerkraft Magen und Darm aus dem OP-Gebiet zu verdrängen.
- Die Patientin sollte völlig entspannte Muskeln haben (Relaxierung).
- Es erfolgt eine endexspiratorische CO_2-Messung (Kapnometrie).
- Die Atemwege werden durch einen geblockten Tubus sicher vor Aspiration geschützt.

Dies alles kann nur durch eine Intubationsnarkose sichergestellt werden.

2. Einleitung einer Intubationsnarkose

- **Standardmonitoring:** Blutdruckmanschette, EKG, Sauerstoffsättigung und **Relaxometrie** (kontinuierliches neuromuskuläres Monitoring der Kontraktionsfähigkeit der Muskulatur unter Stimulation des N. ulnaris).

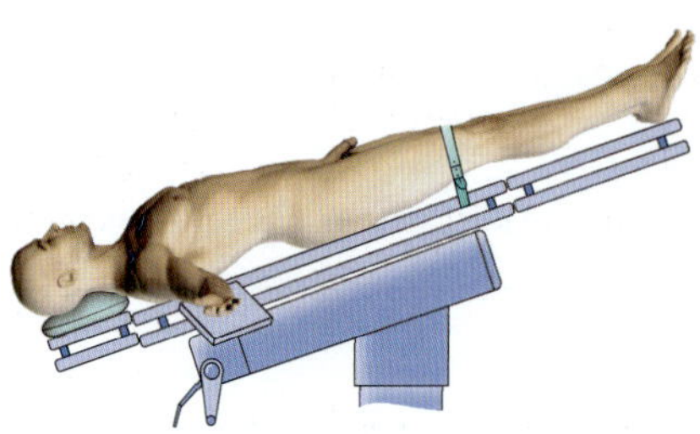

Abb. 3.1 Trendelenburg-Lagerung.

- Anlage eines sicheren venösen Zugangs.
- Leicht erhöhte Kopflagerung (verbesserte Jackson-Position).
- Applikation eines Analgetikums und eines Hypnotikums.
- **Präoxygenierung** mit Maske zur Auswaschung der 78 % NO_2 aus der Lunge und dem Ersatz durch reinen O_2 (mehr Zeit für die Intubation durch Erhöhung der pulmonalen Sauerstoffreserve).
- **Relaxierung:** in diesem Fall nur mit einem kurz wirksamen Muskelrelaxanz (z.B. Mivacurium), um einen Relaxanzienüberhang zu vermeiden. Relaxometrie starten, bevor eine vollständige Relaxierung angezeigt wird.
- **Intubieren** und Tubus blockieren (Cuffdruck < 30 mmHg, da sonst Drucknekrosen an der Trachealschleimhaut drohen). Kontinuierliche Cuffdruckmessung anschließen.
- **Maschinelle Beatmung** mit Überwachung des endtidalen CO_2 im Narkosegerät. Im Laufe einer laparoskopischen OP wird das CO_2 aus dem Bauchraum resorbiert und über die Lungen ausgeschieden, dies führt zu einem Anstieg des endexspiratorischen CO_2. Um einen kritischen Anstieg des CO_2 zu verhindern, muss die Atemfrequenz soweit erhöht werden, bis sich der Kohlendioxidwert normalisiert.
- **Magensonde** legen, über die das Sekret ablaufen und akzidentell insufflierte Luft entweichen kann (Verhinderung von Magensaftreflux).

3. Besonderheiten bei Kapnoperitoneum und Kopftieflagerung

Das beim **Kapnoperitoneum** im Bauchraum befindliche CO_2 wird absorbiert und gelangt ins Blut. Dort führt es in großen Mengen zur Hyperkapnie und nach Kumulation zu **Azidose** und **Blutdruckabfall.** Deshalb muss es vermehrt über die Atemwege ausgeschieden werden, was eine Anpassung des Atemminutenvolumens erforderlich macht. Dies geschieht vorzugsweise durch Erhöhung der Atemfrequenz. Weitere Komplikationen des Kapnoperitoneums entstehen bei zu schneller CO_2-Insufflation, die bei kardial vorerkrankten Patienten durch die vagale Reizung bei Ausdehnung des Peritoneums Bradykardien bis hin zur **Asystolie** auslösen kann. Wird das Gas statt ins Peritoneum akzidentell in subkutane Gewebe insuffliert, entsteht ein **Hautemphysem.** Man sieht dann eine deutliche Schwellung der Haut an den höher liegenden Partien, bei Druck auf die Hautareale ist ein lautes Knistern zu hören. Dieses Hautemphysem wird ebenfalls resorbiert. Bei wachen Patienten ist oft eine **Hyperventilation** zu beobachten.

Die **Trendelenburg-Lagerung** dient einer Sichtverbesserung des Operateurs durch Verlagerung der distalen Darmanteile nach kranial. Die Schwerkraft drückt die Bauchorgane gegen das Zwerchfell, erhöht den intrathorakalen Druck und **reduziert die funktionelle Residualkapazität der Lunge** deutlich. Der für die Aufrechterhaltung eines adäquaten Atemminutenvolumens erforderliche Beatmungsdruck steigt. Um ein mögliches **Barotrauma** an den Alveolarmembranen zu vermeiden, sollten Atemfrequenz und Atemzeitverhältnis (I:E) kontinuierlich überprüft werden. Eine Veränderung des I:E-Verhältnisses (Verhältnis von Inspirationsdauer zu Exspirationsdauer) bewirkt durch langsamere Inspiration Verminderung des Spitzendrucks.

4. Positiver endexspiratorischer Druck (PEEP)

Der intraalveoläre Druck geht am Ende der Exspiration nicht auf null zurück, sondern wird auf einem eingestellten positiven Wert gehalten. Dies soll ein Kollabieren der Alveolen verhindern und bereits zusammengefallene wiedereröffnen. Bereits bei Narkoseeinleitung in Rückenlage bilden sich in den dorsalen Lungenbezirken Atelektasen, durch Anlage des Kapnoperitoneums werden auch die basalen Areale komprimiert. Um möglichst viele dieser kollaptischen Alveolen für den Gasaustausch zu rekrutieren, ist ein ausreichender PEEP erforderlich.

Bei der Beatmung zu laparoskopischen Eingriffen empfiehlt sich ein PEEP von mindestens 5 mbar um den Auswirkungen des Kapnoperitoneums und der Druckerhöhung im Abdomen entgegenzuwirken.

Tab. 3.1 Hämodynamische Effekte des Kapnoperitoneums

Parameter	Veränderung
Herzfrequenz	↔/↑
Arterieller Mitteldruck	↑
Peripherer Widerstand	↑
Nachlast	↑
Zentraler Venendruck	↑
Pulmonalarterieller Verschlussdruck	↑
Herzzeitvolumen	↓

5. Gasembolie

Wenn das insufflierte Gas durch Fehllage der Verres-Nadel in großen Mengen in Gefäße eindringt (z.B. durch Insufflation in die Subkutis, nach präperitoneal oder direkt intravasal) kann eine Gasembolie entstehen. Kleinere CO_2-Mengen werden über die Lunge ausgeschieden, größere Gasbläschen können Lungengefäße verschließen und direkt zum Pumpversagen des Herzens führen.

Symptome einer CO_2-Aufnahme über die Gefäße sind anfangs ein schneller Anstieg des endtidalen CO_2 und ein plötzlicher Abfall der Sauerstoffsättigung im Blut durch Verdrängung des Sauerstoffs. Bei weiterem Eindringen von Gas ins Gefäßsystem können ein deutlicher Blutdruckabfall, Herzrhythmusstörungen, Tachyarrhythmien und Bradyarrhythmien bis zum Herzkreislaufstillstand entstehen. Neben einer Hypoxämie sind hier ein plötzlicher Anstieg der Rechtsherzbelastung durch Verlegung der Lungenstrombahn und ein Abfall des Herzzeitvolumens durch Füllung der Herzhöhlen mit Gas ursächlich.

Diagnostiziert werden kann dies durch akuten Abfall des endtidal gemessenen CO_2 und einen akuten RR-Abfall. Bei Auskultation hört man ein **„Mühlrad-Geräusch"**, das bei der Kompression der Luft im Ventrikel entsteht.

Bei Verdacht auf eine Gasembolie muss der Operateur sofort informiert werden. Weitere Maßnahmen sind:

- Sofortige Unterbrechung der Gaszufuhr.
- Entlüftung des Pneumoperitoneums, um weitere Gasaufnahme zu verhindern.

- Lagerung des Patienten in Linksseitenlage und Kopftieflage, um weitere Gasabschwemmungen aus dem Herz in die Lungenstrombahn zu unterbinden.
- Bei liegendem zentralen Venenkatheter versuchen, die Luft abzusaugen.
- Hyperventilation mit 100 % Sauerstoff, um das CO_2 zu eliminieren und eine Oxygenierung sicherzustellen.
- Ggf. Flachlagerung zur CPR.

Zusammenfassung

Laparoskopische Eingriffe erfordern immer eine **Intubationsnarkose.** Sie haben durch das **Kapnoperitoneum** und die **Trendelenburg-Lagerung** deutliche Auswirkungen auf die Beatmung und den Kreislauf des Patienten. Das Monitoring von Sauerstoffsättigung und endexspiratorischem Kohlendioxid weist frühzeitig auf Komplikationen wie die **Gasembolie** hin.

04

Knie-Arthroskopie

Anamnese

In Ihrer OP-Einleitung liegt ein 30-jähriger Patient zur Knie-Arthroskopie in Spinalanästhesie. Laut Akte hat er keine nennenswerten Vorerkrankungen (ASA 1) und nimmt keine Medikamente ein.

Untersuchungsbefund

Der prämedizierende Anästhesist hat eine Mallampati-3-Situation, eine geringe Reklinationsfähigkeit der HWS und ein hohes PONV-Risiko attestiert. Die Laborwerte befinden sich noch beim Hausarzt, weil der Patient vergessen hat sie mitzubringen.

1. **Welche Parameter kontrollieren Sie vor Anästhesiebeginn?**
2. **Die Laborwerte sind noch beim Hausarzt, der nicht erreichbar ist. Führen Sie die Spinalanästhesie dennoch durch?**
3. **Beschreiben Sie das Vorgehen bei Spinalanästhesie. Welche anatomischen Strukturen durchstechen Sie dabei?**
4. **Welche Arten von Lokalanästhetika gibt es und wodurch unterscheiden sie sich?**
5. **Welche Nebenwirkungen von Lokalanästhetika kennen Sie? Benennen Sie die wichtigsten Risiken der Spinalanästhesie.**
6. **Wie können Sie die Ausbreitung der Spinalanästhesie beurteilen?**

1. Parameter

- Überprüfung der Identität.
- Überprüfung des geplanten Eingriffs und der geplanten Operationsstelle (an den Extremitäten die korrekte Seite).
- Überprüfung der Einwilligung des Patienten in das geplante Anästhesieverfahren (schriftliche Dokumentation des Narkosegesprächs).
- Nach **Empfehlungen der DGAI** sind EKG und Röntgen-Thorax bei einem so jungen Patienten ohne kardiale oder pulmonale Vorerkrankungen nicht erforderlich. Auf jeden Fall wird aber eine Blutuntersuchung mit Überprüfung von Quick, PTT sowie ein kleines Blutbild zur Kontrolle der Thrombozytenzahl empfohlen (➤ Fall 1).

2. Fehlende Laborwerte

Bei rückenmarksnahen Anästhesieverfahren ist ein Gerinnungslabor (Quick, PTT, Thrombozytenzahl) vorgesehen. Bei gesunden Patienten ohne Einnahme gerinnungshemmender Medikamente wie Acetylsalicylsäure, Clopidogrel und Cumarine und **ohne Hinweis auf eine Blutungsneigung** kann in Ausnahmefällen – wie hier beschrieben – **auf Laborwerte verzichtet werden.** Wichtig ist aber, dass eine vollkommen **leere Gerinnungsanamnese** vorliegt:

- Keine Hämatome ohne adäquates Trauma.
- Kein unstillbares Nasenbluten.
- Keine früheren postoperativen (auch Zahneingriffe) Nachblutungen.
- Keine familiär bekannten Gerinnungsstörungen (Faktorenmangel, Hämophilie).

Da der Patient möglicherweise bereits mit einem Benzodiazepin prämediziert ist, wäre eine Aufklärung über ein anderes Narkoseverfahren zu diesem Zeitpunkt nur bedingt juristisch zulässig. Außerdem wurden bereits im Aufklärungsgespräch Hinweise auf eine schwierige Intubation (Mallampati 3, geringe HWS-Reklination) und ein hohes Risiko für postoperative Übelkeit eruiert. Bei Abwägung der Risiken (geringes Blutungsrisiko, hohes Risiko für Intubationsschwierigkeiten) spricht alles für die Durchführung der Spinalanästhesie.

3. Durchstochene Strukturen und technisches Vorgehen

Folgende **anatomische Strukturen** werden von der Spinalnadel auf dem Weg zum Subarachnoidalraum durchstochen (➤ Abb. 4.1): Haut, subkutanes Fettgewebe, Muskulatur, Ligamentum supraspinale, Lig. interspinale, Lig. flavum, Dura mater, Arachnoidea und Subarachnoidalraum. Die größte Varianz in der Tiefe bietet das subkutane Fettgewebe, bis zum Ligamentum flavum sind es bei normalgewichtigen Patienten 4–5 cm, von dort bis in den Liquorraum noch 3–6 mm. Beim Durchtritt durch das Ligamentum flavum hört man ein leises Knirschen, beim Durchtritt durch die Dura mater fühlt man einen gummiartigen Widerstand, der gleich darauf nachlässt.

Vorgehen bei der Anlage einer Spinalanästhesie:

- Der Patient soll idealerweise sitzen. Alternativ liegt er auf der Seite, der Rücken wird stark gebeugt. Zunächst wird die Punktionshöhe durch Tasten der Dornfortsätze festgelegt, anschließend wird der Bereich großzügig desinfiziert.

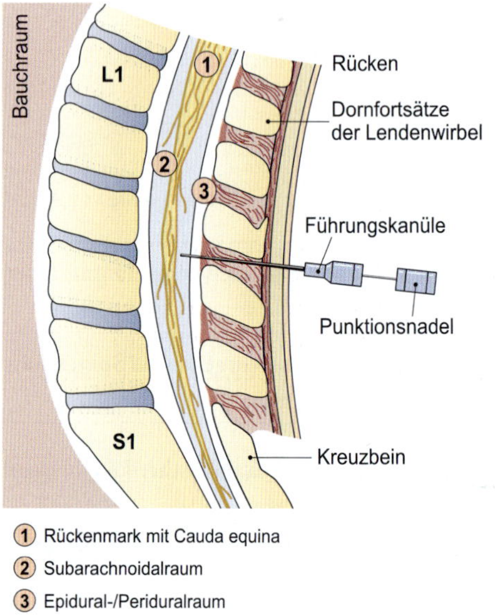

Abb. 4.1 Bei der Spinalanästhesie durchstochene Strukturen.

- Nach Anlage einer subkutanen Lokalanästhesie wird die Führungskanüle bis in die Muskulatur vorgeschoben. Durch die Führungskanüle wird die Spinalnadel langsam vorgeschoben, bis ein gummiartiger Widerstand auftritt und wieder nachlässt.
- Am Ende der Spinalnadel tritt nach Entfernen des Mandrins eine klare, leicht gelbliche Flüssigkeit aus, der Liquor cerebrospinalis. Nun erfolgt die langsame Injektion des Lokalanästhetikums.
- Anschließend wird die Spinalnadel entfernt, die Injektionsstelle mit einem sterilen Pflaster verschlossen und der Patient zügig auf den Rücken gelegt.

Merke

Bei Schwangeren kann der Widerstand beim Durchstechen der Dura mater durch Wassereinlagerung ganz entfallen, bei sehr sportlichen oder älteren Patienten mit kalzifizierten Bändern kann der Durchtritt zum Liquorraum schwierig, wenn nicht sogar unmöglich sein.

4. Unterteilung der Lokalanästhetika

Chemisch unterscheidet man Lokalanästhetika in ältere Substanzen vom **Estertyp** (z.B. Kokain, Procain) und neuere vom **Amidtyp** (z.B. Bupivacain, Ropivacain). Heute verwendet man hauptsächlich Lokalanästhetika vom Amidtyp, da Ester-Lokalanästhetika zu p-Aminobenzoesäure abgebaut werden, die schwere allergische Reaktionen auslösen kann. Die heute verwendeten Substanzen unterscheiden sich v.a. durch die Geschwindigkeit des Wirkbeginns und die Wirkdauer (➤ Tab. 4.1). Außerdem gibt es noch die Unterscheidung der **Barizität.** Durch Zusatz von Glukose zum Lokalanästhetikum wird es **hyperbar,** d.h. es sinkt im Liquor der Schwerkraft folgend ab. Diesen Effekt macht man sich z.B. bei einer einseitigen Spinalanästhesie oder einem sog. **Sattelblock** zu Nutze. Bei Ersterer wird der Patient nach Injektion des Lokalanästhetikums für etwa 10 min auf die zu betäubende Seite gelegt, bei Letzterem bleibt der Patient etwa 10 min sitzen, um ein Herabsinken des Lokalanästhetikums zu ermöglichen. Lokalanästhetika ohne Zusätze bezeichnet man als **isobar.** Sie verbleiben nach Injektion in den Subarachnoidalraum an Ort und Stelle.

Tab. 4.1 Eigenschaften einiger Lokalanästhetika

Lokalanästhetikum	Wirkbeginn	Wirkdauer
Prilocain	Langsam	1–2 h
Lidocain	Schnell	1–2 h
Bupivacain	Langsam	2–5 h
Ropivacain	Schnell	3–5 h

5. Nebenwirkungen

Die wichtigsten **Nebenwirkungen der Lokalanästhetika** ergeben sich aus ihrer Hauptwirkung. Bei intravasaler Injektion oder systemischer Aufnahme (bei hohen Dosierungen) kann das Lokalanästhetikum ins **ZNS** gelangen und Krampfanfälle und Bewusstlosigkeit verursachen. Am **Herz** kann es zu Bradykardien und AV-Blockierungen bis zum Herzstillstand kommen.

Als **Komplikationen der Spinalanästhesie** sind zu nennen:

- Kardiovaskuläre Komplikationen:
  - **Blutdruckabfall** durch Blockade des Sympathikotonus und nachfolgende Gefäßweitstellung in den Beinen → das Blut versackt in der unteren Extremität (besonders ausgeprägt bei Hypovolämie).
  - **Bradykardie** durch eine (vermutlich) vagale Reaktion bis hin zur kurzzeitigen Asystolie (schlanke, junge Männer sind besonders häufig betroffen).
- Postpunktioneller **Kopfschmerz:** Nach Perforation der Dura mater kann es zu einem Liquorverlust kommen, der durch Zug an den Meningen zu einem Unterdruck im ZNS führt.
- **Harnverhalt** durch Blockade der für die Blasenentleerung verantwortlichen Nervenfasern.
- **Nervenverletzung, spinale Abszesse oder Hämatome:**
  - Durch mangelhafte Desinfektion und unsteriles Arbeiten können Hautkeime ins ZNS verschleppt werden, mit katastrophalen Folgen für den Patienten.
  - Eine Verletzung von Gefäßen des epiduralen Venenplexus ist bei normaler Blutgerinnung in der Regel folgenlos. Bei Gerinnungsstörungen kann ein **epidurales Hämatom** mit Kompression des Rückenmarks und Lähmung entstehen.

- **Hohe oder totale Spinalanästhesie:** Die Blockade kardialer Fasern oder von Teilen des Hirnstamms durch zu rasche Injektion oder zu hohe injizierte Volumina führt zur Bradykardie bis hin zur Asystolie, Krampfanfällen, Koma oder Atemstillstand.

Merke

Akzidentelles Berühren einer Nervenfaser mit einem elektrisierenden Gefühl in den Beinen ist häufig, für den Patienten sehr unangenehm, aber folgenlos.

6. Beurteilung der Anästhesiehöhe

Jedes Rückenmarksegment hat ein zugeordnetes Hautareal (Dermatom), das es sensibel versorgt (➤ Abb. 4.2). Aus dieser fixen Zuordnung lässt sich aus dem Areal auf die Ausbreitungshöhe des Lokalanästhetikums schließen. Man testet die Ausbreitung aus, indem man einen Kältereiz (Alkoholspray) setzt. Fühlt der Patient z.B. auf Höhe des Nabels die Kälte des Desinfektionssprays nicht, ist die Blockade bis mindestens Th10 angestiegen. Steigt das Lokalanästhetikum höher als Th5 (Mamillen sind nicht mehr sensibel), ist mit einem Blutdruckabfall zu rechnen.

Merke

Für eine Operation an den unteren Extremitäten reicht eine Blockade bis Th12 aus für eine Sectio caesarea muss die Anästhesiehöhe von Th6 erreicht werden.

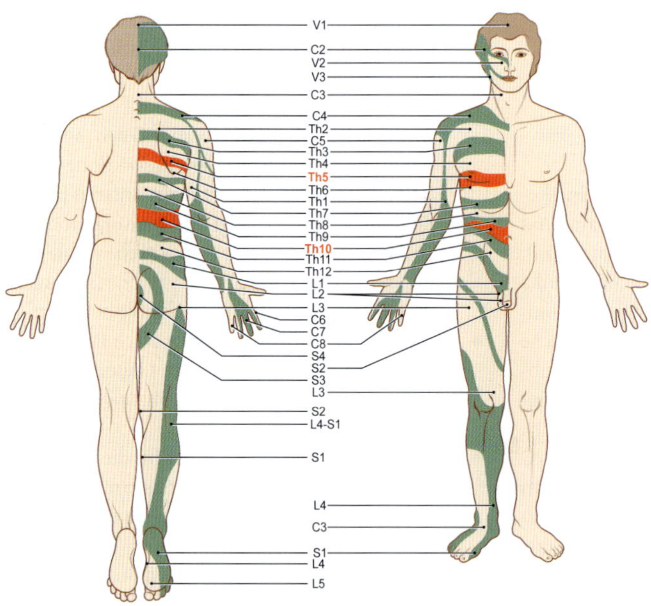

Abb. 4.2 Dermatomkarte.

Zusammenfassung

Bei der Spinalanästhesie wird ein Lokalanästhetikum in den Subarachnoidalraum injiziert. Obwohl es ein sehr sicheres Verfahren ist, muss das gleiche Monitoring wie bei einer Vollnarkose angelegt werden. Die **Analgesiehöhe** wird durch Austesten der Dermatome festgestellt. Die seltenen **Komplikationen** betreffen vor allem das Kreislaufsystem, vereinzelt auch das ZNS.

05

Postoperative Akutschmerztherapie

Anamnese

Bei einem 68-jährigen Patienten wurde aufgrund einer fortgeschrittenen Gonarthrose des rechten Kniegelenks eine Totalendoprothese implantiert. Die Operation wurde auf Wunsch des Patienten in Spinalanästhesie durchgeführt, da er bereits im Vorjahr positive Erfahrungen mit dieser Anästhesieform gemacht hatte. Im Aufwachraum wirkt die Blockade noch sehr gut und der Patient wird bei komplikationslosem Verlauf auf die Station verlegt. Nach vier Stunden klagt er über rasch aufgetretene sehr starke Schmerzen. Die Stationsschwester verständigt Sie als den zuständigen Arzt des Akutschmerzdiensts. Der Patient beschreibt den Schmerz als plötzlich einsetzend, patellaseitig betont, sehr stark (VAS 8–9) mit teilweise dumpf drückendem, bei Bewegung auch stechendem Charakter. Die chirurgische Anordnung auf dem OP-Protokoll umfasst folgende Medikation: Diclofenac 50 mg 1-0-1, Tramadol-Tropfen bei Bedarf 20° bis viermal täglich.

Untersuchungsbefund

68-jähriger Patient in gutem AZ und EZ, körperliche Untersuchung von Herz, Lungen und Skelettsystem mit altersentsprechend unauffälligem Befund. Verbände und Drainagen unauffällig. Periphere Durchblutung, Sensibilität und Motorik der operierten Extremität ohne pathologischen Befund.

1. **Mit welchen gezielten Fragen ergänzen Sie die Schmerzanamnese des Patienten?**

2. **Hätte das rasche Einsetzen des Schmerzes verhindert werden können?**

3. **Wie sollte ein auf die Situation angepasstes Schmerztherapieschema aussehen?**

4. **Welche zusätzlichen Möglichkeiten zur Schmerztherapie gibt es in dieser Situation?**

5. **Was versteht man unter patientenkontrollierter Analgesie?**

1. Schmerzanamnese

Zu einer vollständigen Schmerzanamnese (für den akuten Schmerz) gehören die Fragen nach:

- **Schmerzintensität,** z.B. auf der visuellen Analogskala zwischen 0 (kein Schmerz) und 10 (maximal vorstellbarer Schmerz).
- **Schmerzlokalisation.**
- **Schmerzcharakter:** dumpf, drückend, stechend, einschießend, elektrisierend, brennend.
- **Schmerzverlauf:** gleichbleibend, pulsierend, kolikartig, plötzlich oder schleichend.

2. Verhindern von raschem Schmerzbeginn

Meistens klingt die Wirkung der Spinalanästhesie langsam ab. Es kommt aber durchaus immer wieder zu **On-off-Phänomenen,** bei denen die Wirkung der Spinalanästhesie innerhalb kurzer Zeit nachlässt und der Patient starke Schmerzen verspürt.

Um den Schmerz gar nicht erst so stark werden zu lassen empfiehlt es sich bereits bei nachlassen der Spinalanästhesie **überlappend mit peripheren Analgetika einzusteigen.** Diese können ihre Wirkung voll entfalten während die Nervenblockade nachlässt. So kann der erst aufflammende Schmerz bereits mit **geringen Analgetikadosen** zufriedenstellend behandelt werden. Voraussetzung ist natürlich, dass die Patienten in regelmäßigen Abständen nach ihrem Schmerzempfinden befragt und der klinische Verlauf der Spinalanästhesie erfasst wird.

3. Schmerztherapieschema

Das seit den 1980er-Jahren etablierte **Modell der WHO zur Tumorschmerzbehandlung** kann auch zur Therapie von **postoperativen Schmerzen eingesetzt** werden. Hierbei werden auf drei Ebenen Nichtopioidanalgetika und wenig- bzw. hochpotente Opioidanalgetika miteinander kombiniert und ggf. durch Adjuvanzien ergänzt. **Adjuvanzien** haben die Aufgabe mögliche unerwünschte Wirkungen der Schmerzmittel abzuschwächen oder zu verhindern.

Während das Stufenmodell bei chronischem oder Tumorschmerz im Krankheitsverlauf und mit zunehmendem Schmerz von unten nach oben durchschritten wird, kann im Rahmen der **postoperativen Schmerztherapie** mit fortschreitender Heilung deeskaliert werden (➤ Abb. 5.1).

Entscheidend ist eine **sinnvolle Kombination** der verschiedenen Analgetikatypen und von Medikamenten mit unterschiedlichem Wirkmechanismus. Die **Dosierung** muss gewichtsadaptiert und an das „Trauma" angepasst erfolgen. Bei den **Dosierungsintervallen** muss die Wirkdauer beachtet werden. Es macht wenig Sinn ein Medikament mit einer durchschnittlichen Wirkdauer von 6 h nur zweimal am Tag (also alle 12 h) zu verabreichen.

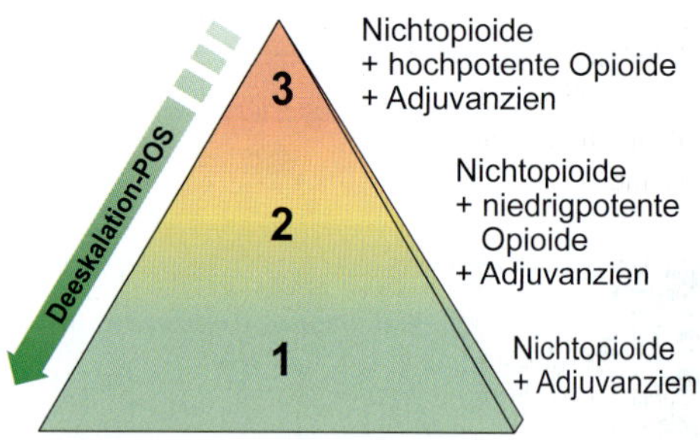

Abb. 5.1 Postoperative Schmerztherapie.

Tab. 5.1 Medikamente zur postoperativen Schmerztherapie

Medikament	Applikationsform	Applikationszeit	Einzeldosis
Diclofenac	p.o.	1–0–1	75 mg
	Supp.	2–0–1	50 mg
Metamizol	Kurzinfusion	1–1–1–1	1 g
	Tropfen p.o.	1–1–1–1	40° = 1 g
Bei Bedarf am OP-Tag Piritramid	7,5 mg		Kurzinfusion
Bei Bedarf ab dem 1. postoperativen Tag Tilidin/Naloxon	Tropfen p.o.		20° = 50/4 mg

Im vorliegenden Fall wäre bei fehlenden **Kontraindikationen** eine balancierte Kombinationsschmerztherapie aus einem (oder zwei) Nichtopioiden als Basistherapie und einem Opioid als Rescue-Medikation bei Schmerzspitzen sinnvoll (➤ Tab. 5.1).

Zusätzlich sollte ein **Magenschutzpräparat** (z.B. Pantoprazol 20–40 mg) verordnet werden. Opioide führen gelegentlich zu Übelkeit, Erbrechen und Obstipation. Hier sollten immer zusätzlich **Antiemetika** (z.B. Metoclopramid) und **Laxanzien** (z.B. Laktulose) gegeben werden.

Merke

- Niemals niedrig- und hochpotente Opioide kombinieren!
- Die weit verbreitete Angst vor **Atemdepression** oder gar Atemstillständen bei der Anwendung von Opioidanalgetika auf peripheren Stationen ist unbegründet. Die Morphinabkömmlinge wirken nur dann dämpfend auf das Atemzentrum, wenn sie trotz Schmerzfreiheit weiter verabreicht werden.

4. Weitere Möglichkeiten der Schmerztherapie

Da insbesondere Opioidanalgetika häufig zu Kreislaufreaktionen, Schwindel und Müdigkeit führen, was einer frühen Mobilisation und funktionellen physiotherapeutischen Behandlung entgegensteht, ist nach orthopädischen Eingriffen an den Extremitäten sowie nach großen abdominellen Eingriffen der Einsatz eines **Regionalanästhesieverfahrens** die bessere Alternative. Viele Eingriffe lassen sich bereits primär unter zusätzlichem Einsatz eines **Schmerzkatheters** durchführen. Regionalanästhesieverfahren dienen nicht nur einer optimierten Schmerztherapie und Mobilisationsfähigkeit, sie verbessern die Gewebeperfusion und somit die Wundheilung und optimieren die Darmperistaltik (bei Periduralanästhesie).

Im vorliegenden Fall hätte statt der Spinalanästhesie auch eine gezielte **Leitungsanästhesie** von N. femoralis und N. ischiadicus durchgeführt werden können. Lässt sich der Patient mit dem oben dargestellten Schmerzschema nicht ausreichend zufriedenstellen, ist bei patel-

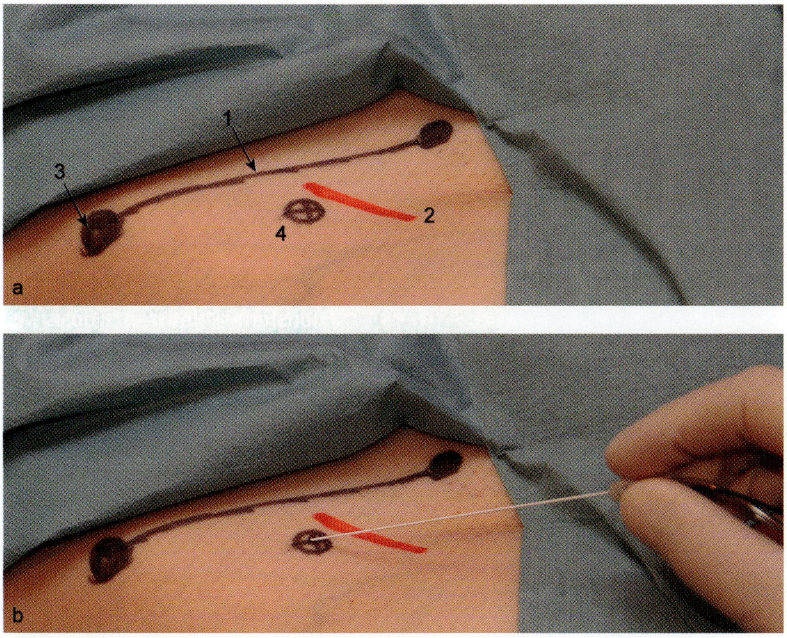

Abb. 5.2 Anatomische Landmarken (a) und Punktionstechnik (b) zur Anlage eines Femoraliskatheters (1: Leistenband; 2: Arteria femoralis; 3: Spina iliaca ant. sup.; 4: Punktionsort).

laseitig betontem Schmerz auch postoperativ noch die Anlage eines **Femoraliskatheters** möglich (➤ Abb. 5.2).

5. Patientenkontrollierte Analgesie
Unter **patientenkontrollierter Analgesie (PCA)** versteht man **pumpengestützte Verfahren,** bei denen sich der Patient seine Bedarfsmedikation gegen Schmerzspitzen selbst durch Drücken eines Freigabeknopfs anfordern kann. Um eine Überdosierung auszuschließen, sind die Pumpen mit mechanischen Sperrsystemen versehen. Außerdem können auch Maximaldosen für verschiedene Zeitintervalle programmiert werden. Neben der **I.v.-PCA** können auch **periphere Leitungsanästhesien** und Periduralkatheter (= **PCEA,** patient controlled epidural analgesia) mit solchen Schmerzpumpen gekoppelt werden. Die **Basisschmerztherapie** wird bei der PCA über Nichtopioide geführt.

Zusammenfassung

Eine gezielte **Schmerzanamnese** ist nicht nur bei chronischem Schmerz wichtig. Sie umfasst Intensität, Art und Dauer des Schmerzes. Zur **postoperativen Schmerztherapie** können neben verschiedenen Analgetika auch Regionalanästhesieverfahren eingesetzt werden. Die Kombination von Analgetika mit verschiedenen Wirkmechanismen reduziert Nebenwirkungen und fördert Synergieeffekte. Zusätzlich zu den **Analgetika** sollten immer **Adjuvanzien** eingesetzt werden, um Nebenwirkungen zu vermeiden. Die **patientenkontrollierte Analgesie** ist ein gutes und sicheres Instrument, mit dessen Hilfe sich die Patienten ihre Bedarfsmedikation bei Schmerzspitzen selbst dosieren können.

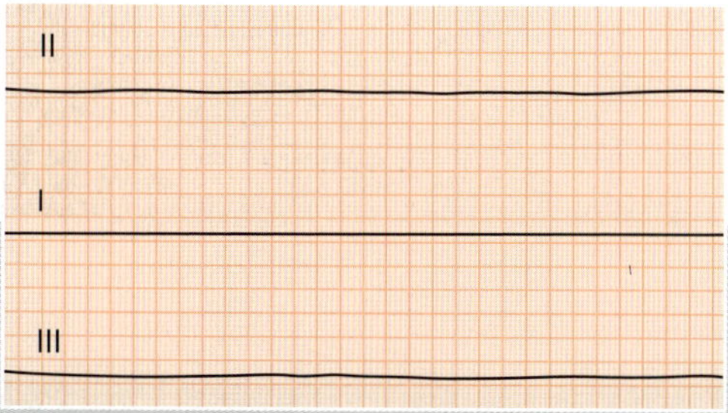

06 Kardiopulmonale Reanimation

Anamnese

Im Spätdienst klingelt auf Ihrer Intensivstation das Notfalltelefon. Eine Schwester meldet eine Reanimation auf Normalstation. Vor dem Patientenzimmer fordert Sie eine aufgeregte Angehörige auf, für ihren Vater „alles zu tun".

Bei Eintreffen im Zimmer beatmet der diensthabende Kollege einen 75-jährigen Patienten mit einem Beatmungsbeutel während die Nachtschwester ein Medikament aufzieht.

Untersuchungsbefund

Der Patient ist pulslos, die Pupillen sind weit. Das von Ihnen abgeleitete Schnell-EKG zeigt folgendes Bild (➤ Abb. 6.0).

1. **Befunden Sie das EKG. Welche Maßnahmen sind aufgrund des Befundes erforderlich?**

2. **Wie würden Sie verfahren, wenn grobes Kammerflimmern bestünde?**

3. **Beschreiben Sie den Algorithmus der Krankenhausreanimation (in-hospital resuscitation) nach ILCOR-Richtlinien.**

4. **Wie verfahren Sie weiter, wenn eine Patientenverfügung lebensverlängernde Maßnahmen, auch Reanimationsmaßnahmen, wegen eines inoperablen Karzinomleidens ablehnt?**

1. Basismaßnahmen

Nach den derzeit weltweit gültigen Richtlinien des **ILCOR** (International Liaison Committee On Resuscitation) von 2005 (neue Richtlinien erscheinen im Oktober 2010) wird die **Herzdruckmassage** als wichtigste Basismaßnahme im Wechsel mit der Beatmung propagiert. Einige Studien sehen einen klaren Überlebensvorteil, wenn mehr Betonung auf die Herzdruckmassage gelegt wird.

In diesem Fall bedeutet das:

- **Unverzüglich Beginn** der kardiopulmonalen Reanimation durch eine Pflegekraft/Arzt. Die Beatmung ist zweitrangig, da anfangs noch genug Restsauerstoff in der Lunge ist, um das Gehirn durch eine Herzdruckmassage für eine Weile mit O_2 zu versorgen.
- Parallel erfolgt der **Ruf der innerklinischen Notfallteams** durch eine zweite Person.
- Wichtig ist die frühzeitige Ableitung eines **Schnell-EKGs** (über die Defi-Paddles), um zu prüfen, ob eine defibrillierbare Arrhythmie vorliegt (VT, Kammerflimmern). Alternativ ist der Anschluss eines automatischen elektrischen Defibrillators (AED) möglich, der automatisch über zwei aufzuklebende Elektroden den Herzrhythmus analysiert und eine Defibrillation ausführt oder zur Fortführung der CPR auffordert. Dies ist in diesem Beispiel nicht der Fall, also wird weiter im Verhältnis HDM : Beatmung = 30 : 2 reanimiert.

Merke

Die Herzdruckmassage darf auf keinen Fall länger als 30 s zugunsten irgendwelcher anderen Maßnahmen unterbrochen werden.

2. Therapie des Kammerflimmerns

Kammerflimmern ist eine sich unkontrolliert über das Endokard ausbreitende elektrische Erregung, bei der es zu keiner Auswurfleistung des Herzens kommt (➤ Abb. 6.1). Es tritt häufig bei akutem myokardialem Sauerstoffmangel auf, da hypoxisches Myokard zu elektrischen Entladungen neigt. Kammerflimmern ist ein prognostisch gutes Zeichen für eine noch mögliche Reaktion des Myokards auf eine Therapie. Das Kammerflimmern muss **sofort** mittels **elektrischer Defibrillation** beendet werden, damit durch dieses Zurücksetzen jeglicher elektrischer Funktion das Herz von neuem im Sinusrhythmus zu schlagen beginnt.

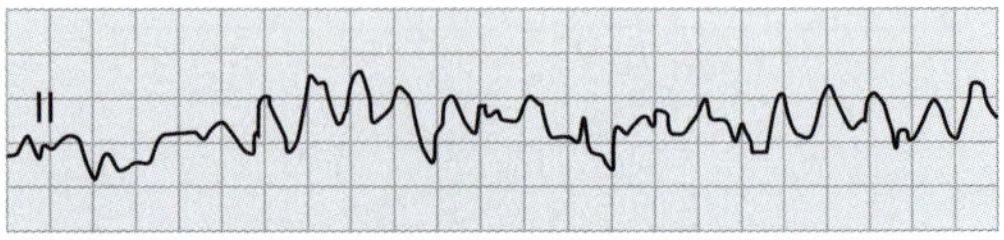

Abb. 6.1 EKG des Kammerflimmerns.

Bei einem **monophasischen Defibrillator** wird ein Schock mit 360 J, bei einem **biphasischen** mit 150–360 J gegeben. Nach Abgabe des Schocks ist für 2 min mit den Reanimationsmaßnahmen fortzufahren. Bei therapierefraktärem Kammerflimmern werden 300 mg **Amiodaron** i.v. verabreicht, weiter reanimiert und danach erneut eine Elektrotherapie versucht.

3. ILCOR-Richtlinien

Die international gültigen Reanimationsrichtlinien (ERC-Guidelines) haben für Reanimationssituationen in Krankenhäusern eigene Richtlinien entwickelt (**in-hospital resuscitation).** Diese besagen:

- Wer einen leblosen Patient findet (keine Reaktion auf laute Ansprache, Schütteln), ruft entweder laut um Hilfe oder, in Zeiten schnurloser DECT-Telefone, gleich die im Haus etablierte Notrufnummer (oder löst den sog. Herzalarm aus).
- **Basisreanimation:** muss sofort erfolgen. Da auf jeder Station ein Notfallkoffer vorgehalten sein muss, kann zur Beatmung der Beatmungsbeutel benutzt werden. Auf keinen Fall darf der Beginn der Herzdruckmassage durch die Suche nach Equipment (Koffer, Reanimationsbrett etc.) verzögert werden.
- **Advanced cardiac life support:** Schnellstmöglich muss ein **EKG** abgeleitet werden, um eine mögliche ventrikuläre Tachykardie oder ein Kammerflimmern zu identifizieren und mittels elektrischer Defibrillation zu beenden. Anschließend wird sofort mit der **kardiopulmonalen Reanimation** weiter fortgefahren.

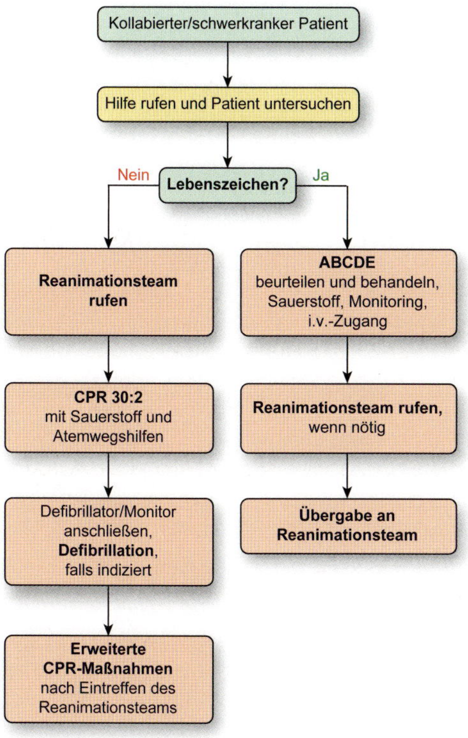

Abb. 6.2 ILCOR-Richtlinien 2005 für die innerklinische Reanimation.

- Gleichzeitig zu den Reanimationsmaßnahmen soll ein **i.v. Zugang** zur Medikamentenapplikation gelegt und die **endotracheale Intubation** vorbereitet werden. Die CPR darf für die Intubation kurz (maximal 30 s) unterbrochen werden, danach wird sie aber unverzüglich fortgeführt (Beatmung und Herzdruckmassagen unabhängig voneinander). Über den i.v.-Zugang wird im Abstand von etwa 3 min jeweils 1 mg Adrenalin injiziert und die kardiopulmonale Reanimation so weitergeführt (➤ Abb. 6.2).
- Bei weiterer Asystolie kann der Versuch einer Vagolyse mit 3 mg Atropin i.v. unternommen werden.

Merke

Eine Asystolie ist keine Indikation für eine elektrische Defibrillation.

4. Abbruchkriterien, Patientenverfügung

Am 1.9.2009 trat eine von Ärzten lange erwartete gesetzliche Regelung zur Patientenverfügung in Kraft. Dort ist geregelt, dass ein einwilligungsfähiger, volljähriger Patient im Voraus im Fall seiner Einwilligungsunfähigkeit schriftlich festlegt, welche Untersuchungen, Behandlungen oder Maßnahmen durchgeführt werden dürfen oder unterbleiben müssen (Absatz 1 Satz 1 des § 1901a BGB). **An diese Verfügung ist der behandelnde Arzt zwingend gebunden,** wenn die in der Verfügung festgelegten Voraussetzungen zutreffen.

In diesem Fall sind die begonnenen Reanimationsmaßnahmen umgehend zu beenden, auch wenn die Tochter im Vorfeld eine Maximaltherapie gefordert hat. Der Patientenwille (zumal schriftlich fixiert) hat eindeutig Vorrang vor den Vorstellungen der Angehörigen. Rechtliche Konsequenzen im Sinne einer Anklage wegen unterlassener Hilfeleistung sind in diesem Fall nicht zu erwarten. Allerdings darf nur der behandelnde Arzt den Abbruch von Reanimationsmaßnahmen anordnen.

Zusammenfassung

Die innerklinische Reanimation beginnt mit der **Basisreanimation** aus Herzdruckmassage und Beatmung im Verhältnis 30 : 2 und wird durch die Maßnahmen des **Advanced care life support** ergänzt. Gleichzeitig wird Hilfe gerufen. Nach Eintreffen des Reanimationsteams wird die ACLS nach **ILCOR-Richtlinien** fortgeführt. Eine vorhandene schriftliche **Patientenverfügung** ist für den behandelnden Arzt bindend.

07

Polytrauma

Anamnese

Sie kommen als Notarzt zu einem schweren Verkehrsunfall außerorts. Ein PKW hat ein Motorrad beim Einbiegen in eine Vorfahrtstraße übersehen und die Vorfahrt genommen. Der Motorradfahrer ist gegen das Heck des PKWs geprallt und über diesen geflogen. Er trägt Schutzkleidung und sein Helm liegt neben ihm auf der Straße. Dem PKW-Fahrer fehlt auf den ersten Blick nichts, er war angeschnallt. Die Polizei ist bereits vor Ort, der Rettungswagen kommt parallel mit ihnen an.

Untersuchungsbefund

Etwa 20-jähriger Patient, keinerlei Reaktion auf Schmerzreiz, Pupillen mittelweit, isokor, Lichtreaktion beidseits vorhanden. Der Patient atmet nach Platzieren eines Guedel-Tubus selbstständig, Atemfrequenz 21/min, SpO_2 87 %, Palpation: Instabilität und Knistern linker Hemithorax, Auskultation: abgeschwächtes Atemgeräusch links. Herz und Kreislauf: RR 85/40 mmHg, Herzfrequenz 106/min, auskultatorisch leise Herztöne. Abdomen: hart, gespannt, keine Darmgeräusche. Becken: gibt bei Druck von ventral nach. Extremitäten: pathologische Stellung des rechten Oberschenkels, linkes Bein und beide Arm unauffällig.

1. **Welche Erstmaßnahmen ergreifen Sie beim Eintreffen am Unfallort?**

2. **Welche Parameter beurteilen Sie zur Abklärung einer akuten Lebensgefahr?**

3. **Wie lauten Ihre Verdachtsdiagnosen?**

4. **Welche Maßnahmen ergreifen Sie?**

5. **Während des Transports fällt die Sauerstoffsättigung ab. Welche Differenzialdiagnosen und Therapien kommen infrage?**

1. Erstmaßnahmen

- Sie verschaffen sich einen **Überblick über die Unfallstelle** und überlegen, ob **Maßnahmen zum Selbst- und Fremdschutz** notwendig sind. Hierzu gehören das Absichern der Unfallstelle und die Klärung, ob Gefahrgut beteiligt ist oder Explosions- oder Feuergefahr besteht. Gegebenenfalls sind entsprechende Rettungsmittel (Feuerwehr, Technisches Hilfswerk) nachzufordern. Um das Absichern der Unfallstelle müssen Sie sich wahrscheinlich nicht kümmern, da die Polizei bereits vor Ort ist.
- Sie **beurteilen die Unfallsituation** und **sichten den Patienten:** Unfallmechanismus, Anzahl der beteiligten Personen, Schwere der Verletzungen.
- **Orientierende Erstdiagnostik** und sich daraus ergebenden **lebensrettende Sofortmaßnahmen.** Ergibt sich hierbei eine unmittelbare Gefährdung des Patienten durch äußere Umstände oder nicht sofort behebbare Störungen der Vitalfunktionen, muss ggf. eine Notfallrettung durchgeführt werden. Bei eingeklemmten Personen erfolgt je nach Dringlichkeit der Rettung die Kreislaufüberwachung und -stabilisierung vor, parallel zur oder nach der Rettung.
- Möglichst früh sollte die Halswirbelsäule mit einer Halskrause immobilisiert werden, z.B. mit einem Stiffneck®, um Folgeschäden zu vermeiden. Die weitere **Immobilisation** erfolgt mit entsprechenden Hilfsmitteln wie Schaufeltrage, KED-System und Vakuummatratze.
- Erst nach Durchführung dieser Basismaßnahmen erfolgen eine **differenzierte Befunderhebung** und **leitsymptomabhängige Notfallmaßnahmen** (➤ Frage 4).
- Abschließend erfolgt der Transport in eine geeignete Zielklinik und Übergabe an die weiterbehandelnden Kollegen.

2. Akute Vitalbedrohung

Zur schnellen Abklärung einer akuten Bedrohung der Vitalfunktionen werden die Vigilanz, die Atmung und die Kreislaufsituation beurteilt:

- **Vigilanz:** wird durch Ansprechen und Anfassen des Patienten und dessen Reaktion darauf beurteilt. Reagiert der Patient nicht auf Ansprache oder Berührung, wird ein Schmerzreiz gesetzt. Die **Glasgow Coma Scale** (➤ Tab. 7.1) hilft, den Schweregrad der Vigilanzminderung zu beurteilen und liefert reproduzierbare Ergebnisse.
- **Atmung:** eventuelle Atemstörungen werden durch Inspektion der Atemwege (frei oder verlegt) und der Atembewegungen sowie anhand einer Dyspnoe, Zyanose und der Sauerstoffsättigung erfasst. Sind die Atemwege verlegt, wird ein Guedel-Tubus platziert. Atmet der Patient trotz Guedel-Tubus nicht und ist keine Maskenbeatmung möglich, muss der Patient notfallmäßig unter Stabilisierung der Halswirbelsäule intubiert und beatmet werden.
- **Kreislauf:** Blutdruck, Herzfrequenz und Pulsoxymetrie-Kurve liefern einen Überblick. Spritzende arterielle Blutungen müssen durch Kompression gestillt werden.

Merke

In der Unfallsituation darf der Kopf wegen einer eventuellen Beteiligung der Halswirbelsäule nicht zur Intubation überstreckt werden.

Tab. 7.1 Glasgow Coma Scale

Augen öffnen	Spontan	4
	Auf Ansprache	3
	Auf Schmerzreiz	2
	Kein	1
Verbale Antwort	Orientiert	5
	Verwirrt, desorientiert	4
	Einzelne Worte (unzusammenhängend)	3
	Unverständliche Laute	2
	Keine	1
Motorische Antwort	Befolgt Aufforderungen	6
	Gezielte Schmerzabwehr	5
	Ungezielte Schmerzabwehr	4
	Beugesynergismen	3
	Strecksynergismen	2
	Keine	1

3. Verdachtsdiagnosen

Die Untersuchungsbefunde legen folgende Diagnosen nahe:

- Schädel-Hirn-Trauma: Glasgow Coma Scale von 3 (keinerlei Reaktion auf Schmerzreiz).
- Thoraxtrauma mit Rippen(serien)fraktur: Instabilität des linken Hemithorax.
- Hämato- und/oder Pneumothorax: abgeschwächtem Atemgeräusch links mit Hautemphysem (Knistern).
- Abdominaltrauma eventuell mit innerer Blutung: hartes gespanntes Abdomen mit Kreislaufinsuffizienz.
- Beckenfraktur: Aufklappen des Beckens bei Druck von ventral.
- Femurfraktur rechts: pathologische Beinstellung.
- Schock bei Hypovolämie durch Blutung: innere Blutung bei Abdominaltrauma, Beckenfraktur und Femurfraktur rechts.

Betrachtet man die Schwere der Verletzungen, handelt es sich um einen polytraumatisierten Patienten, da sowohl einzelne Verletzungen (Abdominaltrauma) als auch die Summe der Verletzungen lebensbedrohlich sind.

4. Weitere Maßnahmen

- Einmalige Gabe einer hyperonkotischen hyperosmolaren Lösung zur raschen Kreislaufstabilisierung erwägen, z.B. 250 ml Hyperhaes® rasch i.v., da sich der Patient durch innere Blutungen im Becken, im Oberschenkel und im Bauch in einem Kreislaufschock befindet.
- Zügige **Intubation,** weil die Schutzreflexe bei einem GCS-Score von 3 nicht mehr erhalten sind und die Oxygenierung schlecht ist (SpO_2 87 %). Dies geschieht unter Stabilisierung der Halswirbelsäule als sog. **In-Line-Immobilisation.** Die Halskrause wird hierfür vorsichtig gelockert und der Kopf von einem Helfer unter Zug in kranialer Richtung stabilisiert. Nach Intubation wird der Halskrause sofort wieder angelegt.
- **Thoraxdrainage** links legen, da Verdacht auf einen Hämato- und/oder Pneumothorax besteht und sich sonst durch die Beatmung ein **Spannungspneumothorax** entwickeln kann. Dieser entsteht, wenn durch einen Ventilmechanismus Luft in den Pleuraspalt gelangt, diese aber nicht wieder entweichen kann. Unter maschineller Beatmung kann daraus sehr schnell eine lebensbedrohliche Situation entstehen, wenn es zur Verschiebung des Mediastinums mit Abknicken großer Blutgefäße kommt (klinisches Bild: obere Einflussstauung).
- Beckenfrakturen können zu einem sehr großen Blutverlust führen. Zur Kreislaufstabilisierung und Immobilisation ist deshalb neben der Lagerung auf einer **Vakuummatratze** die **Beckenkompression** durch einen Gurt o.Ä. indiziert.
- Rechtzeitig vor der Abfahrt sollte über die Rettungsleitstelle **die aufnehmende Klinik informiert werden,** damit bei Ankunft ein Schockraumteam mit entsprechenden Ressourcen bereitsteht.

Merke

Zu den wichtigsten Maßnahmen bei einem polytraumatisierten Patienten gehört neben Sicherung der Atemwege und Oxygenierung die Kreislaufstabilisierung. Daher sollten rasch mindestens zwei großlumigen Gefäßzugänge gelegt und großzügig Kristalloide und Kolloide gegeben werden.

5. Abfallende Sauerstoffsättigung

Bei der Fehlersuche hilft das Merkwort **DOPES,** es steht für Displacement, Obstruction, Pneumothorax, Equipment Failure, Stomach:

- **Lage des Tubus:** eine Fehlintubation in den Ösophagus oder eine zu tiefe Intubation in einen Hauptbronchus (Lagekorrektur).
- **Obstruktion des Tubus** mit Schleim, Blut (Absaugen) oder Abknicken (Korrektur).
- **(Spannungs-)Pneumothorax** vor allem bei steigenden Beatmungsdrücken, oberer Einflussstauung, Kreislaufproblemen und fehlendem oder abgeschwächtem Atemgeräusch (notfallmäßige Punktion und Thoraxdrainage).
- **Equipment Failure:** Bei Übernahme der Schicht muss die Ausrüstung kontrolliert werden. Trotzdem

können auch hier Fehler auftreten und zu Beatmungsproblemen mit Sättigungsabfällen führen. Im Notfall muss der Patient mit Beatmungsbeutel beatmet werden, bis ein Ersatzgerät zur Verfügung steht oder man das Krankenhaus erreicht. Ein weiteres Problem sind **Bedienfehler** durch mangelnde Gerätekenntnis, deshalb ist nicht nur die Einweisung nach Medizinproduktegesetz vorgeschrieben, sondern auch das regelmäßige Üben im Umgang mit den Geräten sinnvoll.

- **Voller oder geblähter Magen:** behindert gerade bei Kindern oft die Zwerchfellexkursion und beeinträchtigt dadurch Atmung bzw. Beatmung. Im Zweifelsfall sollte man eine Magensonde legen.

Außerdem kann der Abfall der Sauerstoffsättigung noch folgende Gründe haben:

- Durch die schlechte Kreislaufsituation kann es zur **peripheren Minderperfusion** mit schlechter bzw. nicht mehr messbarer Sauerstoffsättigung kommen. Hier ist die Kreislaufunterstützung durch Volumengabe und eventuell auch medikamentös mit Vasopressoren (Akrinor® oder Noradrenalinperfusor) die Therapie der Wahl.
- **Kämpft der Patient gegen den Respirator,** schränkt dies die Ventilation ein und eine Vertiefung der Analgosedierung ist indiziert.
- Hat man bei der Intubation den Verdacht, dass eine **Aspiration** vorliegt, sollte man vor Beatmung endotracheal absaugen.

Zusammenfassung

Bei **Eintreffen an einer Unfallstelle** beurteilt man zuerst die Unfallsituation, klärt ob Maßnahmen zum Eigen- und Fremdschutz notwendig sind, sichtet die Patienten und fordert entsprechend Verstärkung an. In der Notfallsituation betreibt man gleichzeitig Diagnostik und Therapie. Eine **akute Vitalbedrohung** wird anhand Bewusstsein, Kreislauf und Atmung beurteilt und ggf. lebensrettende Sofortmaßnahmen eingeleitet. Erst nach diesen Basismaßnahmen erhebt man differenzierte Befunde und ergreift dann symptomabhängige Notfallmaßnahmen. Bei Beatmungsproblemen an **DOPES** (Displacement, Obstruction, Pneumothorax, Equipment Failure, Stomach) denken und die einzelnen Punkte abklären.

08

Intubationsschwierigkeiten

Anamnese

Sie lösen einen Kollegen zur Mittagspause ab. Er übergibt Ihnen schnell einen 43-jährigen Patienten zur laparoskopischen Cholezystektomie in Intubationsnarkose. Der Patient hat laut Prämedikationsprotokoll außer einem BMI von 38 kg/m^2 keine signifikanten Narkoserisiken. Laut Narkoseprotokoll ist der Patient ASA 2, hat keine Allergien, nimmt keine Medikamente, raucht fünf Zigaretten am Tag und hat einen Mallampati 2. Die Vitalwerte vor der Einleitung waren RR 140/80 mmHg, Herzfrequenz 85/min, SaO_2 97 %.

Nach Gabe von Fentanyl und Propofol in typischer Dosierung beatmen Sie den Patienten mit der Maske und spritzen ihm das Muskelrelaxanz, doch trotz mehrerer Versuche lässt sich der Patient nicht intubieren. Nach kurzer Zeit fällt die Sauerstoffsättigung unter 90 %.

1. **Wie bezeichnet man eine solche Situation?**

2. **Was tun Sie in der akuten Situation?**

3. **Beschreiben Sie die Einteilung nach Cormack und Lehane.**

4. **Beschreiben Sie das weitere Vorgehen.**

5. **Wie identifizieren Sie bereits präoperativ mögliche Intubations- oder Beatmungsschwierigkeiten?**

6. **Wie hätten Sie verfahren können, wenn Sie gewusst hätten, dass der Patient schwierige Atemwege hat?**

1. Unerwartet schwieriger Atemweg

„Eine Intubation ist erst dann schwierig, wenn die direkte und vollständige Sicht auf den Kehlkopf trotz optimaler Beugung des Halses und Streckung des Kopfs, mehrerer Versuche, Einsatz unterschiedlicher Laryngoskopspatel, äußeren Druck auf den Kehlkopfeingang, kompletter Muskelrelaxierung des Patienten und Hinzuziehen weiterer erfahrener Anästhesisten nicht erreicht werden kann." Diese Definition des schwierigen Atemwegs von R. Larsen umfasst bereits die Diagnose und Therapie dieser mit bis zu 8 % nicht seltenen Anästhesiekomplikation.

Man unterteilt das Auftreten eines schwierigen Atemwegs nach Stadium der Anästhesie:

- Schwierige Laryngoskopie/Intubation (engl. cannot intubate situation).
- Schwierige Maskenbeatmung (engl. cannot ventilate situation).
- Unmöglichkeit von Maskenbeatmung und Intubation (engl. cannot intubate, cannot ventilate).

2. Akutmaßnahmen

Ist eine konventionelle Intubation nicht möglich, kann man sich mit kleinen Tricks den zweiten Versuch erleichtern:

- **Optimierung der Kopfposition:** Der Kopf muss zwingend erhöht liegen **(verbesserte Jackson-Position),** ein Ablegen des Kopfes direkt auf den OP-Tisch sorgt zwar für eine bessere Streckung des Halses, verschiebt aber die Anatomie innerhalb des Halses so, dass man nur auf den Ösophagus sieht.
- Man kann den Kehlkopf mit dem **BURP-Manöver** (backwards, upwards, rightwards pressure) nach oben rechts hinten manövrieren und ihn so besser in das laryngoskopische Blickfeld rücken.

Gelingt die Intubation auch so nicht, ist von einer schwierigen Intubation auszugehen. Da die Maskenbeatmung problemlos war, stellen Sie die Sauerstoffversorgung des Patienten mit Maskenbeatmung sicher bis ein erfahrener Kollege und geeignetes Equipment eintreffen.

Merke

„Jeder Anästhesist weiß, dass Patienten nicht daran sterben, dass sie nicht intubiert werden konnten, sondern daran, dass sie nicht beatmet wurden." Williamson 1993

3. Einteilung nach Cormack und Lehane

Die Klassifikation von Cormack und Lehane (➤ Abb. 8.1) wurde 1984 eingeführt, um den laryngoskopischen Situs des Kehlkopfes während der Intubation zu beschreiben. Sie bezieht sich auf die Sichtbarkeit der Kehlkopfanteile. 1987 wurde die Klassifikation von Samsoon und Young modifiziert und diese Einteilung hat heute noch Gültigkeit.

- Grad I: alle Anteile des Kehlkopfs sichtbar.
- Grad II: Epiglottis und hintere Kommissur der Stimmritze sichtbar.
- Grad III: nur Epiglottis sichtbar.
- Grad IV: nur weicher Gaumen sichtbar, keine direkte Laryngoskopie möglich.

4. Vorgehen bei schwieriger Intubation

Wenn die Intubation nicht gelingt, der Patient aber mit der Maske sicher zu oxygenieren ist, kann man überlegen, die Operation in Maskennarkose durchzuführen. Dies ist hier nicht möglich.

Zunächst sollte ein erfahrener Kollege hinzugezogen werden. Zeitgleich sollte das Equipment für den schwierigen Atemweg bereitgestellt werden:

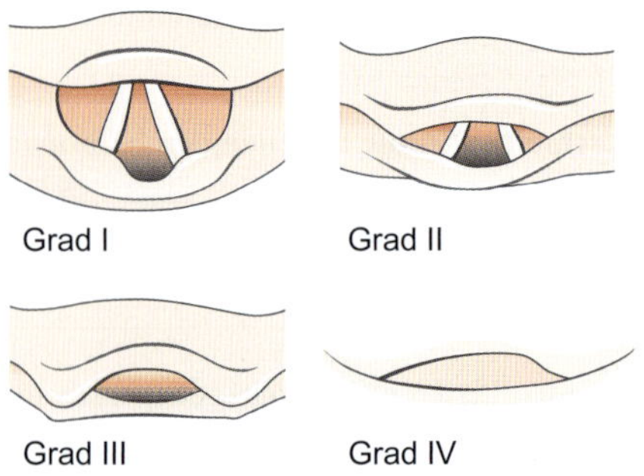

Abb. 8.1 Klassifikation nach Cormack und Lehane.

- **Intubationslarynxmaske (ILMA):** Zunächst wird die spezielle Larynxmaske ganz normal eingeführt, ggf. wird der Patient darüber beatmet. Muss dennoch intubiert werden, kann man den speziellen Endotrachealtubus durch die ILMA hindurchschieben. Eine kleine Zunge in der ILMA hebt beim Durchtritt des Tubus die Epiglottis an, sodass dieser problemlos in die Trachea gleitet. Unter Fixierung des Tubus wird nun die Larynxmaske entfernt und der Patient beatmet. Wenn gewünscht ist nun auch eine Lagekontrolle mittels Bronchoskop möglich.
- **Combitube®:** Dieser ebenfalls supraglottische Atemweg wird wie die ILMA eingeführt und hat zwei Lumen, von denen eine Öffnung nach blinder Einführung auf jeden Fall vor der Trachea liegt. Am trachealen Lumen vorbei kann dann fiberoptisch nasal intubiert werden.
- **Hebellaryngoskop nach McCoy:** Ein Hebel am Griff kippt die Spitze des Laryngoskops nach oben und hebt somit die Epiglottis an.
- **Fiberoptische Intubation:** Sie erfolgt, sofern die vorgenannten Hilfsmittel nicht zum Ziel führen. Im „Notfall" bei einem bereits anästhesierten Patienten erfordert dies große Erfahrung mit dem Verfahren.
- **Notkoniotomie:** erfolgt bei schwerer Hypoxie und Versagen aller vorgenannten Verfahren.

In jeder Klinik sollten ein Algorithmus und ein Equipment „Schwieriger Atemweg" vorhanden sein. ➤ Abb. 8.2 zeigt beispielhaft einen solchen standardisierten Algorithmus aus dem Krankenhaus.

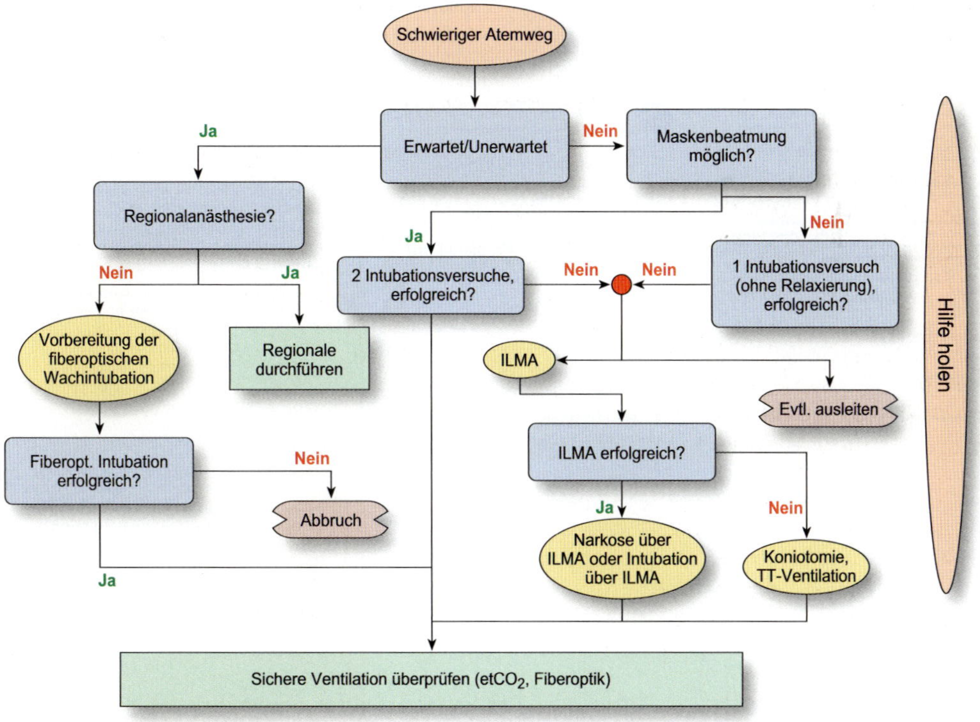

Abb. 8.2 Algorithmus „schwieriger Atemweg".

5. Präoperative Abklärung

Der prämedizierende Anästhesist kann aufgrund einfacher Parameter Hinweise auf eine erschwerte Atemwegssicherung eruieren:

- **Mallampati-Klassifikation** > 3 ➤ Fall 1.
- **Patil-Klassifikation** < 7 cm ➤ Fall 1.
- **HWS-Reklination unmöglich oder erschwert:** z.B. bei Stiernacken, Bechterew-Krankheit, Zustand nach HWS-Operation, kann die Einstellung des Larynx bei der Intubation erschweren.
- **Mundöffnung < 4 cm:** Bei so kleiner Mundöffnung ist das Einführen des Laryngoskops extrem erschwert.
- **Unfähigkeit, das Kinn auf die Brust zu legen.**

Für jedes der oben genannten Kriterien wird ein Punkt vergeben. Bei mehr als 2 Punkten ist mit hoher Wahrscheinlichkeit mit Problemen bei Maskenbeatmung oder Intubation zu rechen.

Einfacher ist es, wenn bei dem Patienten bereits früher eine schwierige Intubation oder Maskenbeatmung aufgetreten ist. In diesem Fall hat er einen sog. **Anästhesieausweis** erhalten (➤ Abb. 8.3), in dem das Problem und die Problemlösung dokumentiert werden. Der Patient soll den Ausweis bei sich führen und bei evtl. anstehenden Narkosen dem Anästhesisten vorlegen.

6. Fiberoptische Wachintubation

Am sichersten ist bei schwierigem Atemweg ein Regionalanästhesieverfahren, sofern operativ möglich. Ist eine Vollnarkose erforderlich, sollte der Patient über die fiberoptische Wachintubation aufgeklärt werden.

Dabei wird der Patient zunächst normal vorbereitet, zusätzlich wird die Nasenschleimhaut mit Lokalanästhetikagel gleitfähig gemacht und der Rachen mit Lokalanästhetikum besprüht. Dann wird er analgosediert (z.B. mit Propofol und Remifentanil), sodass der Pati-

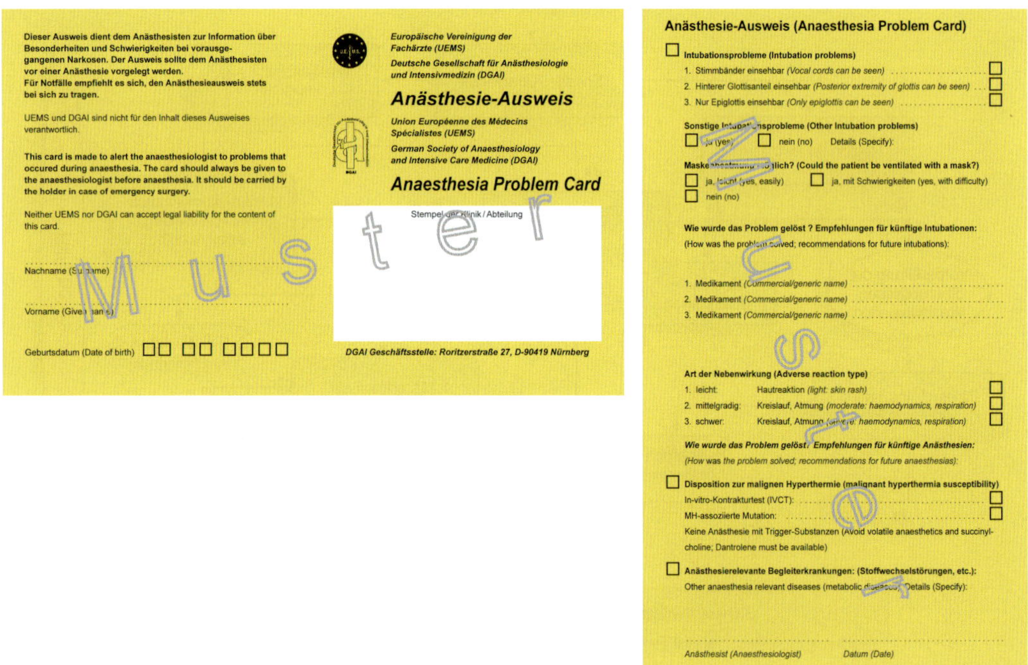

Dieser Ausweis dient dem Anästhesisten zur Information über Besonderheiten und Schwierigkeiten bei vorausgegangenen Narkosen. Der Ausweis sollte dem Anästhesisten vor einer Anästhesie vorgelegt werden.
Für Notfälle empfiehlt es sich, den Anästhesieausweis stets bei sich zu tragen.

UEMS und DGAI sind nicht für den Inhalt dieses Ausweises verantwortlich.

This card is made to alert the anaesthesiologist to problems that occured during anaesthesia. The card should always be given to the anaesthesiologist before anaesthesia. It should be carried by the holder in case of emergency surgery.

Neither UEMS nor DGAI can accept legal liability for the content of this card.

Nachname (Surname) ....

Vorname (Given names) ....

Geburtsdatum (Date of birth) □□ □□ □□□□

Europäische Vereinigung der Fachärzte (UEMS)
Deutsche Gesellschaft für Anästhesiologie und Intensivmedizin (DGAI)

Anästhesie-Ausweis

Union Européenne des Médecins Spécialistes (UEMS)
German Society of Anaesthesiology and Intensive Care Medicine (DGAI)

Anaesthesia Problem Card

Stempel der Klinik / Abteilung

DGAI Geschäftsstelle: Roritzerstraße 27, D-90419 Nürnberg

Anästhesie-Ausweis (Anaesthesia Problem Card)

□ **Intubationsprobleme (Intubation problems)**
1. Stimmbänder einsehbar *(Vocal cords can be seen)* .... □
2. Hinterer Glottisanteil einsehbar *(Posterior extremity of glottis can be seen)* ... □
3. Nur Epiglottis einsehbar *(Only epiglottis can be seen)* .... □

Sonstige Intubationsprobleme (Other Intubation problems)
□ ja (yes) □ nein (no) Details (Specify):

Maskenbeatmung möglich? (Could the patient be ventilated with a mask?)
□ ja, leicht (yes, easily) □ ja, mit Schwierigkeiten (yes, with difficulty)
□ nein (no)

Wie wurde das Problem gelöst ? Empfehlungen für künftige Intubationen:
(How was the problem solved; recommendations for future intubations):

1. Medikament *(Commercial/generic name)* ....
2. Medikament *(Commercial/generic name)* ....
3. Medikament *(Commercial/generic name)* ....

Art der Nebenwirkung (Adverse reaction type)
1. leicht: Hautreaktion *(light: skin rash)* □
2. mittelgradig: Kreislauf, Atmung *(moderate: haemodynamics, respiration)* □
3. schwer: Kreislauf, Atmung *(severe: haemodynamics, respiration)* □

Wie wurde das Problem gelöst? Empfehlungen für künftige Anästhesien:
(How was the problem solved; recommendations for future anaesthesias):

□ **Disposition zur malignen Hyperthermie (malignant hyperthermia susceptibility)**
In-vitro-Kontrakturtest (IVCT): .... □
MH-assoziierte Mutation: .... □
Keine Anästhesie mit Trigger-Substanzen (Avoid volatile anaesthetics and succinylcholine; Dantrolene must be available)

□ **Anästhesierelevante Begleiterkrankungen: (Stoffwechselstörungen, etc.):**
Other anaesthesia relevant diseases (metabolic diseases), Details (Specify):

....
Anästhesist (Anaesthesiologist) *Datum (Date)*

Abb. 8.3 Anästhesieausweis der DGAI (Quelle: www.DGAI.de, mit freundlicher Genehmigung der DGAI).

ent noch Spontanatmung hat, aber eine **nasale Intubation** toleriert. Anschließend wird ein normaler Endotrachealtubus (ID ~7,0 mm) auf das Bronchoskop aufgefädelt. Schläft der Patient, wird das Bronchoskop über ein Nasenloch eingeführt und anschließend fiberoptisch der Kehlkopfeingang sondiert. Befindet sich die Spitze des Bronchoskops sicher in der Trachea, wird dem Patient die volle Einleitungsdosis Hypnotikum, Opioid und Muskelrelaxanz injiziert und der Tubus in die Trachea vorgeschoben. Nach endoskopischer Lagekontrolle des Tubus wird das Bronchoskop aus dem Tubus entfernt und der Patient wie gewohnt beatmet.

Für die **Extubation** müssen folgende Voraussetzungen erfüllt sein:

- Vollständige Rückbildung der Muskelrelaxierung (TOF > 90 %).
- Rückkehr von Husten- und Schluckreflex.
- Patient ist wach (öffnet auf Ansprache die Augen und hebt den Kopf).
- Reintubationsbereitschaft mit im Saal bereitliegendem Bronchoskop.
- Verlängerte Beobachtungszeit im Aufwachraum.

Zusammenfassung

Das Auftreten eines schwierigen Atemwegs wird nach dem Stadium der Anästhesie eingeteilt. **Akutmaßnahmen** sind das BURP-Manöver und die verbesserte Jackson-Position. Des Weiteren sind **Hilfsmittel** verfügbar (z.B. Hebellaryngoskop nach McCoy und Intubationslarynxmaske). Bei zu erwartendem schwierigem Atemweg soll der Patient für eine Regionalanästhesie oder eine **fiberoptische Wachintubation** aufgeklärt werden. Fiberoptisch intubierte Patienten dürfen nur vollständig wach und mit erhaltenen Schutzreflexen extubiert werden.

09

Thoraxtrauma nach Kuhtritt

Anamnese

Es ist 8.01 Uhr und Sie sind als Notarzt unterwegs zu einer Patientin mit akuter Dyspnoe. Am Einsatzort finden Sie eine 74-jährige Patientin auf einem Stuhl sitzend vor. Sie gibt an, seit dem Aufstehen schlecht Luft zu bekommen. Auch habe sie seit drei Tage Schmerzen beim Atmen am linken Brustkorb. Das komme gewiss von dem Tritt, den ihr eine Kuh beim Melken versetzt habe. Das Reden fällt der kurzatmigen Patientin sichtlich schwer. Das nächste Krankenhaus ist in etwa 20 Minuten Fahrzeit mit dem Rettungswagen zu erreichen.

Untersuchungsbefund

Blasse, unruhige Patientin mit deutlichen Atemanstrengungen, V. jugularis externa beidseits gut sichtbar. Herz: Herztöne auskultatorisch rein, arrhythmisch, HF: 114/min, RR 85/45 mmHg. Lunge: rechts Vesikuläratmen, links deutlich abgeschwächtes Atemgeräusch, SpO_2 76 % unter Raumluft, Lippenzyanose, tympanischer Klopfschall links. Abdomen: leicht adipös, unauffällig.

1. **Welche Differenzialdiagnosen kommen infrage und wie lautet Ihre Verdachtsdiagnose?**

2. **Welche Untersuchungsbefunde können Ihre Verdachtsdiagnose stützen?**

3. **Welche allgemeinen Therapiemaßnahmen erfordert Ihre Verdachtsdiagnose?**

4. **Mit welcher speziellen Maßnahme können Sie bei der vermuteten Diagnose Abhilfe schaffen? Wie gehen Sie vor?**

5. **Erklären Sie die Funktionsweise der in Frage 3 durchgeführten Therapiemaßnahme.**

1. Differenzialdiagnosen

Als **traumatische** Differenzialdiagnosen kommen infrage:

- **Pneumothorax** oder **Spannungspneumothorax:** pathophysiologisch kommt hierfür z.B. eine Rippen(serien)fraktur infrage. Die Schmerzen sind typischerweise atemabhängig und stechend.
- **Hämatothorax:** Durch das Trauma kann es in den Thorax einbluten und sich das Hämatom infizieren **(Pyothorax).** Auch hier sind die Beschwerden atemabhängig.
- **Lungenkontusionen:** kommen ebenfalls als Ursache für die Dyspnoe infrage.

Daneben können die Thoraxbeschwerden auch **unabhängig vom Unfallgeschehen** aufgetreten sein. In diesem Fall kommen infrage:

- **Akutes Koronarsyndrom:** muss bei jedem Thoraxschmerz mit Dyspnoe unbedingt ausgeschlossen werden, auch wenn die Anamnese unauffällig ist und der Unfallmechanismus für eine andere Ursache spricht. Gerade bei Frauen kann sich das akute Koronarsyndrom atypisch mit Dyspnoe, starkem Schwitzen, Übelkeit, Erbrechen und Schlafstörungen äußern.
- **Lungenödem:** durch die Dekompensation einer **Herzinsuffizienz** oder ein akutes Koronarsyndrom.
- **Aortendissektion:** als lebensbedrohliche Differenzialdiagnose des akuten Thoraxschmerzes mit schlagartig auftretenden Vernichtungsschmerzen von stechend-reißendem Charakter. Der Schmerz kann auch wandern oder pulsieren.
- **Refluxösophagitis** und **Gastritis** sind hier eher unwahrscheinlich, da die Anamnese diesbezüglich leer ist. Außerdem ist die Dyspnoe kein typisches Symptom dieser Erkrankungen.

Am wahrscheinlichsten ist bei Ihrer Patienten aufgrund des Unfallhergangs ein **(Hämato-)Pneumothorax.**

2. Untersuchung

Bei der körperlichen Untersuchung achten Sie auf ein **Hautemphysem** (tastbares Knistern der Haut), das die Verdachtsdiagnose eines (Spannungs-)Pneumothorax bestätigen würde. Dies kann, muss aber nicht zwingend bei jedem Pneumothorax vorhanden sein. Außerdem achten Sie bei der Palpitation auf Frakturhinweise, wie **Krepitationen** oder eine **Thoraxdeformität** und **-instabilität.** Bei einer Rippenserienfraktur kann es durch die Thoraxinstabilität zu einer **paradoxen Atmung** (einseitig inspiratorische Einziehung des Thorax) kommen. Ein einseitiger **hypersonorer Klopfschall** ist ein Hinweis auf einen Pneumothorax, beidseits kommt er beim Lungenemphysem vor. Der **hyposonore Klopfschall** weist auf einen Hämato- oder Pyothorax oder einen Pleuraerguss hin. **Gestaute Halsvenen** sind ein Zeichen für eine obere Einflussstauung und kommen beim (Spannungs-)Pneumothorax aber auch bei der Rechtsherzinsuffizienz mit Rückwärtsversagen und dem Perikarderguss vor. Auskultatorisch achten sie auf die **seitengleiche Belüftung der Lunge** und ob **Nebengeräusche** wie Rasseln, Giemen, Pfeifen o.Ä. auftreten.

Ein **EKG** darf bei keinem Patienten mit Thoraxschmerz und Dyspnoe fehlen und rundet den Untersuchungsbefund ab. Ein akutes Koronarsyndrom in Form des ST-Hebungsinfarkts kann im EKG erkannt werden. Außerdem ist auf Zeichen der Rechtsherzbelastung zu achten, die z.B. auf eine Lungenembolie hinweisen.

Das einseitig abgeschwächte Atemgeräusch, der hypersonore Klopfschall und die Stauung der Jugularvenen bestätigen Ihren Verdacht auf einen **Pneumothorax oder Spannungspneumothorax.**

3. Therapie

Da Sie relativ lange in das nächste Krankenhaus benötigen, die Patientin unter zunehmender Dyspnoe leidet und der Kreislauf instabil ist, müssen Sie vor Ort eine Therapie einleiten.

Basismaßnahmen wie die **Gabe von Sauerstoff** und das **Legen eines venösen Zugangs** sollten in jeder Notfallsituation mit Dyspnoe und Thoraxschmerz durchgeführt werden. Die Patientin wird mit dem **Oberkörper hochgelagert** und beruhigt. Zur **Analgesie** bietet sich Morphin an, da es auch eine leicht euphorisierende Wirkung besitzt und man der Patientin den Stress nehmen kann. Die Dosierung sollte vorsichtig nach Wirkung erfolgen, initial z.B. mit 2 mg i.v. beginnend. Alternativ kann man auch Fentanyl in Fraktionen von 0,05 mg (= 1 ml) geben.

4. Anlage Pleuradrainage

Parallel zu den Basismaßnahmen legen Sie eine **Pleuradrainage,** um den Pneumothorax zu entlasten und der Patientin die Atemnot zu nehmen.

- Punktionsort für die Bülau-Drainage ist der vierte Interkostalraum in der mittleren Axillarlinie.
- Nach großflächiger Desinfektion und sterilem Abdecken der Haut wird die Lokalanästhesie großzügig bis zur Pleura parietalis injiziert.
- Nach Hautinzision mit einem Skalpell wird der Drainagekanal stumpf mit dem Finger, der Klemme oder der Schere präpariert, bis die Pleura parietalis durchstoßen wird.
- Stumpfes Einführen der Drainage mit dem Finger oder der Klemme als Schiene in den Thorax.
- Fixierung der Drainage mit Naht oder Pflaster und steriler Verband.
- An das Ende der Drainage wird ein Sekretbeutel oder ein Heimlich-Ventil angeschlossen.

Als Notfallmaßnahme zu Entlastung eines Spannungspneumothorax kommt neben der Anlage einer Pleuradrainage auch die sofortige **Punktion mit einer dicken (G14) Venenverweilkanüle** in Betracht. Diese Notfallpunktion wird in Monaldi-Position, also auf Höhe des zweiten Interkostalraums in der Medioklavikularlinie durchgeführt. Dabei muss man auf ausreichenden Abstand zum Sternum achten, um die A. mammaria nicht zu verletzen. Für diese lebensrettende Notfallmaßnahme ist keine Lokalanästhesie notwendig. Danach ist auf jedem Fall noch die Anlage einer Pleuradrainage indiziert.

Merke

- Die Gefäße und Nerven verlaufen am Unterrand der Rippen, daher immer am Oberrand entlang tasten.
- Da es bei Verwendung des innen liegenden Trokars zu lebensgefährlichen Verletzungen der Thoraxorgane kommen kann, ist die traumatische Punktion obsolet.

5. Funktionsweise Pleuradrainage

Die heutzutage in der Klinik verwendeten Pleuradrainagen funktionieren nach dem Drei- oder Vierkammersystem (➤ Abb. 9.1): einer Sekretsammelkammer, einem Unterwasserschloss und einer Sogkontrollkammer sowie evtl. einem Patientenkontrollmanometer.

- Die **Sekretflasche** ist über einen Schlauch mit dem Patienten verbunden und dient als Sammelgefäß für den Erguss.
- Das **Wasserschloss** ist der wichtigste Teil der Pleuradrainage, es wirkt als **Einwegventil.** Normalerweise herrscht im Pleuraspalt ein Unterdruck,

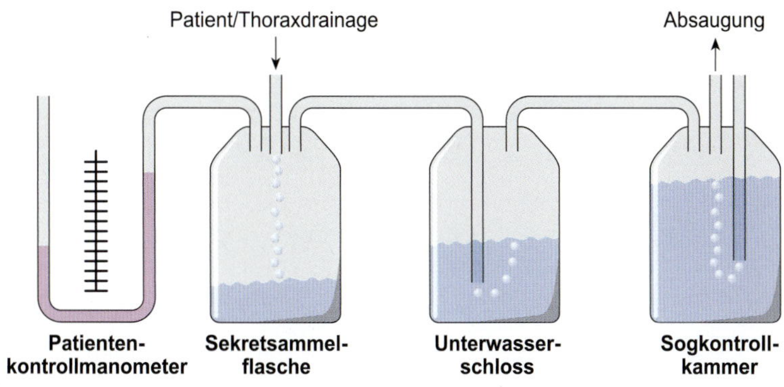

Abb. 9.1 Funktionsweise einer Pleuradrainage.

durch den die Pleura visceralis und parietalis zusammengehalten werden. Die Lunge haftet verschieblich am Thorax. Dringt Luft oder Flüssigkeit in den Pleuraspalt ein, wird dieser Unterdruck aufgehoben und die Lunge kollabiert. Durch die eingelegte Drainage kann die Luft oder Flüssigkeit den Pleuraspalt verlassen. Das Wasserschloss verhindert, dass bei Unterdruck im Thorax die Flüssigkeit oder Luft über die Drainage wieder zurückströmt.

- Die **Sogkontrollkammer** ist eine Sicherheitsvorrichtung um den Saugdruck in der Pleura zu regulieren, unabhängig von Sog der Wandsaugung bzw. mobilen Saugquelle.
- Der nicht regelmäßig vorhandene **Patientenkontrollmanometer** zeigt die Höhe des im Pleuraspalt wirklich erzeugten Sogs an.

Zusammenfassung

Bei jedem Patienten mit akutem Thoraxschmerz und Dyspnoe muss **differenzialdiagnostisch** an ein akutes Koronarsyndrom gedacht werden. Anamnese, klinische Untersuchung und EKG helfen bei der Eingrenzung der Verdachtsdiagnose. Typische **Symptome** eines (Spannungs-)Pneumothorax sind das abgeschwächte Atemgeräusch, der hypersonore Klopfschall, die Kreislaufdepression, eventuell Herzrhythmusstörungen und die obere Einflussstauung. Auch ohne Hautemphysem ist ein Pneumothorax möglich. **Therapie** der Wahl bei einem Pneumothorax oder einem Pleuraerguss ist die Anlage einer Thoraxdrainage, bevorzug in Bülau-Position (4. ICR medioklavikular). Das in der Klinik verwendet **Drainagesystem** ist ein Drei- oder Vierkammersystem mit Sekretsammelgefäß, Wasserschloss, Sogkontrollkammer und ggf. Patientenkontrollmanometer.

10

Wöchnerin mit Kopfschmerzen

Anamnese

In Ihrer Anästhesiesprechstunde stellt sich eine 23-jährige Frau vor. Sie hat vor vier Tagen ein gesundes Kind entbunden. Aktuell klagt sie über seit zwei Tagen bestehende Kopfschmerzen. Diese würden wenige Minuten nach dem Aufstehen aus dem Liegen beginnen und wären beim Laufen und Stehen am stärksten. Liegen verschaffe ihr eine deutliche Linderung. Da sie stillt, hat sie bisher auf Kopfschmerztabletten verzichtet.

Untersuchungsbefund

175 cm große, zierliche Frau, KG 68–70 kg. Die allgemeine körperliche Untersuchung ergibt keine Auffälligkeiten. Keine Hinweise auf eine Reizung der Meningen, keine Sensibilitätsstörungen, kein Kraftverlust in den Extremitäten. Kein Wirbelsäulenklopf- oder Stauchungsschmerz. Am Rücken auf Höhe der Beckenkämme findet sich ein im Durchmesser 0,5 mm messender hoher Wundschorf.

1. **Wie lautet die wahrscheinlichste Diagnose? Beschreiben Sie sie.**

2. **Welche Differenzialdiagnose muss zwingend ausgeschlossen werden?**

3. **Welchen pathophysiologischen Hintergrund hat diese Form des Kopfschmerzes? Wie lässt er sich daher verhindern?**

4. **Welche Begleitsymptome und Komplikationen können auftreten?**

5. **Welche konservativen therapeutischen Möglichkeiten gibt es?**

6. **Welche interventionellen Möglichkeiten gibt es?**

1. Diagnose

Leitsymptom ist der typische lageabhängige Kopfschmerz mit einer **Schmerzzunahme im Stehen oder Sitzen** und Linderung durch Liegen. Vor dem Hintergrund der Anamnese (Wöchnerin, Wundschorf am Rücken) vermuten Sie einen **postpunktionellen Kopfschmerz** nach geburtshilflicher PDA. Alternativ könnte es sich auch um einen **postspinalen Kopfschmerz** nach Sectio caesarea in Spinalanästhesie handeln, Sie haben aber keine entsprechende Narbe gesehen.

Nach Duraperforation tritt der postpunktionelle Kopfschmerz in mehr als 90 % der Fälle nach 24–48 h auf und hält im Mittel vier bis sechs Tage an. Die Beschwerden können gelegentlich auch bis zu einem Jahr oder länger anhalten. Die Schmerzintensität kann variieren, wird aber in der Regel so stark empfunden, dass die Patientinnen nicht in der Lage sind ihre Kinder zu versorgen, was zusätzlich eine psychische Belastung darstellt. Man spricht von immobilisierendem Schmerz.

2. Differenzialdiagnosen

Differenzialdiagnostisch kommt auch eine **bakterielle Meningitis** in Betracht, diese muss anhand klinischer Zeichen wie Fieber, Photophobie, Somnolenz und meningealen Reizzeichen unbedingt ausgeschlossen werden. Weitere Differenzialdiagnosen sind die **aseptische Meningitis** und eine **intrakranielle Raumforderung.**

3. Pathomechanismus

Der genaue Mechanismus des postspinalen Kopfschmerzes ist noch nicht vollständig geklärt. Man vermutet, dass er durch den Liquorverlust über die Perforationsstelle und die damit verbundene **Liquorhypotension** ausgelöst wird. Je nach Größe des Duralochs tritt ein Liquorverlust von 0,084–4,5 ml/s auf. Da Liquor nur mit 0,35 ml/min neu produziert wird, übersteigt der Liquorverlust die Neubildung.

Folgen der Liquorhypotension sind:

- Dehnung schmerzsensibler intrakranieller Strukturen (Gefäße, Meningen, Tentorium, Falx) bei vertikaler Körperhaltung.
- Kompensatorische zerebrale Vasodilatation.
- Abflussbehinderung in den intrakraniellen venösen Gefäßen durch das Absinken der Hirnsubstanz bei fehlendem „Liquorkissen", wodurch der intrakranielle Druck ansteigen kann.

Um den Liquorverlust über das Punktionsloch gering zu halten wird empfohlen, einen möglichst **kleinen Kanülendurchmesser** zu wählen:

- Bei Spinalanästhesie treten bei Verwendung einer 22G-Nadel (oder dünner) in 0,37–2,7 % der Fälle postpunktionelle Kopfschmerzen auf.
- Nach einer Duraperforation mit einer Touhy-Kanüle (16–20G) treten in bis zu 70 % der Fälle postpunktionelle Kopfschmerzen auf.

Außerdem lässt sich die Inzidenz postpunktioneller Kopfschmerzen bei der Spinalanästhesie durch Verwendung von **atraumatischen geschliffenen Nadeln** (Sprotte- oder Whitacre-Schliff) im Vergleich zu den scharf geschliffenen Quincke-Kanülen bei gleicher Nadelstärke drastisch senken.

4. Begleitsymptome und Komplikationen

Begleitsymptome postpunktioneller Kopfschmerzen sind **Übelkeit, Brechreiz, Schwindel** sowie in seltenen Fällen **passagere Funktionsstörungen** einzelner Hirnnerven durch die Liquorhypotension. Betroffen sind die Nn. abducens, oculomotorius und trochlearis. Symptome sind Doppelbilder und Sehstörungen bis hin zum Visusausfall, akustische Sensationen wie Tinnitus und Hypakusis. Selten kommt es zu generalisierten Krampfanfällen.

Außerdem kann der postpuktionelle Kopfschmerz **Komplikationen** nach sich ziehen. Eine Bettlägerigkeit schränkt die Patienten sehr ein, erfordert einen erhöhten Pflegeaufwand, und bedingt unter Umständen einen verlängerten Krankenhausaufenthalt. Durch die Immobilisation steigt das Risiko für eine **tiefe Beinvenenthrombose.** Post partum kann die Versorgung des Neugeborenen durch die Mutter erschwert oder sogar unmöglich sein. Selten wurden lange therapieresistente Verläufe und **subdurale Hämatome** durch Einreißen der Brückenvenen beschrieben.

5. Konservative Therapie

Die konservativen Maßnahmen sollen überbrückend die Kopfschmerzen lindern bis sich das Duraleck soweit verschlossen hat, dass die Symptome tolerabel oder verschwunden sind. Die Betreuung der Patienten und die Aufklärung über Ursache, Verlauf und Prognose sind wichtig, um Ängsten entgegenzuwirken.

- **Bettruhe** senkt den lumbalen Liquordruck und somit den Liquorverlust. Häufig kommt es zum Spontanverschluss des Lecks. Ob eine ausreichende Hydratation positive Effekte hat ist nicht bewiesen, eine Steigerung der Liquorproduktion (aktiver Prozess im Plexus coronoideus) ist jedoch zu bezweifeln.
- Gabe **nicht steroidaler Antiphlogistika** und ggf. Antiemetika.
- Medikamentöse Zusatztherapie zur Steigerung der Liquorproduktion oder Konstriktion erweiterter Hirngefäße. Zwar gibt es für den Einsatz von Koffein, Theophyllin, Sumatriptan oder ACTH nur widersprüchliche Daten und keine kontrollierten Studien, trotzdem sollte bei fehlenden Nebenwirkungen oder Kontraindikationen ein Therapieversuch unternommen werden. Der Genuss einer Tasse Espresso (kein Krankenhauskaffee) kann hier häufig bereits Abhilfe schaffen.
- **Thromboseprophylaxe** bei Immobilisation.

6. Interventionelle Therapie

Der **epidurale Eigenblutpatch** ist mit einer initialen Erfolgsrate von 90 % der Goldstandard bei therapierefraktären postpunktionellen Kopfschmerzen.

Nachdem man dem Patienten unter absolut sterilen Bedingungen 10–20 ml Venenblut entnommen hat (➤ Abb. 10.1), wird dieses streng epidural im Bereich des Duralecks injiziert. Das so erzeugte Hämatom übt einerseits einen Gegendruck aus und verhindert so weiteren Liquorverlust. Außerdem verklebt das gerinnende Blut den Periduralraum und das Loch in der Hirnhaut.

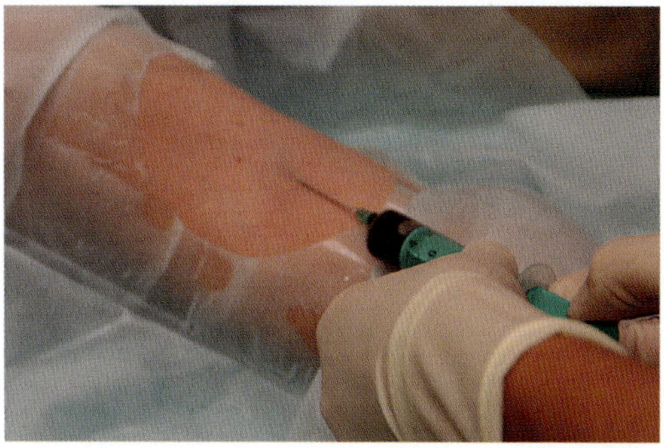

Abb. 10.1 Sterile Blutentnahme für Eigenblutpatch.

Komplikationen sind Rückenschmerzen, Rückensteife, vorübergehenden Parästhesien und radikulär ausstrahlenden Schmerzen sowie Krampfanfälle.

Andere, teils experimentelle, Verfahren sind epidurale-intrathekale Injektionen oder Infusionen von Kristalloiden/Kolloiden oder Fibrinkleber, die intrathekale Gabe von Opioiden oder die Anlage intrathekaler Katheter.

Zusammenfassung

Der postpunktionelle Kopfschmerz ist eine typische Komplikation nach beabsichtigter oder akzidenteller Duraperforation nach Spinal- oder Epiduralanästhesie sowie diagnostischer Lumbalpunktion. **Ursache** ist der Liquorverlust über die Perforationsstelle in der Dura. Je größer das Punktionsloch ist, desto größer auch die Wahrscheinlichkeit für einen postpunktionellen Kopfschmerz. Mit dem Ziel der Schmerzlinderung kommen zunächst **konservative Therapiemaßnahmen** zum Einsatz. Bei therapieresistentem postpunktionellen Kopfschmerz gilt der **epidurale Eigenblutpatch** als Methode der Wahl.

11

Periduralanästhesie im Kreißsaal

Anamnese

Sie werden morgens um 5:00 Uhr zu einer 29-jährigen Frau in den Kreißsaal gerufen. Wegen eines entgleisten Gestationsdiabetes ist sie seit einer Woche stationär in der Klinik aufgenommen. Zudem besteht eine familiäre Häufung von Thrombosen, weswegen die Patientin in den letzten Tagen einmal täglich mit 3000 aXaE Certoparin (Monoembolex®) s.c. zur Thromboseprophylaxe versorgt worden war. Die letzte Dosis wurde ihr am Vorabend um 19:00 Uhr verabreicht. Wegen einer prolongierten Eröffnungsperiode und starken Schmerzen unter Wehen soll nun eine Periduralanästhesie angelegt werden.

Untersuchungsbefund

Die Patientin befindet sich in der 39. + 4. Schwangerschaftswoche, ist 165 cm groß und wiegt 92 kg. **Laborwerte:** Hb 14,3 g/dl, Thrombozyten 245/nl, Quick-Wert 109 %, PTT 24 s, Fibrinogen 4,5 g/l.

1. Welche Laborparameter sind zur Katheteranlage für Sie von Belang? Begründen Sie.

2. Wann dürfen Sie mit der Katheteranlage beginnen? Gilt das für alle Antikoagulanzien? Begründen Sie.

3. Über welche speziellen Risiken der Periduralanästhesie müssen Sie die Patientin aufklären? Begründen Sie.

4. Was versteht man unter der Loss-of-Resistance-Methode? Gibt es Alternativen?

5. Welches Lokalanästhetikum eignet sich für die Verwendung bei der Periduralanästhesie? Wie viel verabreichen Sie?

6. Kann die Periduralanästhesie auch bei einer Sectio caesarea verwendet werden? Gibt es Besonderheiten?

5. Lokalanästhetikum

Ziel der geburtshilflichen PDA ist eine gute Analgesie bei erhaltener Motorik, sog. **Walking-PDA.** Für diesen Zweck eignen sich insbesondere **lang wirksame Lokalanästhetika.** Sie werden in geringen Konzentrationen eingesetzt, um lediglich eine Blockade der sensorischen Fasern zu erzielen, wie Ropivacain (z.B. Naropin®) 0,2 % und Bupivacain (z.B. Carbostesin®) 0,125–0,25 %. Bei **nicht schwangeren Patienten** werden für jedes zu blockierende Segment altersabhängig bis zu 1,5 ml des Lokalanästhetikums injiziert. **In der Geburtshilfe** kann diese Dosis um ein Drittel reduziert werden. Während der **Eröffnungsperiode** reicht eine Betäubung von Th10 bis L1 in der Regel aus. Obwohl hier nur vier Rückenmarksegmente ausgeschaltet werden sollen müssen in der Regel dennoch 10–12 ml Lokalanästhetikum (mit Opioid) verabreicht werden, da die Verteilung häufig eher nach kaudal erfolgt. Durch den **Zusatz von Sufentanil epidural®** kann die **Wirkung** zusätzlich **verstärkt** werden. Der dumpfe Eingeweideschmerz wird durch den Opioidzusatz auf spinaler Ebene zusätzlich blockiert.

Merke

Primär wird die PDA als sog. „Walking Epidural" angelegt. Durch geringe Konzentrationen der Lokalanästhetika wird bei guter Analgesie eine motorische Blockade vermieden.

6. Anästhesie bei Kaiserschnitt

Auch die Sectio caesarea ist in Periduralanästhesie möglich. Hierfür werden allerdings **höhere Konzentrationen und Dosen** (15–20 ml) **des Lokalanästhetikums** benötigt, da für eine vollständige Empfindungslosigkeit der Patientin auch höhere thorakale Rückenmarksegmente (Th4–6) betäubt sein sollen, und die tiefen sakralen Segmente (S3–5) weiterhin eingeschlossen sein müssen. Zum Einsatz kommen entweder Ropivacain 0,75 % oder Bupivacain 0,5 %. Die Anschlagzeit ist bei bereits liegender PDA mit 10–15 Minuten ausreichend kurz, dass bei dringlicher Indikation zum Kaiserschnitt die Wirkung rechtzeitig eintritt.

Merke

Bei vitaler Bedrohung für Mutter oder Kind wird die Notfall-Sektio in Intubationsnarkose (als Rapid Sequence Induction) durchgeführt.

Zusammenfassung

Vor Anlage einer Periduralanästhesie müssen die Gerinnungswerte überprüft und die Sicherheitsintervalle im Fall einer gerinnungshemmenden Therapie eingehalten werden. Zu den wichtigen speziellen **Risiken** gehören der postspinale Kopfschmerz, neurologische Schäden und die spinale Wirkung der PDA. Goldstandard zum Aufsuchen des Epiduralraums ist die **Loss-of-Resistance-Methode.** Durch Verwendung von höher konzentrierten Lokalanästhetika kann die PDA auch im Rahmen einer **Sectio caesarea** zum Einsatz kommen.

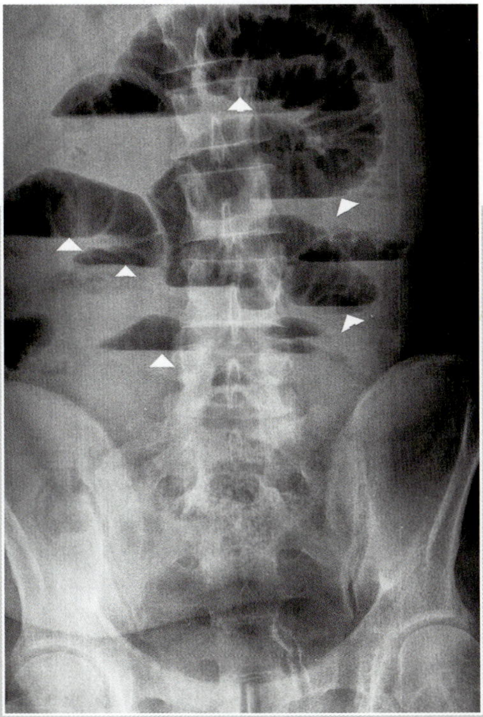

12

Akutes Abdomen

Anamnese

Ihnen wird abends im Dienst eine 17-jährige Frau als Notfall mit akutem Abdomen zur Laparotomie nachgemeldet. An Vorerkrankungen sind eine Adnexitis vor acht Monaten sowie eine Appendektomie vor vier Monaten bekannt. Die Patientin klagt über Übelkeit und hat bereits mehrfach erbrochen. Die durch den chirurgischen Kollegen gelegte Magensode fördert hellbraune, sämige Flüssigkeit. Übelkeit und Brechreiz bestehen weiter.

Untersuchungsbefund

Körpergröße: 168 cm, Körpergewicht: 62 kg, RR: 100/70 mmHg, Puls: 100/min. **Laborwerte:** Hb 12,8 g/dl, Hkt 46 %, Leukozyten 10.200/µl, CRP 2,4 mg/l, Kalium 3,8 mmol/l. **Röntgen:** Eine Abdomenübersichtsaufnahme im Stehen zeigt folgenden Befund (➤ Bild).

1. **Welche Diagnose stellen Sie? Befunden Sie dazu auch das Röntgenbild.**
2. **Welche Narkoseform wählen Sie?**
3. **Welche Vorbereitungen treffen Sie vor der Einleitung? Welche Besonderheiten sind zu beachten?**
4. **Wie verfahren Sie mit der Magensonde?**
5. **Welche Lagerungsmaßnahmen sind sinnvoll?**
6. **Welche Medikamente eignen sich zur Einleitung?**

1. Diagnose

Das durch die Magensonde geförderte Sekret der Patientin ist hellbraun, was auf Dünndarminhalt aus distalen Dünndarmregionen schließen lässt. Die Vorgeschichte mit Adnexitis und Appendektomie gibt Hinweise auf mögliche intraabdominelle Verwachsungen von Darmschlingen und Bildung von Strikturen um den Darm. Diese können sich im Laufe von Monaten oder Jahren verengen oder durch die Peristaltik torquieren und den Darm abschnüren. Wird nicht umgehend operiert, sind eine Darmischämie und eine Perforation der Darmwand möglich. Eine Peritonitis wäre die unvermeidbare Folge. Zudem sind **im Röntgenbild** kranial geblähte Dünndarmschlingen mit deutlichen halbmondförmigen Verschattungen zu sehen **(Spiegelbildung)**.

Aus diesen Hinweisen ergibt sich der dringende Verdacht auf einen **Dünndarmileus.** Als Ursache liegen Adhäsionen nach Entzündungen und Operation am Unterbauch nahe (sog. **Brideneileus**).

2. Narkoseform bei Ileus

Bei nicht nüchternen Patienten, die eine Operation an Abdominalorganen erhalten sollen, gibt es nur eine mögliche Narkoseform, die **Intubationsnarkose mit Ileuseinleitung.** Um eine Aspiration zu verhindern, muss die Zeit zwischen Einleitung der Narkose und somit Verlust der Schutzreflexe und Sicherung der Atemwege mittels blockbarem Endotrachealtubus möglichst kurz gehalten werden. Diese Form der Narkoseeinleitung nennt man Ileuseinleitung, nach einer typischen Indikation für die Schnelleinleitung, auch Blitzeinleitung, **Crush-Intubation** oder **Rapid Sequence Induction (RSI).**

Merke

Alle Patienten mit akutem Abdomen, Traumapatienten (insbesondere Kinder) und Schwangere ab der 22. SSW gelten aus anästhesiologischer Sicht als nicht nüchtern.

3. Vorbereitungen im OP und an der Patientin

Vor Beginn einer Narkose werden immer die entsprechenden Medikamente aufgezogen und die benötigten Instrumente und Geräte geprüft. Bei der **Rapid Sequence Induction** als Sonderform der Intubationsnarkose kommt es vor allem auf die Geschwindigkeit nach Beginn der Einleitung an. Es muss immer eine ausgebildete Narkosepflegekraft bei der Einleitung anwesend sein. In diesem Fall sind zwei **getestete Laryngoskope** mit unterschiedlicher Spatelgröße sowie zwei **eingeschaltete Absaugsysteme** (einmal am Narkosegerät und einmal von der OP-Gruppe), jeweils mit großem Sauger, von Vorteil. Außerdem sollten zwei Tuben mit Führungsstab in verschiedenen Größen bereitliegen.

Die **Überwachung** der Patientin erfolgt standardmäßig mit EKG, Messung von Blutdruck und Sauerstoffsättigung, beziehungsweise ihren Vorerkrankungen entsprechend mit einer arteriellen Kanüle zur kontinuierlichen Blutdrucküberwachung. Während der Vorbereitungen kann die Patientin bereits über eine Nasensonde Sauerstoff erhalten.

Vor Beginn der Einleitung ist zwingend für mehrere Minuten eine ausführliche **Präoxygenierung** mit dicht sitzender Beatmungsmaske und 10 l 100%igem Sauerstoff erforderlich. Um eine möglichst hohe Sauerstoffreserve in der Lunge zu erreichen, wird durch die Sauerstoffgabe über die dicht sitzende Maske der in der Lunge vorhandene Stickstoffanteil ausgewaschen. Eine **Zwischenbeatmung mit Maske** muss aufgrund der Aspirationsgefahr unterbleiben.

4. Magensonde

Eine liegende Magensonde wird als mögliche Schiene für Magen- oder Dünndarminhalt in Richtung Ösophagus und Rachenraum angesehen und muss deshalb nach Absaugen des Mageninhalts **vor Beginn der Rapid Sequence Induction entfernt werden.** Unmittelbar nach Sicherung der Atemwege mit einem geblockten Tubus sollte erneut eine Magensonde gelegt werden, da sich der Magen bei Ileuspatienten häufig während der OP mit Dünndarminhalt füllt und somit bei Extubation wiederum ein Aspirationsrisiko besteht. Wird die Magensonde nach der Operation nicht mehr benötigt, sollte sie nach nochmaligem Absaugen vor der Extubation gezogen werden. Oft ist dies aus OP-technischen Gründen nicht möglich (z.B. liegt zum Schutz über einer frischen Anastomose).

5. Lagerungsmaßnahmen

Um eine Intubation unter guter Sicht durchzuführen ist die **Jackson-Position,** also das Hochlagern des Kopfs bei flach gelagertem Oberkörper, auch **„Schnüffelposition"** genannt, das Mittel der Wahl. Damit bringt man Kehlkopf und Stimmlippen in eine gut einsehbare Ebene.

Es gibt unterschiedliche Ansichten darüber, ob zur Vermeidung einer Aspiration der gesamte Patient in einer Schräglage, mit Oberkörper hoch oder tief, gelegt werden soll. Bei der **Oberkörperhochlagerung (Anti-Trendelenburg-Lagerung)** bleibt der Mageninhalt aufgrund der natürlichen Schwerkraft eher im Magen und „läuft nicht einfach raus". Außerdem erleichtert diese Lagerung vor allem bei adipösen Patienten und Frauen mit großen Brüsten die Intubation. Die **Oberkörpertieflagerung (Trendelenburg-Position)** ermöglicht zwar dem Mageninhalt das einfachere Herauslaufen in die Speiseröhre, allerdings gelangt er nur gegen die Schwerkraft in die Lunge. Durch Drehen des Kopfs mit geöffnetem Mund (z.B. einhändig mit dem C-Griff) kann der Mageninhalt über den Mundwinkel auslaufen oder abgesaugt werden bevor es zu einer Kontamination der Lunge kommen kann.

Beim **Sellick-Handgriff** übt man mit zwei Fingern einen bodenwärts gerichteten Druck auf den Ringknorpel (nicht den Schildknorpel) aus. Der Sellick-Handgriff wird weiterhin (von den Fachgesellschaften) für die RSI beim Erwachsenen empfohlen und aus Angst vor juristischen Konsequenzen auch durchgeführt, obwohl es keinerlei Evidenz für seinen Nutzen gibt. Es mehren sich die Hinweise, dass durch den oft unsachgemäß ausgeführten Handgriff (Druck auf den Schildknorpel statt aufs Krikoid) zwar keine Aspiration verhindert, aber die Intubation erschwert und der Patient somit gefährdet wird. Bei Kindern wird der Sellick-Handgriff ausdrücklich nicht mehr empfohlen.

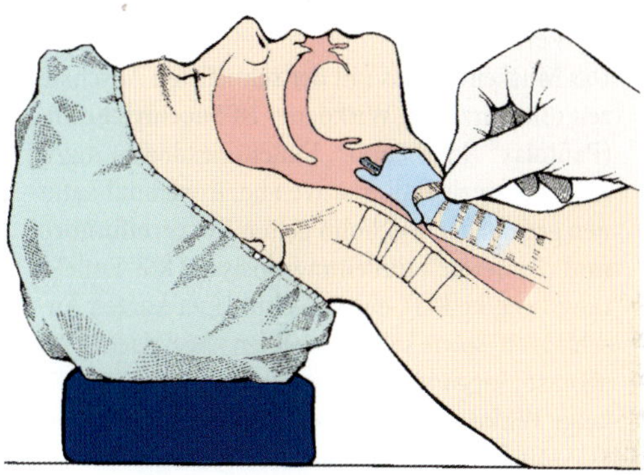

Abb. 12.1 Lagerung in Jackson-Position und Anlage des Krikoiddrucks.

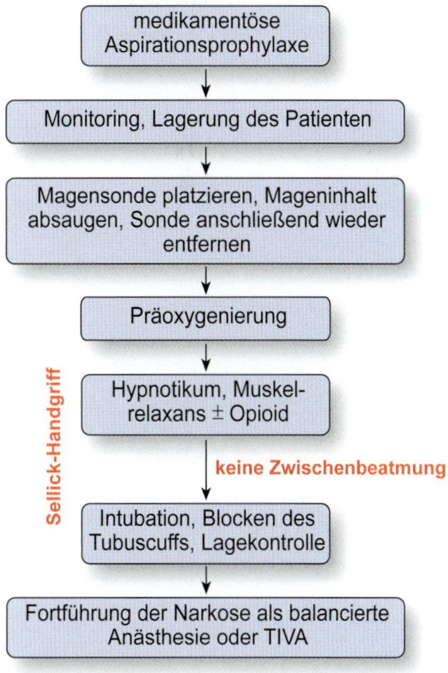

Abb. 12.2 Ablaufschema einer Rapid Sequence Induction.

6. **Medikamente bei der RSI**

- Als schnell wirksames Hypnotikum stehen **Thiopental** (Tapanal®, Einleitungsdosis 5 mg/kg KG) oder **Propofol** (Einleitungsdosis 1,5–2,5 mg/kg KG) zur Verfügung.
- Das Muskelrelaxans mit der schnellsten Anschlagzeit und kürzesten Wirkdauer ist **Succinylcholin** (Pantolax®, Lysthenon®, Einleitungsdosis 1 mg/kg KG). Als einzige Alternativen bei Kontraindikationen gegen Succinylcholin gelten **Rocuroniumbromid** (Esmeron®, Einleitungsdosis bei RSI-Einleitung 1 mg/kg KG), ebenfalls mit einer kurzen Anschlagzeit, sowie seit Kurzem ein zugelassener Antagonist (Suggammadex®), durch den die eigentlich lange Wirkdauer von 45–60 Minuten innerhalb von 1–2 Minuten aufgehoben werden kann.
- **Opioide** wirken emetogen und können das Risiko einer Aspiration erhöhen, reduzieren aber deutlich die Stressreaktion bei der Einleitung und können kardiale Nebenwirkungen verhindern. Alternativ ist die Gabe von **S-Ketamin** (Ketanest S®), einem potenten Nichtopioidanalgetikum zu erwägen, welches auch den Vorteil der kreislaufsteigernden Wirkung hat.

Schmerzmittel, Hypnotikum und Muskelrelaxanz (in dieser Reihenfolge!) werden in rascher Abfolge hintereinander gespritzt und die Patientin nach Beginn der Depolarisation bei Succinylcholin (Muskelfaszikulation) sofort intubiert.

Zusammenfassung

Bei erhöhter Aspirationsgefahr ist eine **Blitzeinleitung** (RSI) Narkose der Wahl. Bei **nicht nüchternen** Patienten (außer Schwangeren) muss zuerst der Magen über eine **Magensonde** entleert werden. Die gute Vorbereitung des Patienten und aller benötigten Geräte, Instrumente und Medikamente ist für einen reibungs- und komplikationslosen Ablauf Bedingung. Der **Krikoiddruck** wird zwar regelhaft angewandt, Sinn und Nutzen werden aber derzeit diskutiert.

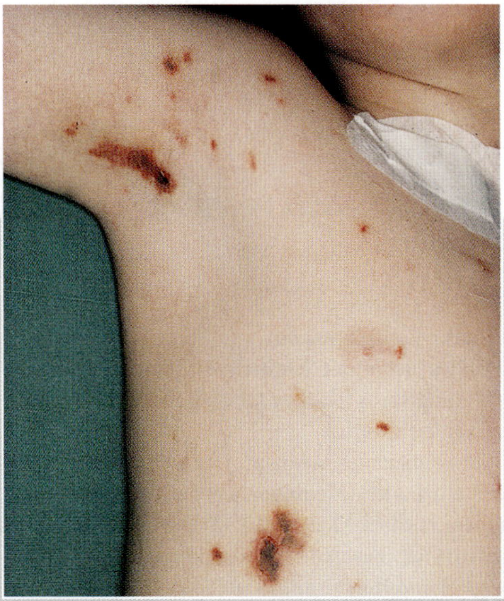

13

Fieberhafter Hautausschlag

Anamnese

Sie sind Stationsarzt auf der operativen Intensivstation und werden vom pädiatrischen Oberarzt gebeten, wegen Bettenmangel ein Kind auf Ihrer Station aufzunehmen. Der fünfjährige Philipp wurde vom Hausarzt wegen Kopfschmerzen, hohem Fieber und Nackensteife mit Verdacht auf Meningitis eingewiesen. Philipp klagt über starke Kopfschmerzen, jammert und schreit. Nach Angaben des neurologischen Kollegen ist die passive Kopfbeugung nicht möglich, da sich Philipp dagegen wehrt.

Untersuchungsbefund

Fünfjähriger, schwer erkrankter Junge. Herzfrequenz: 167/min, RR 81/35 mmHg, Temperatur 39,7 °C. Herz, Lungen und Abdomen klinisch unauffällig. Pupillen isokor, Lichtreaktion beidseits positiv. Bei der Untersuchung fällt folgender Hautbefund auf (➤ Bild).

1. **Beschreiben Sie den Hautbefund. Welche Erkrankungen kommen differenzialdiagnostisch infrage? Begründen Sie.**

2. **Durch welche Symptome kann sich eine Meningitis äußern? Wie sichern Sie die Diagnose?**

3. **Welche Erreger verursachen das vorliegende Krankheitsbild, wo kommen sie vor und wie werden sie übertragen?**

4. **Welche Komplikationen drohen?**

5. **Welche Therapie leiten Sie ein?**

6. **Was wissen Sie über Prophylaxe und epidemiologische Vorgaben dieser Infektion?**

1. Differenzialdiagnosen

Die **petechialen Einblutungen** sprechen gegen eine virale und für eine bakterielle Ursache der vom Hausarzt bereits vermuteten Meningitis und sind typisch für die **Meningokokkenmeningitis** mit (beginnender) **Meningokokkensepsis.** Sie kommen als Zeichen einer Meningokokkensepsis bei bis zu 75 % der Patienten vor. Durch die Einschwemmung von Endotoxinen kommt es u.a. zu einer Gerinnungsaktivierung mit disseminierter intravasaler Gerinnung und Verbrauchskoagulopathie. Die Einblutungen sind nicht nur auf die Haut beschränkt, sondern können auch andere Organe betreffen.

Viren sind häufiger für eine Meningitis verantwortlich als Bakterien, die Symptome sind oft nicht so stark ausgeprägt wie bei einer bakteriellen Meningitis. **Typische Erreger** der viralen Meningitis sind das Mumpsvirus, das Masernvirus und das Varicella-Zoster-Virus.

Bei den **bakteriell bedingten Meningitiden,** handelt es sich in der Regel um lebensbedrohliche Erkrankungen, die sofort behandelt werden müssen. Die **häufigsten Erreger** sind Haemophilus influenzae, Streptococcus pneumoniae, Neisseria meningitidis, B-Streptokokken und Listeria monocytogenes. In Deutschland kommen durch Haemophilus influenzae und Pneumokokken hervorgerufene Meningitiden inzwischen deutlich seltener vor, da viele Kinder gegen diese beiden Erreger geimpft werden.

Eine wichtige **Differenzialdiagnose** ist ein **Hirntumor,** der sich auch durch Kopfschmerzen, Schwindel, Übelkeit und Erbrechen, Wesensveränderungen und epileptische Anfälle äußern kann. Gegen diese Diagnose sprechen die petechialen Einblutungen der Haut.

2. Symptome

Bevor sich die typischen Symptome einer Meningitis zeigen, leiden viele Patienten unter uncharakteristischen Allgemeinbeschwerden, wie Muskel- und Gelenkschmerzen, Abgeschlagenheit und Fieber. Diesem Prodromalstadium folgen die typischen Symptome der Hirnhautentzündung:

- **Starke Kopfschmerzen.**
- **Hohes Fieber mit Schüttelfrost.**
- **Meningismus** (Nackensteife bei passiver Kopfbeugung nach vorne).

Ist im Rahmen der Meningitis auch das Gehirn gereizt oder entzündet **(Meningoenzephalitis)**, können außerdem noch Übelkeit und Erbrechen, Krampfanfälle, Verwirrtheit, Bewusstseinsstörungen bis zur Bewusstlosigkeit und Hörstörungen auftreten.

Zur **Sicherung der Diagnose** sollte bei fehlenden Kontraindikationen (Gerinnungsstörung, erhöhter Hirndruck) eine **Liquorpunktion** durchgeführt werden. Sie darf aber die Antibiotikatherapie nicht verzögern. Zum einen findet sich entzündlich veränderter Liquor (trüb, stark vermehrte Zellzahl, niedriger Liquorzucker), außerdem ist auch ein direkter Erregernachweis im Liquor durch Anfärbung möglich. Zur Diagnosesicherung gehört auch die Abnahme von Blutkulturen, wenn möglich ebenfalls vor Antibiotikagabe.

3. Erreger, Vorkommen und Übertragung

Der Erreger der Meningokokkenmeningitis ist das Bakterium **Neisseria meningitidis,** gramnegative, bekapselte Diplokokken, von denen verschiedene Serotypen existieren, die sich durch die Antigenstruktur der Polysaccharidkapsel unterscheiden. Die **Gruppen A und C** kommen im Bereich der Sahelzone und anderen afrikanischen Ländern (von Gambia bis Sudan, nördlich Grenze: Sahara, im Süden bis zu den Regenwäldern Zentralafrikas) (sog. **Meningitisgürtel**) vor und können Epidemien verursachen. **Serotyp B** dagegen ist meist für die sporadischen Fälle in Europa verantwortlich. Neisseria meningitidis kommt ubiquitär vor und man schätzt, dass 5–10 % der Bevölkerung infiziert sind, allerdings zeigen die wenigsten klinische Symptome **(symptomlose Keimträger)**. Neisseria meningitidis vermehrt sich im Nasen-Rachen-Raum des Menschen als einzigem Überträger. Die **Übertragung** erfolgt als Tröpfchen- oder Schmierinfektion, also durch Husten, Niesen oder Sprechen. Bei den wenigen Patienten, bei denen es zu einer Infektion kommt, treten nach einer Inkubationszeit von zwei bis fünf Tagen Meningitissymptome auf.

4. Komplikationen

Lipopolysaccharid auf der Bakterienkapsel kann Makrophagen aktivieren und verschiedene Mediatoren (TNF, Interleukin u.a.) freisetzen. Die Folgen sind ein **Capillary leak, vermehrte Thrombozytenaggregation** und **Mikrothromben,** eine **disseminierte intravasale Gerinnung** und Vasokonstriktion **(Meningokokkensepsis).** Klinisch äußert sich dies unter anderem durch petechiale Einblutungen und **Hautnekrosen,** die bis zur Amputation von Extremitäten führen können. Die Gerinnungsstörung bei der Meningokokkensepsis kann aber nicht nur zu Einblutungen in die Haut führen, sondern auch Organe, wie die Nebennieren betreffen. Den foudroyanten Verlauf nennt man **Waterhouse-Friderichsen-Syndrom,** er tritt bei 10–15 % der Patienten mit Meningokokkensepsis auf. Die Letalität ist mit etwa 85 % sehr hoch. Typische Symptome sind ein septischer Schock, eine disseminierte intravasale Gerinnung (DIC), eine Purpura fulminans, Einblutungen in beide Nebennieren und ein Multiorganversagen. Durch die Reizung oder begleitende Entzündung des Gehirns kann das Gehirn anschwellen **(Hirnödem)** mit Steigerung des Hirndrucks. Symptome sind Übelkeit, Erbrechen, Wesensveränderungen, Vigilanzstörungen und Krampfanfälle.

Die Entzündung der Hirnhäute kann zu einem Verkleben der Meningen führen. Die Folge ist eine verminderte Liquorresorption mit kontinuierlicher Zunahme desselben. Es entsteht ein **Hydrozephalus** mit Anstieg des intrakraniellen Drucks.

5. Therapie

- **Antibiotika:** Grundlage der Meningitistherapie. Initial wird ein Cephalosporin der 3. Generation gegeben (z.B. Ceftriaxon oder Cefotaxim) und nach Erregernachweis und Antibiogramm eventuell auf Penicillin G umgestellt.
- **Kreislaufstabilisierung:** Flüssigkeitsgabe (Kristalloide und Kolloide) und Katecholamine (z.B. Noradrenalin, Dobutamin).
- Eine **metabolische Azidose** sollte ausgeglichen werden.
- **Störungen im Elektrolythaushalt** (Hypokaliämie, Hypomagnesiämie, Hypokalzämie) sollten ausgeglichen werden.
- **Beatmung:** Durch die Volumengabe zur Kreislaufstabilisierung kann es in Kombination mit dem Capillary leak zu einem Lungenödem kommen. Die Indikation zur Analgosedierung, Intubation und Beatmung wird in diesem Fall ebenso wie bei Vigilanzminderung und ausgeprägter Schocksymptomatik großzügig gestellt.
- **Gerinnung:** Die Gerinnungsstörungen werden mit Low-Dose-Heparin, Frischplasma (FFP) und Antithrombin-III-Gabe therapiert.
- **Hirndrucksenkung:** Lagerung mit um etwa 30° erhöhten Oberkörper. Temperaturerhöhungen wirken sich negativ auf das Ergebnis aus und sollten deshalb aggressiv behandelt werden (z.B. Paracetamol, physikalische Kühlung). Reichen diese Basismaßnahmen nicht aus, kommen außerdem eine Osmotherapie (z.B. mit Mannitol), eine Hirndrucksenkung durch Narkose und ggf. eine Ventrikeldrainage in Betracht. Steroide sind wegen fehlender Wirksamkeit nicht indiziert. Tritt ein **Hydrozephalus** durch Verkleben der Meningen auf, muss die Indikation zur Anlage einer Ventrikeldrainage geprüft werden, um ein Abfließen des Liquors zu ermöglichen und den Hirndruck zu senken.

Merke

Durch die Antibiotikagabe kann es zur massiven Freisetzung von Endotoxinen mit Endotoxinschock kommen.

6. Prävention und Prophylaxe

Sobald der Verdacht auf eine Meningokokkeninfektion besteht, muss der Patient **isoliert** werden. Um eine Weiterverbreitung und Ansteckung zu verhindern, sind zudem gewisse **Hygienemaßnahmen** erforderlich: Krankenhauspersonal und Besucher müssen Schutzkittel, Mundschutz und Handschuhe tragen und natürlich regelmäßig die Hände desinfizieren. Die Ansteckungsgefahr besteht vermutlich nur bis 24 Stunden nach Beginn der Antibiotikatherapie.

Alle Kontaktpersonen von Patienten mit einer Meningokokkenmeningitis erhalten eine **Antibiotikaprophylaxe** mit Rifampicin oder Ciprofloxacin, um eine Ansteckung und Ausbreitung der Erkrankung zu verhindern. **Meldepflicht** besteht für den begründeten Verdacht auf eine Meningokokkeninfektion, ebenso wie eine Infektion oder den Tod durch Meningokokken.

Die **Impfung** gegen Meningokokken wirkt leider nicht gegen den Serotyp B (in Europa am häufigsten), sondern nur gegen die in Afrika und Asien verbreiteten Typen. Deshalb ist die Schutzimpfung bei uns von der STIKO nicht generell empfohlen, sondern nur für gesundheitlich gefährdete Personen und bei bestimmten Auslandsreisen.

Zusammenfassung

Das gramnegative Bakterium **Neisseria meningitidis** ist der Erreger der Meningokokkenmeningitis. **Serotyp B** ist in über 90 % für die sporadischen Fälle in Europa verantwortlich, während die **Serotypen A und C** vor allem in Afrika **(Meningitisgürtel)** für Epidemien verantwortlich sind. Typische **Symptome** der Meningitis sind hohes Fieber, Nackensteife und starke Kopfschmerzen. Bei Reizung oder Beteiligung des Gehirns können Bewusstseinsstörungen und epileptische Anfälle auftreten. **Petechiale Einblutungen** sind typisch für Meningokokken. Die schwerste **Komplikation** ist das foudroyant verlaufende **Waterhouse-Friderichsen-Syndrom,** das trotz adäquater Therapie eine hohe Letalität besitzt. Die **Therapie** erfolgt initial mit einem Cephalosporin der 3. Generation und nach Erregernachweis testgerecht. Gleichzeitig erfolgen die Kreislaufstabilisierung, eventuell Intubation und Beatmung und eine Hirndrucksenkung. Patienten mit Meningokokkenmeningitis müssen isoliert werden. Enge **Kontaktpersonen** erhalten eine **Antibiotikaprophylaxe** mit Rifampicin oder Ciprofloxacin. Es besteht **Meldepflicht.**

14

Intraoperatives Fieber

Anamnese

Während Ihres Nachtdiensts wird ein 21-jähriger Mann mit Verdacht auf rupturierte akute Appendizitis zu Ihnen in den OP gebracht. Ihr Kollege vom Außendienst hatte wenig Zeit für das Aufklärungsgespräch. Im Narkoseprotokoll finden sich lediglich die Körpermaße und der Vermerk: keine Voroperationen, keine relevanten internistischen Vorerkrankungen, 3 Zigaretten täglich. Auf Ihre Frage nach Problemen im Zusammenhang mit Narkosen oder Operationen in der engen Verwandtschaft kann der Patient keine Auskunft geben.
Da der Patient nicht nüchtern ist führen Sie lege artis eine Rapid Sequence Induction mit Thiopental und Succinylcholin durch. Bei der Intubation fällt Ihnen eine vermehrte Spannung der Kiefermuskulatur auf, die Intubation gelingt trotz des schlechten Zahnstatus atraumatisch.
Zur Narkoseführung verwenden Sie Sufentanil und ein Sauerstoff-Luft-Gemisch mit Zusatz von Isofluran in altersentsprechender MAC. Zum Nachrelaxieren verwenden sie Atracurium.
Plötzlich tritt eine Tachykardie mit multiformen Extrasystolen auf. Der Blutdruck ist von 120/80 mmHg auf 160/95 mmHg angestiegen. Die Kapnometrie zeigt ansteigende Werte von über 60 mmHg. Die Haut des Patienten wird zunehmend warm, ist gerötet und schweißig.

1. **Welche Diagnose stellen Sie? Welche Differenzialdiagnosen gibt es? Besteht Lebensgefahr?**

2. **Welche Symptome hat diese Störung noch?**

3. **Was sind mögliche Trigger und Risikofaktoren?**

4. **Welcher pathophysiologische Mechanismus steckt hinter dieser Erkrankung?**

5. **Welche Sofortmaßnahmen ergreifen Sie?**

6. **Wie sieht die spezifische Therapie aus?**

1. Diagnose und vitale Bedrohung

Die Verdachtsdiagnose lautet **Maligne Hyperthermie.** Ohne Vorhandensein eines der Leitsymptome (Hyperkapnie mit Ansteigen des endtidalen Kohlenstoffdioxidspiegels auf 60 mmHg) käme differenzialdiagnostisch auch eine **Stressreaktion bei zu flacher Narkose** in Betracht. Das Fieber des Patienten könnte auch im Rahmen der Appendizitis bereits bestanden haben. Dies muss unbedingt bedacht werden, da bei Verdacht auf eine Maligne Hyperthermiekrise keinesfalls die Narkose mit einer Triggersubstanz fortgeführt oder gar vertieft werden darf.

Bei der hier beschriebenen Situation muss von einer absolut lebensbedrohlichen Störung aufgrund einer hypermetabolen Krise der Skelettmuskulatur ausgegangen werden.

Merke

Auch vorausgegangene unauffällige Narkosen schließen eine Maligne Hyperthermie nicht aus.

2. Symptomatik

Tab. 14.1 Früh- und Spätsymptome der Malignen Hyperthermie

Frühsymptome	Spätsymptome
Steiler Anstieg der exspiratorischen CO_2-Konzentration beim Beatmeten, Tachypnoe und Hyperventilation beim Spontanatmenden	Sich langsam entwickelnde Hyperthermie (Temperaturanstieg zu Beginn 1 °C/5–15 Minuten, bis > 43 °C)
Tachykardie (Verbesserung der zellulären Sauerstoffversorgung), Arrhythmien, Extrasystolen bis zur Asystolie	
Übermäßige Erwärmung des CO_2-Absorbers und rasche Verfärbung des Atemkalks	

Tab. 14.1 Früh- und Spätsymptome der Malignen Hyperthermie (Forts.)

Frühsymptome	Spätsymptome
Anstieg der Sauerstoffausschöpfung ($FiO_2 - FetO_2$ nimmt zu)	Abfall der Sauerstoffsättigung durch den erhöhten Sauerstoffverbrauch (kann bei fulminanten Verläufen auch als Frühsymptom auftreten)
Masseterspasmus nach Gabe von Succinylcholin (bei leichter Ausprägung nicht zwingend durch die Maligne Hyperthermie bedingt)	
Zyanose und Schweißbildung nach initialer Hautrötung	
Generalisierter Muskelrigor (50–80 % aller Patienten)	
Am Ende kommt es zu Hypoxie, Schock, generalisierten Ödemen, disseminierter intravasaler Gerinnung, Nieren-, Herz- und Kreislaufversagen.	

Merke

Die Prognose ist besser, wenn die Maligne Hyperthermie vor Auftreten der Hyperthermie erkannt wird.

3. Auslöser und Risikofaktoren

- **Medikamentöse Auslöser:** alle **volatilen Anästhetika** (Isofluran, Enfluran, Desfluran, Sevofluran) außer Lachgas sowie das depolarisierende Muskelrelaxanz **Succinylcholin.**
- **Stress** ist ebenfalls ein wichtiger Auslöser, der aber durch eine gute Prämedikation ausgeschaltet werden kann.
- **Risikofaktoren:** Muskel- und Bindegewebserkrankungen, wie Myopathien (Muskeldystrophie Duchenne oder Becker, Myotonia congenita) Strabismus, Osteogenesis imperfecta und minderwertige Zahnschmelzanlagen.

4. Pathomechanismus

Ursache der Malignen Hyperthermie ist eine heterogene Mutation im Gen für den Ryanoidin-Dihydropyridin-Rezeptorkomplex (➤ Abb. 14.1), welcher für die

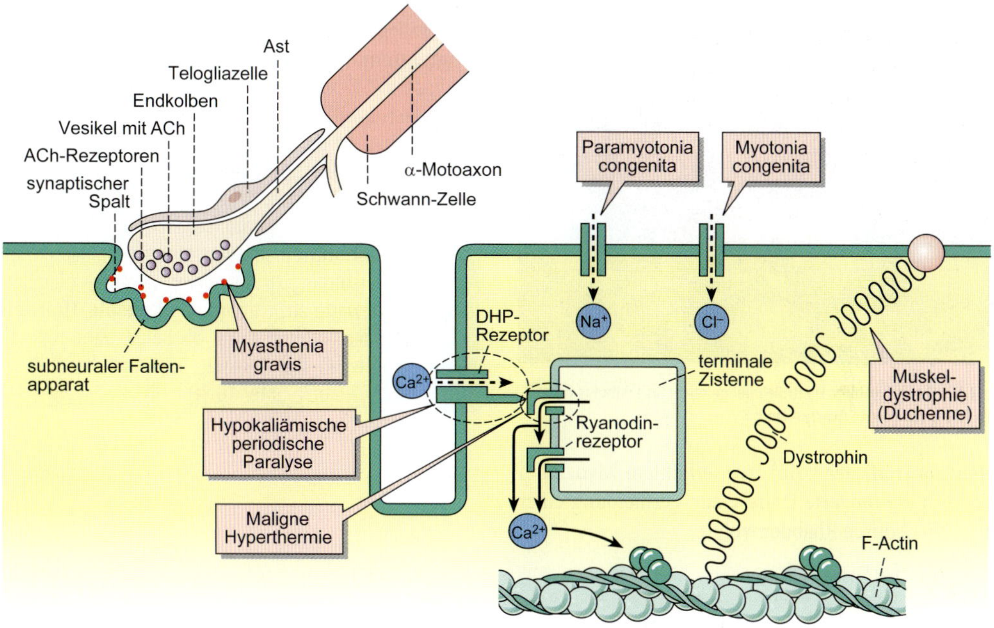

Abb. 14.1 Pathophysiologie des muskulären Systems vor dem Hintergrund der neuromuskulären Endplatte (Myasthenia gravis), der Ionenkanäle des Sarkolemms bzw. des sarkoplasmatischen Retikulums (Paramyotonia congenita, Myotonia congenita, hypokaliämische Paralyse, maligne Hyperthermie) und des Zytoskeletts (Muskeldystrophie).

Übermittlung des Depolarisationssignals auf das sarkoplasmatische Retikulum verantwortlich ist. Die myoplasmatische Kalziumkonzentration nimmt zu, bleibt über dem Schwellenwert und führt so zu einer persistierenden Muskelkontraktion.

5. Sofortmaßnahmen

- **Unterbrechung der Triggerzufuhr** durch Auswaschen der volatilen Anästhetika und Vertiefen bzw. Weiterführen der Narkose mit intravenösen Narkotika.
- **Steigerung des Atemminutenvolumens** um das 3- bis 5-fache, um möglichst physiologische $etCO_2$-Werte zu erreichen.
- **100 % Sauerstoffbeatmung,** um eine optimale Oxygenierung zu ermöglichen.
- Das Herbeirufen von weiterem Assistenzpersonal zur Unterstützung bei der weiteren Therapie ist unabdingbar.

6. Therapie

Zur Unterbrechung der Kalziumfreisetzung aus dem sarkoplasmatischen Retikulum muss **Dantrolen** gegeben werden. Dantrolen ist ein sogenanntes **myotopes Muskelrelaxanz** und beeinflusst die Muskelkontraktion auf Ebene der **elektromechanischen Kopplung,** indem es die Freisetzung von Kalzium aus dem sarkoplasmatischen Retikulum hemmt. Als erster Bolus werden 2,5 mg/kg KG gegeben, was zu wiederholen ist, bis die Symptome sistieren (➤ Abb. 14.2).

Weitere Maßnahmen sind die Kühlung des Patienten, der Ausgleich des Säure-Basen-Haushalts und bei Myo-

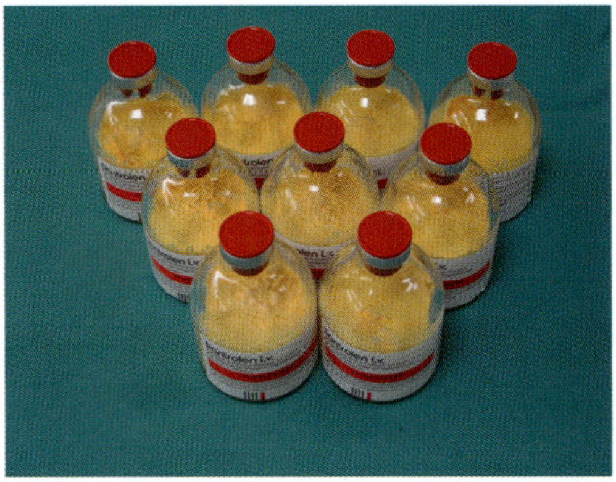

Abb. 14.2 Die dargestellte Dantrolenmenge reicht als Erstbolus für einen 70-kg-schweren Erwachsenen.

globinurie (rötlicher Urin) bzw. erhöhtem Myoglobin im Serum die forcierte Diurese zur Vermeidung einer Crush-Niere durch Rhabdomyolyse.

Merke

- Eine Maligne Hyperthermie kann auch mit Verzögerung noch im Aufwachraum auftreten.
- Da Rezidive möglich sind, sollte Dantrolen noch für 2–3 Tage gegeben werden.

Zusammenfassung

Die Maligne Hyperthermie ist eine seltene, meist **autosomal dominant** vererbte **Mutation** im Ryanoidin-Dihydropyridin-Rezeptor-Komplex-Gen. Durch unkontrollierte Freisetzung von Kalzium aus dem sarkoplasmatischen Retikulum der Skelettmuskelzelle wird eine Dauerkontraktion induziert. **Frühsymptome** sind Tachykardie, Herzrhythmusstörungen, Blutdruckanstieg, rascher und steiler Anstieg des exspiratorischen Kohlenstoffdioxids. Als **Erstmaßnahmen** sind Auslöser zu eliminieren, die Sauerstoffversorgung zu optimieren und physiologische Kapnometriewerte anzustreben. Als **kausale Therapie** wird Dantrolen-Natrium zuerst als Bolus, dann repetitiv weiterverabreicht. Die Letalität liegt unbehandelt bei 70 %, nach Therapie unter 10 %.

15

Akute Luftnot

Anamnese

Sie kommen als Notarzt zu einer 76-jährigen Patientin mit schwerer Atemnot. Die Patientin gibt an, seit einigen Tagen schlechter Luft zu bekommen. Vor zwei Stunden habe plötzlich die jetzt vorhandene starke Luftnot eingesetzt. Auch könne sie nicht mehr flach liegen. Eine Erkältung habe sie in letzter Zeit nicht gehabt, auch kein Fieber. Laut dem ausliegenden Medikamentenplan nimmt sie einen niedrig dosierten Betablocker, ACE-Hemmer, ein Schleifendiuretikum und Digitoxin.

Untersuchungsbefund

RR 125/70 mmHg, HF 110/min, SaO_2 85 %. Die Patientin hustet hellrosafarbenes, schaumiges Sekret aus. Deutliche Lippenzyanose. Lungen: laute, feuchte Rasselgeräusche und leises Giemen. Herztöne sind wegen des lauten Atemgeräuschs nicht zu hören.

1. **Wie lautet Ihre Verdachtsdiagnose?**

2. **Welche Differenzialdiagnosen kommen am ehesten in Betracht?**

3. **Welche präklinischen Therapieoptionen haben Sie?**

4. **Welche Ursachen für diese Erkrankung gibt es? Was wissen Sie über die Pathophysiologie?**

16

Fremdblutsparende Maßnahmen

Anamnese

In Ihre Prämedikationssprechstunde kommt ein 68-jähriger Mann. Vor vier Jahren hat er wegen Koxarthrose in Spinalanästhesie eine Hüfttotalendoprothese erhalten. Aufgrund von Materialversagen soll nun ein kompletter Wechsel der Prothese erfolgen. Der Patient macht sich Sorgen, da ihn der aufklärende Chirurg bereits über ein vermehrtes Blutungsrisiko und den eventuellen Bedarf von Blutkonserven aufgeklärt hat. Er äußert Bedenken über die Gabe von Fremdblut wegen möglicher Nebenwirkungen und des Infektionsrisikos. Außerdem hatte er bei der letzten Operation Probleme mit dem langen Liegen auf dem OP-Tisch. In der internistischen Anamnese finden sich außer eines leichten und gut mit ACE-Hemmern eingestellten arteriellen Hypertonus keine Vorerkrankungen. Die Tumoranamnese ist ebenfalls leer.

Untersuchungsbefund

68-jähriger männlicher Patient in gutem AZ und leicht adipösem EZ (178 cm, 86 kg). Herz und Lungen auskultatorisch unauffällig. Keine peripheren Stauungszeichen oder Ödeme. **EKG:** Sinusrhythmus, Linkstyp, linksanteriorer Hemiblock, unspezifische Erregungsrückbildungsstörungen, im Rhythmusstreifen eine VES.

1. Welches Narkoseverfahren schlagen Sie dem Patienten vor?

2. Welche transfusionsspezifischen Risiken der Fremdblutgabe gibt es?

3. Welche präoperativen Möglichkeiten zur Einsparung von Fremdblut gibt es? Wie gehen Sie jeweils vor?

4. Welche Kontraindikationen sind bei diesen Verfahren zu beachten?

5. Welche intraoperativen Maßnahmen können zur Einsparung von Blutkonserven genutzt werden?

1. Narkoseverfahren

Bei einer TEP-Wechseloperation kann die Operationszeit über drei Stunden betragen. Diese Zeitdauer kann kaum ein Patient ruhig auf dem Operationstisch liegen bleiben. Auch eine zusätzliche Sedierung kann da nicht immer Abhilfe schaffen. Die Präparation und das Entfernen der Prothesenkomponenten legt Markraum und gut durchblutetes Weichteilgewebe frei. Dies kann intraoperativ auch zu starken und kreislaufwirksamen Blutungen führen. Durch die Sympathikusblockade im Rahmen der Spinalanästhesie könnten diese Blutungen noch verstärkt werden. Daraus folgt, dass für einen TEP-Wechsel die **Intubationsnarkose** das geeignetere Narkoseverfahren ist.

2. Transfusionsrisiken bei Fremdblutgabe

Die Risiken und Nebenwirkungen der Fremdbluttransfusion lassen sich in vier Gruppen zusammenfassen: Infektionen, immunologische Reaktionen, lagerungsspezifische und anwendungsspezifische Nebenwirkungen.

- **Infektionen** können durch alle Gattungen von Krankheitserregern (Bakterien, Viren, Protozoen und Prionen) verursacht werden. Je nach Erkrankung liegt das Risiko bei 1 : 200.00 bis zu 1 : 5 Mio. für bakterielle Infekte (Sepsis) oder bei 1 : 1 Mio. für Hepatitis bzw. unter 1 : 5 Mio. für HIV. Bis 2007 wurden in Großbritannien vier Verdachtsfälle der Creutzfeldt-Jakob-Erkrankung nach Transfusion berichtet.
- Jede Fremdblutgabe geht mit einer **Immunreaktion des Empfängers** einher (Immunsuppression). Außerdem werden die üblichen **Transfusionsreaktionen** unter den immunologischen Nebenwirkungen eingruppiert. Mit einer Wahrscheinlichkeit von 1 : 33.000 (bezogen auf die Zahl der Transfusionseinheiten) ist die akute hämolytische Transfusionsreaktion eines der häufigeren Risiken.
- Durch **Lagerung und Alterung der Konserven** sind Nebenwirkungen durch Chemokine oder Zytokine aus den Zellen, sowie auf Stoffwechselprodukte möglich.
- Neben der **Verwechslung von Konserven** kommt es bei der Anwendung zu Reaktionen aufgrund von **Volumenüberladung, Hypothermie** oder **Infusion größerer Zitratmengen.**

3. Präoperative fremdblutsparende Verfahren

Hier sind zwei Möglichkeiten zu nennen:

Präoperative Eigenblutspende. Bei elektiven Eingriffen kann bei entsprechender Eignung des Patienten einmalig oder auch mehrfach eine Vollblutkonserve von etwa 500 ml entnommen werden. Der Ablauf entspricht prinzipiell dem einer normalen Blutspende. Im Anschluss wird das Blut in Erythrozytenkonzentrat und Frischplasma separiert. Diese Konserven unterliegen anderen Sicherheitsrichtlinien und dürfen nur den Spendern zu Verfügung gestellt werden. Die Haltbarkeit beträgt etwa 40 Tage.

Bei der **isovolämischen Hämodilution** wird dem Patienten direkt vor der Operation Blut entnommen. Zur Aufrechterhaltung der Normovolämie erhält er eine entsprechende Menge an Infusionslösungen zurück (➤ Abb. 16.1). Das Verfahren ist kostengünstig und intraoperativ geht lediglich verdünntes Blut verloren. Allerdings gibt es auch eine Reihe gravierender **Nachteile:**

- Die kardiale Belastung durch intraoperativ niedrige Hämatokritwerte und die Volumengabe ist nicht gering.
- Durch die Hämodilution kommt es zu Störungen der primären Hämostase.
- Der Nettoeinspareffekt ist mit durchschnittlich 0,5–1 Fremdbluteinheit im Vergleich zu Aufwand und Risiko zu gering.

4. Kontraindikationen Eigenblutspende und isovolämische Hämodilution

Einige der wichtigen Kontraindikation sind für **beide Verfahren** gleichermaßen gültig:

- Ischämiezeichen im EKG, instabile Angina pectoris oder Myokardinfarkt < 3 Monate.
- Herzinsuffizienz NYHA III.
- Aorten-, Mitral- oder Karotisstenose.
- Organfunktionsstörungen.
- Infektionen.

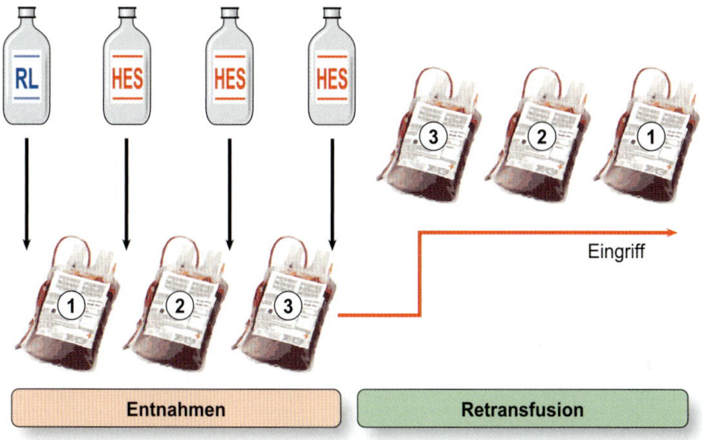

Abb. 16.1 Ablaufschema der akuten isovolämischen Hämodilution.

Für die **Eigenblutspende** gelten zusätzlich einige absolute Kontraindikationen:

- Akute Infektionen mit Risiko der hämatogenen Streuung oder Magen-Darm-Infekte, Diarrhö unklarer Genese.
- Bekannte transfusionsmedizinisch relevante Erreger (HIV, HBV, HCV) oder andere durch Blut übertragbare Krankheiten.
- Synkopen unklarer Genese.
- Schwere COPD.
- Gerinnungsstörungen.
- Manifeste Epilepsie.
- Renale Anämie oder Niereninsuffizienz.
- Schwangerschaft.

5. Intraoperative Methoden

Um einen möglichst geringen intraoperativen Blutverlust zu erzielen, müssen optimale Bedingungen für eine **gut funktionierende Hämostase** geschaffen werden. Die meisten Gerinnungsfaktoren sind Enzyme und benötigen ein ausgeglichenes Milieu. Dazu gehören Normothermie, ein ausgeglichener pH-Wert und normale bis hochnormale Kalziumspiegel (Gerinnungsfaktor IV). Daher ist ein gutes Wärmemanagement für die Zeit, während der sich ein Patient im OP aufhält von essenzieller Bedeutung. Aktiver (z.B. Warmluftgebläse, Wärmematten) und passiver Wärmeerhalt (Goldfolie, Decken) wirken dem raschen Auskühlen des Patienten und Perfusionsstörungen durch Zentralisation entgegen und können so einen wertvollen Beitrag zur Aufrechterhaltung der Normothermie und eines physiologischen pH-Werts beitragen. Bei kontrolliert beatmeten Patienten ist auf eine adäquate Einstellung der Beatmungsparameter zu achten und bei längeren Eingriffen gegebenenfalls auch eine arterielle Blutgasanalyse durchzuführen.

Durch **umsichtiges Operieren** und umfassende Blutstillung kann auch der Operateur den Blutverlust reduzieren.

Autotransfusion: Auch unter optimalen Bedingungen kommt es dennoch zu Blutungen. Dieses Wundblut kann direkt in ein steriles Auffangbehältnis gesaugt werden, wo es mit Heparin antikoaguliert wird. Auch postoperatives Drainageblut lässt sich in diesen Behälter drainieren. Ist genug Blut im Sammelreservoir wird es mittels einer Zentrifugenpumpe unter Zugabe einer sterilen Waschlösung gewaschen, von Zelltrümmern, Gewebefragmenten, Koageln und auch gelösten Stoffen (z.B. Heparin, aktivierte Gerinnungsfaktoren, Mediatoren) befreit und konzentriert. Innerhalb von 6 h nach Beginn der Sammelperiode muss das so hergestellte

Erythrozytenkonzentrat wieder retransfundiert werden. Das Verfahren der maschinellen Autotransfusion (➤ Abb. 16.2) kann bei erhöhtem Blutumsatz (z.B. Gefäßoperation) nach dem Waschen auch zur direkten Retransfusion (online Autotransfusion) während der Operation eingesetzt werden.

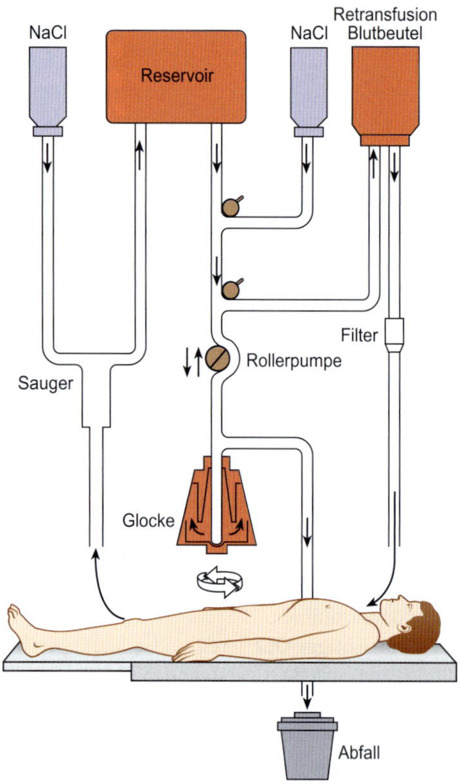

Abb. 16.2 Funktionsschema der maschinellen Autotransfusion.

Zusammenfassung

Zur Einsparung von Fremdblutkonserven müssen alle beteiligten Disziplinen zusammenarbeiten. Die verschiedenen Verfahren kommen sowohl prä- als auch intraoperativ zum Einsatz. Durch Aufrechterhaltung der **Normothermie** und **Vermeidung von azidotischen Zuständen** kann die Hämostasefähigkeit unterstützt werden. Bei elektiven Eingriffen kann bei ausreichender Planungsphase eine **präoperative Eigenblutspende** durchgeführt werden. Die **maschinelle Autotransfusion** ist ein gutes und variabel einsetzbares Verfahren zum Auffangen, Aufbereiten und Retransfundieren von patienteneigenem Wundblut.

17

Thorakoskopie mit Lungenbiopsie

Anamnese

Auf dem heutigen OP-Programm steht Herr Andreas, ein 66-jähriger Patient mit einem suspekten Rundherd in der Röntgenaufnahme des Thorax. Geplant ist eine Thorakoskopie rechts mit Probeentnahme aus dem rechten Oberlappen, intraoperativem Schnellschnitt und gegebenenfalls Oberlappenresektion rechts. Im präoperativen Gespräch berichtet er, dass Treppenlaufen nur eingeschränkt möglich sei, da er eine ausgeprägte Gonarthrose habe, links stärker als rechts. Außerdem habe er seit Jahren einen chronischen Husten mit Auswurf. Raucher sei er seit etwa 45 Jahren mit ein bis zwei Schachteln am Tag.

Untersuchungsbefund

66-jähriger Patient, adipös (178 cm groß, 102 kg schwer). Herz: Herztöne auskultatorisch rein, rhythmisch. Lunge: beidseits leises Atemgeräusch, stark verschleimt. Abdomen: weich, adipös, unauffällig. Extremitäten: ausgeprägte Varikosis.

1. Welche weiteren Untersuchungsbefunde sollten Ihnen noch vorliegen?

2. Welche Form der Beatmung wählen Sie und warum?

3. Welchen Tubus benötigen Sie dazu? Zeichnen und erklären Sie seine Funktionsweise und den Ablauf der Beatmung.

4. Welche Ursache können intraoperative Sättigungsabfälle haben?

5. Wie behandeln Sie derartige Sättigungsabfälle?

6. Was versteht man unter dem Euler-Liljestrand-Reflex?

Vasodilatation führt, um die Oxygenierung zu verbessern, sondern zu einer Perfusionsabnahme. Ein niedriger alveolärer Sauerstoffpartialdruck (PaO_2) führt zu einer Vasokonstriktion in der abhängigen Lungenstrombahn. Die Folge ist eine Umverteilung des Blutflusses in besser ventilierte Lungenabschnitte. Das Ventilations-Perfusions-Verhältnis steigt und die Oxygenierung verbessert sich. Dennoch kommt es während der **Einlungenventilation** zu intrapulmonalen Shuntwerten von etwa 28 %, da die hypoxisch pulmonale Vasokonstriktion nicht maximal ausgeprägt ist. Außerdem verschlechtert sich das Ventilations-Perfusions-Verhältnis schon durch die Narkose mit Muskelrelaxierung und Beatmung. In Rückenlage folgt die Perfusion der Schwerkraft, sodass die unten liegenden Lungenabschnitte vermehrt durchblutet werden. Die Ventilation dagegen findet durch Relaxierung des Zwerchfells und Verlagerung der Oberbauchorgane nach dorsal verstärkt in den oben liegenden Lungenabschnitten statt. Im Mittel resultiert daraus bei **Zweilungenventilation** ein Shuntanteil von 16 % (entsprechend höher bei Einlungenventilation).

Merke

Die hypoxisch pulmonale Vasokonstriktion kann durch verschiedene Faktoren teilweise aufgehoben werden: Reaktive Sauerstoffspezies durch Sepsis oder Endotoxine, volatile Anästhetika, PEEP und Zunahme der pulmonalen Perfusion durch Steigerung des Herzzeitvolumens.

Zusammenfassung

Vor Thoraxeingriffen mit oder ohne Resektion von Lungengewebe sollten immer ein EKG und eine Lungenfunktionsprüfung durchgeführt sowie eine Röntgenaufnahme des Thorax angefertigt werden. Die häufigste Ursache für präoperative **Sättigungsabfälle** ist ein ausgeprägter intrapulmonaler Shunt. Trotz hypoxisch pulmonaler Vasokonstriktion beträgt dieser im Mittel 28 %. Die **Therapie** intraoperativer Sättigungsabfälle erfolgt nach Ausschluss behebbarer Ursachen symptomatisch mit Erhöhung der inspiratorischen Sauerstoffkonzentration, Anpassung des PEEP in der ventilierten Lunge und Anwendung von CPAP in der nicht ventilierten Lunge. Als **Ultima Ratio** kommt das temporäre Abklemmen der Pulmonalarterie der OP-Seite durch den Operateur in Betracht.

18

Kreuzschmerzen und Fließschnupfen

Anamnese

Sie werden als Notarzt auf das Firmengelände einer metallverarbeitenden Firma gerufen. In einer Werkshalle stellt man Ihnen einen 45-jährigen Mann vor, der inmitten von Glasscherben auf dem Boden sitzt. Er ist ansprechbar und auf näheres Nachfragen in allen vier Qualitäten weitgehend orientiert. Auf die Frage nach seinen Beschwerden gibt er starke Schmerzen im unteren Rücken an, außerdem würde seine Nase plötzlich stark laufen. Der Schichtführer des Patienten meldet sich zu Wort und gibt an, dass er zusammen mit dem Patienten eine Inspektion des Hallendachs durchgeführt habe und der Patient dabei wohl eines der Oberlichter übersehen habe. Er sei daraufhin durch das Oberlicht zuerst auf einen Stahlträger etwa 2 m unter dem Dach und dann mit den Füßen voran auf den Hallenboden gestürzt. Die Gesamthöhe der Halle beträgt etwa 6–7 m.

Untersuchungsbefund

Am ganzen Körper finden sich Prellungen und kleinere Schnittwunden. Aus dem linken Nasenloch rinnen einzelne Tropfen einer klaren Flüssigkeit mit hellroten Schlieren. Am Schädel keine äußerlich erkennbaren Verletzungen. Pupillen: isokor, seitengleiche und prompte Lichtreaktion. Über der LWS Klopfschmerz auf Höhe von LWK 2/3. Grob neurologisch keine Auffälligkeiten. RR 130/90 mmHg, Herzfrequenz 75/min, periphere Sauerstoffsättigung 97 %.

1. **Welche Verdachtsdiagnosen stellen Sie?**

2. **Wie gehen Sie bis zur Klärung der Verdachtsdiagnosen vor?**

3. **Mit welcher Komplikation müssen Sie unter Umständen rechnen?**

4. **Wann besteht die Indikation zur präklinischen Intubation?**

5. **Was wissen Sie über die Pathophysiologie der wichtigsten Verdachtsdiagnose?**

6. **Welche Medikamente geben Sie, wenn Sie einen nicht nüchternen Patienten mit SHT intubieren müssen?**

1. Verdachtsdiagnosen

Bei einem Sturz aus großer Höhe muss an knöcherne Verletzungen des Achsenskeletts und des Schädels sowie an stumpfe Weichteiltraumata gedacht werden. Der Klopfschmerz über der LWS muss als Hinweis auf eine mögliche **Wirbelkörperfraktur** gewertet werden. Die klare Flüssigkeit aus der Nase wird bis zum Beweis des Gegenteils als Liquor deklariert. Da auf den ersten Blick keine weiteren Traumata sichtbar sind, werden folgende Verdachtsdiagnosen gestellt:

- **Offenes Schädel-Hirn-Trauma,** bei Verdacht auf Schädelbasisfraktur.
- Verdacht auf **LWK-Fraktur.**

2. Vorgehen aufgrund der Verdachtsdiagnose

Nach Feststellung der Kreislaufparameter werden dem Patienten ein bis zwei **venöse Zugänge** (je mindestens 17 G) gelegt und bei Bedarf ein Schmerzmittel zur **Analgesie** (z.B. Fentanyl titriert 0,05–0,1 mg) verabreicht. Es folgt das Anlegen einer **steifen Halskrause,** die schonende Umlagerung mittels Schaufeltrage auf die **Vakuummatratze** und anschließend das Verbringen in den Rettungswagen. Dort wird der Patient vollständig entkleidet und auf weitere Verletzungen untersucht. Liegen keine Hinweise auf weitere Traumata vor, wird der Patient unter kontinuierlichem Kreislauf-, Atmungs- und neurologischem Monitoring in die nächste geeignete Zielklinik (Schockraum und CT müssen vorhanden sein) verbracht. Eine Voranmeldung über die Leitstelle mit Verletzungsmuster und Alarmierung des Schockraumteams ist obligat. Auf dem Transport wird der Patient adäquat analgetisch abgedeckt. Wenn möglich sollte eine **15–30° Oberkörperhochlagerung** durchgeführt werden, der Kopf ist in Ausrichtung der Längsachse zu lagern um einen möglichst guten venösen Abfluss aus der Schädelkapsel zu sichern.

Merke

Die primäre Gabe von Kortikoiden beim Neurotrauma gilt als obsolet, da der klinische Nutzen bisher nicht nachgewiesen werden konnte und die Immunsuppression sekundäre Infektionen begünstigt.

3. Komplikationen

Bei **Verletzungen der Wirbelsäule** muss prinzipiell an eine **Rückenmarksschädigung** gedacht werden. Daher müssen Veränderungen des peripheren Neurostatus unbedingt dokumentiert werden.

Das **Schädel-Hirn-Trauma** ist ein hochdynamischer Prozess. Auch wenn der Patient initial wach, ansprechbar und weitgehend orientiert ist, kann er daher innerhalb kurzer Zeit durch **sekundäre Schädigung** (intrakranielle Blutung, intrazerebrale Blutung, Hirnödem) des Gehirns das Bewusstsein verlieren.

Bei dem geschilderten Fall sind Frakturen der Oberschenkel oder des Beckens mit entsprechenden erheblichen **okkulten Blutverlusten** (➤ Abb. 18.1) nicht ausgeschlossen.

4. Präklinische Intubation

Die Indikation zur Intubation wird anhand der **Glasgow Coma Scale** festgesetzt (➤ Tab. 18.1). Der GCS ist in drei Kategorien (Augen öffnen, verbale Reaktion, motorische Reaktion) unterteilt in denen insgesamt maximal 15 Punkte (bewusstseinsklarer Patient) erreicht werden können. Die Minimalpunktzahl beträgt 3 (komatöser Patient). Ab einem Punktwert ≤ 8 sollte eine endotracheale Intubation angestrebt werden.

5. Pathophysiologie des SHT

Die Schädelkapsel umfasst ein festes Volumen. Konstanter Bestandteil hiervon ist die Hirnmasse. Einziger **Reserveraum** ist das Volumen, das Liquor und Blut einnehmen (➤ Abb. 18.2). Er beträgt beim Erwachsenen **etwa 6 %.** Ist diese letzte Reserve ausgeschöpft, steigt der Hirndruck rasch an. Um nun eine ausreichende Versorgung des Gehirns mit Sauerstoff zu gewährleisten, muss der mittlere arterielle Blutdruck so hoch gehalten werden, dass ein minimaler Perfusionsdruck von 60 mmHg erreicht wird.

Merke

Zerebraler Perfusionsdruck (CPP) ist die Differenz von intrakraniellem Druck (ICP) und mittlerem arteriellen Druck (MAP): CPP = ICP - MAP.

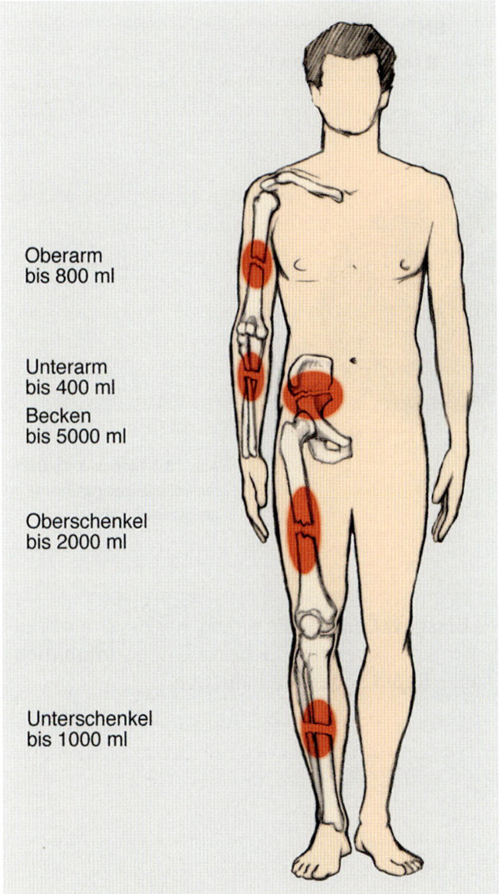

Abb. 18.1 Blutverluste nach Frakturen und anderen Traumata.

6. Rapid Sequence Induction beim SHT

Bei nicht nüchternen Patienten ist grundsätzlich eine Crush-Intubation durchzuführen. Als Muskelrelaxanz wird hier **Succinylcholin** verwendet, da es die kürzeste Anschlagzeit besitzt. Allerdings können die **Muskelfaszikulationen** zu einer deutlichen **Hirndrucksteigerung** führen, was unter allen Umständen zu vermeiden ist. Als Alternative kommt **Rocuronium** in doppelter Dosierung als nicht depolarisierendes Muskelrelaxans in Betracht. Es ist aber immer zu bedenken, dass nur dann relaxiert werden darf, wenn eine Atemwegsicherung gewährleistet ist.

Tab. 18.1 Glasgow Coma Scale

Augen öffnen	
Spontan	4 Punkte
Auf Ansprache	3 Punkte
Auf Schmerzreiz	2 Punkte
Keine Reaktion	1 Punkt
Beste verbale Antwort	
Orientiert	5 Punkte
Desorientiert, verwirrt	4 Punkte
Unzusammenhängende Worte	3 Punkte
Unverständliche Laute	2 Punkte
Keine verbale Reaktion	1 Punkt
Beste motorische Antwort	
Befolgt Aufforderung	6 Punkte
Gezielte Schmerzabwehr	5 Punkte
Ungezielte Schmerzabwehr, Massenbewegungen	4 Punkte
Beugekrämpfe	3 Punkte
Streckkrämpfe	2 Punkte
Keine Bewegung, schlaffer Muskeltonus	1 Punkt

Zur Einleitung der Narkose können **kurz wirksame Hypnotika,** wie das hirndrucksenkende Barbiturat **Thiopental** oder **Etomidat,** verwendet werden. Die Analgesie erfolgt mit **Fentanyl** oder einem vergleichbaren Opioid. Zur Narkoseführung eignen sich Benzodiazepine, wie Midazolam. Bei **kreislaufinstabilen Patienten** kann auch das sympathikotone **Ketamin** verabreicht werden.

Merke

Patienten mit einem isolierten Schädel-Hirn-Trauma bieten niemals eine Schocksymptomatik mit Hypotonie und Tachykardie. Daher immer nach der Ursache des Schocks suchen (z.B. Blutung, kardiales Herzversagen).

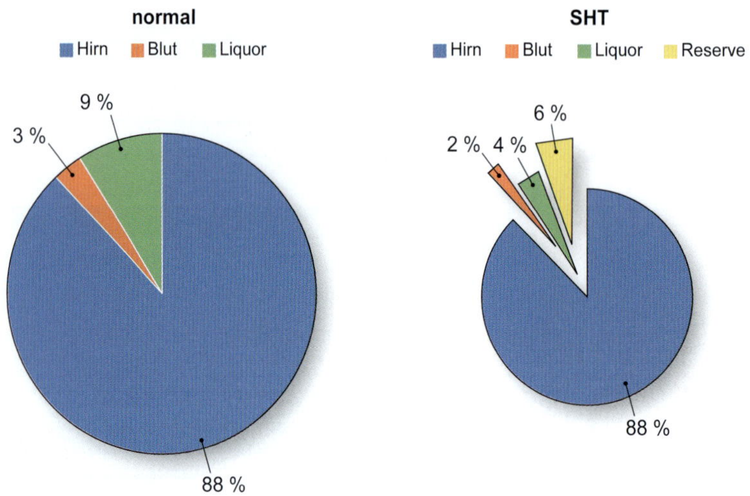

Abb. 18.2 Monroe-Kelly-Doktrin, Volumenkompartimente in der Schädelkapsel.

Zusammenfassung

Beim Schädel-Hirn-Traumata ist die Verlaufsbeobachtung mittels **Glasgow Coma Scale** wichtig, weil es sich um einen dynamischen Prozess handelt, bei dem sekundäre Schäden möglich sind. Bei einem GCS kleiner 8 ist die **Intubation** anzustreben. Ist bei SHT eine Narkose erforderlich, erfolgt sie mittels **Rapid Sequence Induction.**

19

Kreislaufschwäche während der Narkose

Anamnese

Im Nachtdienst wird Ihnen ein 40-jähriger Mann nach Operation einer eitrigen Bursitis olecrani auf die Intensivstation verlegt. Die Infektion bestand schon seit einigen Wochen, erst jetzt sei der Patient wegen starker Schmerzen in die Klinik gekommen. Zuvor habe er keine Zeit gehabt, weil er sein neues Haus verputzen musste. Der Patient habe bei Narkoseeinleitung bereits Fieber (39,0 °C) gehabt und während der Operation sei er plötzlich kreislaufinstabil geworden.

Untersuchungsbefund

Bei Aufnahme auf die Intensivstation ist der Mann intubiert und beatmet, schwitzt stark, ist blass und tief sediert. Herzfrequenz: 130/min, RR 65/28 mmHg. SaO_2 95 % unter maschineller Beatmung mit FiO_2 von 0,4. **Laborwerte bei Aufnahme:** Hb 12,3 mg/dl, Leukozyten 3.000/µl, CRP 34,8 mg/dl, Thrombozyten 89.000/µl, Quick 58 %, PTT 55 s, Fibrinogen 134 mg/dl, AT3 45 %, Kreatinin 1,3 mg/dl.

1. Wie lautet Ihre Verdachtsdiagnose? Begründen Sie.

2. Was wissen Sie über die Pathophysiologie Ihrer Verdachtsdiagnose?

3. Welche Kriterien gibt es offiziell für dieses Krankheitsbild?

4. Worin besteht die grundlegende Therapie?

5. Welche supportiven Maßnahmen sind noch indiziert?

1. Diagnose

Der Patient ist hypoton, tachykard, hat Fieber und befindet sich somit im Schock. Als Ursache ist wohl die eitrige Bursitis zu identifizieren, aus der während der Operation Bakterien oder deren Toxine ins Blut gestreut sind und diesen Zustand verursacht haben. Nach Definition der deutschen Sepsis-Gesellschaft, der DIVI und anderer Fachgesellschaften liegt hier ein **septischer Schock mit drohendem Versagen mehrerer Organe** vor.
Hinweise auf beginnende Organversagen sind hier:

- Leukopenie (3.000/µl): Störung der Blutbildung.
- Thrombopenie (89.00/µl): Leberfunktionsstörung.
- Gestörte Gerinnung (Quick 58 %, PTT 55 s, Fibrinogen 134 mg/dl, AT3 45 %): Leberfunktionsstörung und beginnende Verbrauchskoagulopathie.
- Anstieg des Serumkreatinins (1,3 mg/dl): Nierenfunktionsstörung.

Diese Kombination aus mehreren Organdysfunktionen wird als **Multiple-organ-dysfunction-syndrome (MODS)** bezeichnet.

2. Pathophysiologie

Pathophysiologisch liegt der Sepsis eine Überschwemmung des Organismus mit Erregern oder die unzureichende Immunantwort auf eingedrungene Erreger oder deren Toxine vor. Es kommt zur Aktivierung von Makrophagen und Monozyten, die wiederum die Freisetzung von **Zytokinen** (Tumor-Nekrose-Faktor, Interleukinen und Interferonen) und **Lipidmediatoren** (Thromboxan, Prostaglandine, Leukotriene und plättchenagglutinierender Faktor) auslösen. Diese vermitteln die typischen Sepsiswirkungen:

- **Hypotonie** durch Gefäßweitstellung, Übertritt von Flüssigkeit ins Gewebe, NO-Freisetzung und Resistenz von Kortikoidrezeptoren.
- Blutungsneigung durch Verbrauchskoagulopathie durch disseminierte intravasale Gerinnung.

3. Sepsiskriterien

Die Sepsis bezeichnet die generelle pathologische Reaktion der Organsysteme des Organismus auf eingedrungene Mikroorganismen oder deren Toxine. Eine einheitliche Definition existiert erst seit Kurzem, die **Kriterien für SIRS, Sepsis und septischen Schock** sind in ➤ Tab. 19.1 zusammengefasst.

Tab. 19.1 Diagnosekriterien für die Sepsis entsprechend den ACCP/SCCM Konsensus-Konferenz-Kriterien

I	Nachweis der Infektion	Diagnose einer Infektion über den mikrobiologischen Nachweis oder durch klinische Kriterien
II	Severe inflammatory host response (SIRS) (mind. 2 Kriterien)	▪ Fieber (> 38 °C) oder Hypothermie (> 36 °C) bestätigt durch eine rektale oder intravasale oder -vesikale Messung ▪ Tachykardie (HF > 90/min) ▪ Tachypnoe (AF > 20/min) oder Hyperventilation ($PaCO_2$ < 4,3 kPa bzw. < 33 mmHg) ▪ Leukozytose (> 12.000/mm³) oder Leukopenie (< 4.000/mm³) oder > 10 % unreife Neutrophile im Differenzialblutbild
III	Akute Organdysfunktion (mind. 1 Kriterium)	▪ Akute Enzephalopathie: eingeschränkte Vigilanz, Desorientiertheit, Unruhe, Delir ▪ Relative oder absolute Thrombozytopenie: Abfall der Thrombozyten um mehr als 30 % innerhalb von 24 Stunden oder Thrombozytenzahl < 100.000/mm³. Eine Thrombozytopenie durch akute Blutung oder immunologische Ursachen muss ausgeschlossen sein ▪ Arterielle Hypoxämie: PaO_2 < 10 kPa (= 75 mmHg) unter Raumluft oder ein PaO_2/FiO_2-Verhältnis von < 33 kPa (< 250 mmHg) unter Sauerstoffapplikation. Eine manifeste Herz- oder Lungenerkrankung muss als Ursache der Hypoxämie ausgeschlossen sein

Tab. 19.1 Diagnosekriterien für die Sepsis entsprechend den ACCP/SCCM Konsensus-Konferenz-Kriterien (Forts.)

III	Akute Organdysfunktion (mind. 1 Kriterium)	▪ Renale Dysfunktion: Eine Diurese von < 0,5 ml/kg/h für wenigstens 2 Stunden trotz ausreichender Volumensubstitution und/oder ein Anstieg des Serumkreatinins > 2× oberhalb des lokal üblichen Referenzbereichs ▪ Metabolische Azidose: Base Excess < 5 mmol/l oder eine Laktatkonzentration > 1,5× oberhalb des lokal üblichen Referenzbereichs
Sepsis: Kriterien I und II **Schwere Sepsis:** Kriterien I, II und III **Septischer Schock:** Kriterien I und II sowie für wenigstens 1 h ein systolischer arterieller Blutdruck < 90 mmHg bzw. ein mittlerer arterieller Blutdruck < 65 mmHg oder notwendiger Vasopressoreneinsatz, um den systolischen arteriellen Blutdruck > 90 mmHg oder den arteriellen Mitteldruck > 65 mmHg zu halten. Die Hypotonie besteht trotz adäquater Volumengabe und ist nicht durch andere Ursachen zu erklären.		

4. **Basistherapie**

- **Herdsanierung:** bei operablen Infektionsherden chirurgisch, außerdem Entfernen lang liegender oder infizierte Katheter, Drainagen etc.
- **Kalkulierte Antibiotikatherapie** zur Bekämpfung des Erregers. Der **Keimnachweis** muss unbedingt vor der ersten Antibiotikagabe erfolgen, darf diese aber keinesfalls verzögern. Gefordert wird ein Beginn der antibiotischen Therapie innerhalb einer Stunde nach Diagnosestellung.
- **Hämodynamische Stabilisierung:** bei kreislaufinsuffizienten Patienten erweitertes hämodynamisches Monitoring aus ZVK, blutiger RR-Messung, ggf. direkter Bestimmung hämodynamischer Parameter mittels transpulmonaler Hämodilution oder Messung der gemischtvenösen O_2-Sättigung.
- **Therapie der Kreislaufinsuffizienz:** kolloidale oder kristalloide Infusionslösungen als erste Maßnahme zur Kreislaufstabilisierung, Katecholamine, wenn die Gabe von Volumen nicht zur Kreislaufstabilisierung führt.
- **Beatmung:** großzügige Indikation zur Intubation und maschinellen Beatmung. „Lungenprotektive Beatmung" mit Atemzugvolumina von max. 6 ml/kg KG. Ziel: pulsoxymetrische O_2-Sättigung > 90 %. Ein adäquater PEEP sollte angelegt werden.

5. **Supportive Therapie**

- **Kortikoidsubstitution,** wenn Volumen- und Katecholamintherapie zu keiner Kreislaufstabilisierung führen. Die Tagesdosis sollte 300 mg nicht überschreiten und wird erst nach Ende der Katecholamintherapie ausgeschlichen.
- **Enterale Ernährung:** so früh wie möglich.
- Die **selektive Darmdekontamination** (antibiotische Entfernung der Darmflora) bei polytraumatisierten Patienten und chirurgischen Patienten mit schwerer Sepsis.
- **Intensivierte Insulintherapie:** Zielwerte für die Blutglukose bei < 150 mg/dl, eine iatrogene Hypoglykämie ist prognostisch ungünstig und soll auf jeden Fall vermieden werden.
- **Rekombinantes aktiviertes Protein C** (Xigris®) kann in den ersten 48 h nach Sepsisbeginn gegeben werden, wenn mindestens zwei Organsysteme ausgefallen sind. Allerdings sind operierte Patienten von der Gabe ausgeschlossen, da ein signifikantes Blutungsrisiko besteht.
- Eine **Thromboseprophylaxe** wird wegen starker Emboliegefahr und kaum vorhandenen Kompensationsmechanismen empfohlen.
- **Erythrozytenkonzentrate** sollten bei einem Hämoglobin < 7 mg/dl gegeben werden.
- **Fresh frozen plasma** ist bei Blutungsneigung indiziert.

Zusammenfassung

Die **Sepsis** ist ein zunehmend auftretendes Krankheitsbild mit hoher Sterblichkeit. Wichtig sind die frühzeitige Diagnostik und die unverzüglich eingeleitete Therapie mit Antibiotika. Neben der **Herdsanierung** ist die **aggressive hämodynamische Stabilisierung** von größter Wichtigkeit. Die Indikation zur **Intubation und Beatmung** ist großzügig zu stellen.

20

Totalendoprothese bei Diabetes mellitus

Anamnese

In Ihrer Prämedikationssprechstunde stellt sich ein 67-jähriger etwas adipöser Patient (175 cm, 83 kg) vor, bei dem in einigen Tagen eine Hüfttotalendoprothese implantiert werden soll. Außer einer komplikationslosen Appendektomie im 16. Lebensjahr ist die OP- und Narkoseanamnese leer. An internistischen Vorerkrankungen bestehen ein nicht insulinpflichtiger Diabetes mellitus mit metabolischem Syndrom und ein arterieller Hypertonus. Der Patient überreicht Ihnen einen Zettel mit der folgenden Medikamentenverordnung: Glucophage® (Metformin 1000 mg) 1–0–1, Amaryl® (Glimepirid 3,5 mg) 1–0–0, Glucobay® (Acarbose 50 mg) 1–1–1, Delix® (Ramipril 5 mg) 1–0–0, Beloc ZOK® mite (Metoprolol 47,5 mg) 1–0–1. Nach ausführlicher Aufklärung über alle Vorteile und Risiken der möglichen Anästhesieverfahren entscheidet sich der Patient für einen Intubationsnarkose.

Untersuchungsbefund

Die körperliche Untersuchung und das präoperative Labor sind altersentsprechend.

1. **Welche seiner Dauermedikamente muss der Patient präoperativ absetzen? Warum?**
2. **Welche Alternativen zur BZ-Einstellung in der perioperativen Phase sehen Sie für den Patienten vor?**
3. **Welche Ratschläge zur präoperativen Nüchternheit geben Sie Ihrem Patienten?**
4. **Welche Blutuntersuchung sollte kurz vor der Narkoseeinleitung stets veranlasst werden?**
5. **Mit welchen intraoperativen Stoffwechselsituationen müssen Sie rechnen und wie gehen Sie dann vor?**
6. **Kann postoperativ auf eine strenge Kontrolle bzw. Einstellung des Blutzuckerspiegels verzichtet werden?**

1. Absetzen der Dauermedikation

- **Biguanide,** wie Metformin, können durch Hemmung von Enzymen der Atmungskette und der Laktatdehydrogenase eine **Lakatazidose** begünstigen. Daher soll Metformin gemäß Fachinformation und einer Empfehlung der Fachgesellschaften 48 Stunden vor einer Operation abgesetzt werden. Bei komplikationslosem Verlauf kann die Therapie mit Beginn der Nahrungsaufnahme fortgeführt werden. Ggf. Kontrolle der Retentionswerte.
- **Sulfonylharnstoffe,** wie Glimepirid, fungieren als Kaliumkanalblocker an den Beta-Zellen des Pankreas und induzieren eine vermehrte Insulinfreisetzung. Die Plasmahalbwertszeit beträgt bis zu 8 h, die der aktiven Metaboliten bis zu 6 h. Wegen der **langanhaltenden blutzuckersenkenden Wirkung** besteht während der Nüchternheitszeit ein hohes Risiko für **Hypoglykämien,** sodass Sulfonylharnstoffe am besten 24 h präoperativ abgesetzt werden.

Wie mit den anderen Antidiabetika zu verfahren ist fasst die ➤ Tab. 20.1 zusammen.

Antihypertensiva dürfen grundsätzlich **perioperativ weitergegeben** werden, da unter der Therapie stabilere Verhältnisse vorliegen.

- **ACE-Hemmer,** wie Ramipril, verstärken Orthostasereaktionen insbesondere bei dehydrierten Patienten. Sind größere Blutdruckabfälle zu erwarten, aber aus Gründen der Patientensicherheit zu vermeiden, sollten ACE-Hemmer am OP-Tag nicht verabreicht werden.
- **Betablocker,** wie Metoprolol, sollten in jedem Fall auch perioperativ weitergegeben werden, da es bei Absetzen zu ausgeprägten Rebound-Effekten mit tachykarden Herzrhythmusstörungen kommen kann.

2. Maßnahmen zur perioperativen Blutzuckerspiegeleinstellung

Zur **Vermeidung von hyperglykämischen Entgleisungen** werden auch nicht insulinpflichtige Diabetiker kurzfristig mit einem **Insulin** versorgt. Wegen der nur kurzen Anwendung kann ein an den Blutzuckerspiegel adaptiertes Nachspritzschema mit Altinsulin zum Einsatz kommen (➤ Tab. 20.2).

Tab. 20.1 Perioperative Weitergabe von oralen Antidiabetika

Antidiabetikum	Verfahrensweise
Nicht insulinotrope Antidiabetika	
Alpha-Glukosidase-Inhibitoren (Acarbose)	Unproblematisch. Die Einnahme erfolgt mit den Mahlzeiten. Die Medikation wird perioperativ bis zur Nahrungsaufnahme pausiert.
Biguanide (Metformin)	48 h vor OP absetzen (ebenso vor i.v. Gabe von Röntgenkontrastmittel). Bei komplikationslosem Verlauf kann die Therapie mit Beginn der Nahrungsaufnahme fortgeführt werden. Ggf. Kontrolle der Retentionswerte.
Glitazone (z.B. Rosiglitazon)	Absetzen mit letzter Nahrungsaufnahme vor OP, Wiedereinsetzen mit erster Nahrungsaufnahme nach der OP.
Insulinotrope Antidiabetika	
Sulfonylharnstoffe (z.B. Glibenclamid)	Pausieren für 24 h prä- und postoperativ
Prandiale Glukoseregulatoren/Glinide (z.B. Repaglinid)	Können wegen der kurzen Wirkdauer bis zur letzten gewohnten Mahlzeit eingenommen werden. Wiederaufnahme der Medikation mit Wiederaufnahme der Nahrungszufuhr.

Tab. 20.2 Perioperative Insulingabe

Blutzuckerspiegel	IE Insulin
> 130 mg/dl	4
> 150 mg/dl	6
> 200 mg/dl	8
> 2.500 mg/dl	10
> 300 mg/dl	12

3. Perioperative Nüchternheit bei Diabetikern

Grundsätzlich gelten für Diabetiker die gleichen Zeitintervalle für die präoperative Nüchternheit von **6 h für feste Nahrung** und **2 h für klare Flüssigkeiten** (Wasser, Tee, klare Säfte). Der Patient sollte angehalten werden diese Zeit nicht nur einzuhalten, sondern auch zu nutzen, um eine intraoperative Hypoglykämie zu vermeiden und einen ausgeglichenen Flüssigkeitshaushalt anzustreben. Um **eine Hypoglykämie vor der Operation zu vermeiden,** darf der Patient beispielsweise bis 2 h vor Narkoseeinleitung gezuckerten Tee oder einen fettfreien Ernährungsdrink (z.B. Fresenius Provide-Xtra®) zu sich nehmen.

4. Blutuntersuchung vor Narkoseeinleitung

Die Bestimmung des präoperativen **Nüchternblutzuckerspiegels** ist obligat. Bei längeren Eingriffen sollten stets **regelmäßige Kontrollen** des Blutzuckers erfolgen und ggf. Gegenmaßnahmen ergriffen werden.

5. Gefahrensituationen beim diabetischen Patienten in Narkose

Unter einer Allgemeinanästhesie werden die vegetativen Zeichen einer drohenden Hypoglykämie unter Umständen zu spät oder nicht erkannt, da der Patient sich nicht äußern kann.

- Bei **drohender Hypoglykämie** kann man den laufenden Elektrolytlösungen hoch konzentrierte Glukoselösung (z.B. G 40 %, 10 ml = 4 g Glukose) zusetzen. Je nach Blutzuckerspiegel werden 8–20 g Glukose in einen Liter Vollelektrolytlösung verdünnt.
- Bei ausgeprägten **Hyperglykämien** kann die Gabe von Altinsulin bereits während der Operation notwendig sein. Ziel ist ein Blutzuckerspiegel von 80–130 mg/dl. Nach Verabreichen von Insulinpräparaten ist zwingend eine regelmäßige Kontrolle des Blutzuckers notwendig.

Merke

Von der Verwendung von 5%igen Glukoseinfusionen sollte man absehen, da diese nur aus Wasser und Glukose bestehen: Die Glukose wird verstoffwechselt, das freie Wasser bleibt zurück und diffundiert in den Extravasalraum.

6. Postoperatives Blutzuckermanagement

Auch postoperativ sollte grundsätzlich auf eine **Normoglykämie** (Zielbereich: 80–130 mg/dl) geachtet und diese durch eine intensivierte Insulintherapie angestrebt werden. Mögliche Verfahren sind **Bolus-Nachspritzschemata** (s.o.), die es häufig bereits klinikintern als Standard gibt, oder eine **kontinuierliche Insulintherapie** mittels Spritzenpumpe. Nach Gabe eines vom Ausgangsblutzucker abhängigen **Initialbolus** wird kontinuierlich intravenös Insulin verabreicht. Dieses Verfahren wird in der Regel bei Patienten angewandt, die **ausschließlich oder überwiegend parenteral ernährt** werden müssen, um das über 24 h verabreichte Kohlenhydratangebot verstoffwechseln zu können.

Merke

In mehreren großen Studien an Intensivpatienten wurde gezeigt, dass eine strenge Blutzuckereinstellung zu weniger postoperativen Komplikationen (Infektionen, Wundheilungsstörungen, dialysepflichtiges akutes Nierenversagen) und einer geringeren Mortalität führt.

Zusammenfassung

Beim Diabetiker gelten die gleichen **Karenzzeiten** für feste und flüssige Nahrung. **Orale Antidiabetika** müssen perioperativ ggf. (frühzeitig) abgesetzt werden. **Präoperativ** sollte stets eine Nüchternblutglukosemessung durchgeführt werden. Bei Patienten, die mit oralen Antidiabetika versorgt werden, kann die **perioperative Blutzuckereinstellung** mit einem kurz wirksamen Insulin erfolgen. Nach Bedarf sind engmaschige Kontrollen des Blutzuckerspiegels vorzunehmen. Perioperativ ist auf eine Normoglykämie zu achten, da dies das Ergebnis signifikant verbessern kann. Bei **überwiegend parenteraler Ernährung** kann eine kontinuierliche Insulintherapie mittels Spritzenpumpe notwendig sein, um eine Normoglykämie zu erzielen.

21

Postoperative Beinschwellung

Anamnese

Bei einer 65-jährigen Patientin wurde wegen eines Tumors am sigmorektalen Übergang eine linksseitige Hemikolektomie durchgeführt. Der postoperative Verlauf gestaltete sich zunächst problemlos. Nach dem Konzept der Fast-Track-Chirurgie wurden frühzeitiger Kostaufbau und Mobilisation angestrebt. Die Thromboseprophylaxe erfolgte mit Certoparin (Monoembolex®) einmal 3000 IE täglich. Vorerkrankungen: KHK mit zweifachem arteriokoronarem Venenbypass vor sechs Monaten, Z.n. Leistenhernienoperation vor fünf Jahren.

Untersuchungsbefund

Am sechsten postoperativen Tag fällt bei der Entlassungsuntersuchung eine Umfangszunahme des rechten Beins mit rötlich-livider Verfärbung auf. Die Tabelle zeigt die Laborwerte im Verlauf des Klinikaufenthalts (➤ Tabelle).

Tab. 21.0

Parameter	23.04. (Aufnahme)	24.4. (OP-Tag)	25.4.	01.05.	Referenzbereich
Hb	11,3 g/dl	10,6 g/dl	11,0 g/dl	11,2 g/dl	12,3–15,2 g/dl
Thrombozyten	245×10^9/l	358×10^9/l	450×10^9/l	180×10^9/l	150–450 × 109/l
Leukozyten	$6{,}0 \times 10^9$/l	8×10^9/l	10×10^9/l	$5{,}6 \times 10^9$/l	4–10 × 109/l
Quick	100 %	95 %	103 %	105 %	70–120 %
PTT	26 s	24 s	22 s	25 s	< 38 s
PTZ	23 s	21 s	20 s	24 s	15–38 s
ATIII	85 %	80 %	86 %	85 %	75–125 %
Fibrinogen	2,3 g/l	4,5 g/l	6,3 g/l	3,1 g/l	1,5–5,5 g/l

1. **Welche Verdachtsdiagnose stellen Sie?**
2. **Welcher Pathomechanismus liegt dem Krankheitsbild zugrunde?**
3. **Welche Differenzialdiagnosen kommen in Betracht?**
4. **Welche diagnostischen Möglichkeiten (klinisch, laborchemisch) gibt es? Welche Vor- und Nachteile haben sie jeweils?**
5. **Welche therapeutischen Maßnahmen sind zu ergreifen?**
6. **Gibt es andere Erscheinungsformen des Krankheitsbilds?**

1. Verdachtsdiagnose

Die zur Diagnose führenden Leitsymptome sind Thrombose unter Thromboseprophylaxe und ein Thrombozytenabfall um > 50 % am 8. Tag der Therapie mit einem niedermolekularen Heparin. Die Verdachtsdiagnose lautet somit **heparininduzierte Thrombozytopenie Typ II.** Anamnestisch hatte die Patientin im Rahmen der Bypass-OP und dem darauf folgenden Intensivaufenthalt Kontakt mit unfraktioniertem Heparin (extrakorporale Zirkulation, Antikoagulation).

2. Pathomechanismus

Unter Gabe von unfraktioniertem Heparin kommt es zur Bildung von Komplexen aus Plättchenfaktor (PF4) und Heparinmolekülen mit sterischen Veränderungen am PF4. Der Plättchenfaktor wird daraufhin als vermeintlich körperfremdes Protein erkannt und mit Antikörpern, v.a. IgG, aber auch IgA und IgM, markiert. Thrombozyten binden am Fc-Teil des **Antikörper-PF4-Heparin-Komplexes** und werden bei Passage der Milz durch Makrophagen eliminiert. Die parallel verlaufende Aktivierung der **Thrombozyten** führt zum vermehrten Auftreten von thrombotischen Ereignissen (➤ Abb. 21.1).

3. Differenzialdiagnosen

Als Differenzialdiagnosen müssen sowohl andere immunologische als auch nicht immunologische Krankheitsbilder in Betracht gezogen werden (➤ Tab. 21.1).

4. Diagnostische Möglichkeiten

Die Diagnose HIT II wird vor allem klinisch mithilfe des sog. **4T-Tests** (➤ Tab. 21.2) gestellt. Daneben gibt es spezielle funktionelle Tests, bzw. die Möglichkeit zum Nachweis der HIT-Antikörper:

- **HIPA-Test (heparininduzierte Plättchenaggregation):** Funktioneller Test, bei dem Testblut mit fremden Thrombozyten versetzt wird.
  - Vorteil: positiver Funktionstest korreliert besser mit klinischer HIT als Antigentest.
  - Nachteil: bei Intensivpatienten häufig Immunkomplexe im Blut, die Thrombozyten unabhängig von Heparin aktivieren.

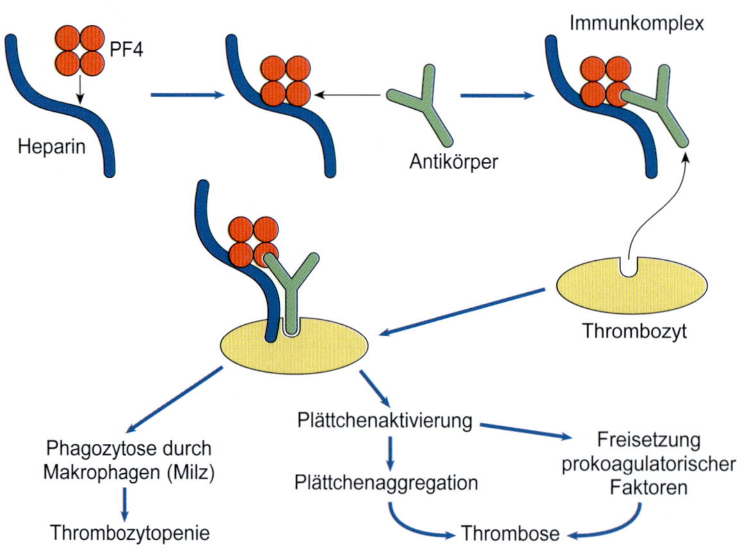

Abb. 21.1 Pathomechanismus der HIT II.

Tab. 21.1 Differenzialdiagnosen der HIT II

Differenzialdiagnose	Diagnostische Sicherung
EDTA-induzierte Pseudothrombopenie	Untersuchung von frischem EDTA-Blut, ggf. kapilläre Thrombozytenzählung, Begutachtung des Blutausstrichs (Aggregate im Randbereich)
Verbrauch (Blutung, Sepsis, DIC)	Bestimmung von Fibrinspaltprodukten, Veränderungen in der plasmatischen Gerinnung
Antiphospholipidsyndrom	Bestimmung von spezifischen Antikörpern (z.B. Lupus-Antikoagulanz)
Autoimmunthrombopenie	Nicht mit Heparingabe assoziiert
Medikamenteninduzierte Thrombopenie	Thrombozytenzahl meist $< 10 \times 10^9$/l
Hämatologische Erkrankung	Auffälliges Differenzialblutbild bis hin zur Panzytopenie
Lebererkrankung bzw. Hepatosplenomegalie	Leberwerte, Hepatitisserologie, Bildgebung
Thrombotisch-thrombozytopenische Purpura (TTP)	Hämolyse, Fragmentozyten, neurologische Symptomatik
Posttransfusionelle Thrombozytopenie	Meist Frauen, Antikörper gegen Fibrinogenrezeptor etwa eine Woche nach Bluttransfusion
HELLP-Syndrom	Hämolyse, Leberwerte, abdominelle Beschwerden

Tab. 21.2 4T-Test zur HIT-Diagnostik

HIT-Verdachtskriterium	2 Punkte	1 Punkt	0 Punkte
Thrombopenie	Niedrigster Wert > 20/nl und Abfall um > 50 %	Niedrigster Wert 10–19/nl oder Abfall um 30–50 %	Niedrigster Wert < 10/nl oder Abfall um < 30 %
Tag des Auftretens	An Tag 5–10 oder Tag 1 nach früherer Heparintherapie (innerhalb von 30 Tagen)	Unbekannt, aber könnte zu HIT passen	Vor Tag 4 (keine Heparintherapie in den letzten 2–3 Monaten)
Thrombosen oder andere Komplikationen	Gesicherte neue Thrombose, Hautnekrosen, anaphylaktische Reaktion nach Heparinbolus	Rezidivierende oder fortschreitende Thrombose, V.a. Thrombose oder nicht nekrotische Hautläsionen	Keine Komplikationen
Andere (o**T**her) Gründe für Thromboyztenabfall	Keine	Denkbar	Definitiv
Score			
Werte von 0–3 haben einen hohen negativen prädiktiven Wert. Die Wahrscheinlichkeit für relevante HIT-Antikörper liegt dann unter 2 %.			

- **ELISA:** PF4/Heparin-Komplexe auf einer Plastikfolie werden mit verdächtigem Blut benetzt. Sind HIT-Antikörper in der Probe vorhanden kommt es zu Bindung. Anschließend werden die gebundenen HIT-Antikörper über eine zweite Reaktion sichtbar gemacht.
  - Vorteil: alle HIT-AK werden erfasst, bei negativem Test ist eine HIT nahezu ausgeschlossen.

- Nachteil: funktioniert nur mit PF4 nicht mit möglichen anderen HIT-Antigenen (z.B. IL-8).

5. Therapie

- Heparin muss sofort abgesetzt und am Patientenbett ein Warnhinweis angebracht werden („Kein Heparin – HIT“).
- Die Antikoagulation erfolgt mit nicht kreuzreagierenden Antikoagulanzien, wie Danaparoid, Fondaparinux, Lepirudin oder Argatroban.
- Innerhalb von 48 Stunden nach Absetzen von Heparin Thrombozyten transfundieren.

Merke

- Bei HIT niemals niedermolekulare Heparine verabreichen.
- Bei HIT niemals hoch dosiert Vitamin-K-Antagonisten verabreichen. Der passagere Protein-C-Mangel führt zu Mikrothromben bei noch nicht ausreichender antikoagulatorischer Wirkung.

6. Andere Erscheinungsformen

Die HIT I ist ein nicht immunologischer Prozess durch direkte Interaktion von Heparin mit Thrombozyten, der unmittelbar nach Therapiebeginn einsetzt und fast ausschließlich unter therapeutischer Dosierung auftritt. Selten kommt es zu Thrombozytenzahlen unter 100/nl. Der Effekt ist nach Absetzten voll reversibel und verläuft, im Gegensatz zur HIT II (Letalität 20 %), komplikationslos.

Zusammenfassung

Die HIT II ist ein relativ seltenes aber dramatisch verlaufendes Krankheitsbild. Der **Pathomechanismus** beruht auf einer Antikörperbildung gegen PF4-Heparin-Komplexe. **Leitsymptome** sind ein Thrombozytenabfall um mehr als 50 % zwischen dem 5. und 10. Therapietag sowie arterielle und venöse thrombotische Ereignisse unter Antikoagulation. Die **Diagnose** wird in den meisten Fällen klinisch gestellt, als Hilfsmittel dienen Scoring-Systeme. Die laborchemische Diagnose erfolgt mittels HIPA-Test oder ELISA. Dringlichste **therapeutische** Maßnahme ist das Absetzen von Heparinen (UFH und NMH) und die Antikoagulation mit alternativen Pharmaka.

22

Postoperative Agitation

Anamnese

Sie werden von der Anästhesieschwester in den Aufwachraum gerufen: Ein Patient liege nach einer Blinddarmoperation völlig agitiert im Bett und sei nicht zu führen. Als Sie in den Aufwachraum kommen, hören Sie schon, wie Herr Ruprecht laut darum bittet, endlich aus dem Zoo entlassen zu werden. Die Arme sind nach oben gestreckt und die Hände des Patienten greifen nach unsichtbaren Dingen in der Luft. Laut Narkoseprotokoll ist der 58-jährige Patient leicht adipös (88 kg, 175 cm), hat einen arteriellen Hypertonus und an Voroperationen bereits eine Cholezystektomie und eine Leistenhernien-OP rechts. Medikamente nimmt er nicht regelmäßig ein. Das präoperative Labor zeigt als einzige Auffälligkeiten Leukozyten von 13,7/nl und ein CRP von 3,12 mg/dl. Die Narkose verlief als problemlose Intubationsnarkose mit 0,2 mg Fentanyl, 180 mg Propofol und 80 mg Succinylcholin zur Intubation, die Weiterführung mit Sevofluran, zum Hautschnitt mit erneuter Gabe von 0,1 mg Fentanyl und 12 mg Mivacurium. Die OP-Dauer betrug etwa 25 min. Am OP-Ende war bei suffizienter Spontanatmung eine problemlose Extubation möglich, intraoperativ wurde 1 g Metamizol als Kurzinfusion verabreicht. Flüssigkeitsbilanz: Ausfuhr 0 ml, Einfuhr ca. 300 ml Vollelektrolytlösung. Bei der Aufnahme im Aufwachraum war der Patient noch schläfrig aber erweckbar und kreislaufstabil (RR 133/71 mmHg, HF 91/min, SpO_2 96 % unter Raumluft). Nach 30 Minuten kam es zu der zunehmenden Agitation und Unruhe.

Untersuchungsbefund

Herz, Lunge und Abdomen klinisch unauffällig. RR jetzt 156/89 mmHg, HF 109/min, SpO_2 98 %, Temperatur 37,1 °C. Haut: trocken, Gesicht gerötet. Pupillen: weit, isokor, Lichtreaktion positiv. Patient zeitlich und örtlich desorientiert. Die Frage nach Schmerzen verneint er.

1. **Welche Differenzialdiagnosen kommen infrage?**
2. **Welche Verdachtsdiagnose stellen Sie? Begründen Sie.**
3. **Welche Pathophysiologie wird für Ihre Verdachtsdiagnose angenommen?**
4. **Durch welche Medikamente kann Ihre Verdachtsdiagnose ausgelöst werden?**
5. **Wie behandeln Sie, sofern Ihre Verdachtsdiagnose zutrifft? Erläutern Sie die Wirkung des Medikaments.**

1. Differenzialdiagnosen

- **Opioidüberhang:** äußert sich durch eine Vigilanzminderung bis hin zum Koma, Miosis und Atemdepression. Die Agitation des Patienten und die weiten Pupillen sprechen gegen diese Diagnose.
- **Restwirkung des Narkotikums:** kann sich durch Somnolenz sowie durch Desorientierung und Erregung äußern. Dagegen sprechen bei den verwendeten Anästhetika die Halluzinationen. Einzig bei Ketamin könnten akustische, visuelle und propiozeptive Halluzinationen auftreten, da es zu einer dissoziativen Anästhesie führt.
- **Relaxanzienüberhang:** äußert sich durch Unruhe, Tachykardie und Hypertonie sowie evtl. mit Tachypnoe und kleinen Atemzugvolumina, Atemnot und Angst. Die vorhandene Muskelkraft lässt diese Diagnose unwahrscheinlich erscheinen.
- **Respiratorische Störungen** (Hypoxie, Hyperkapnie) können sich durch Unruhe und Tachykardie äußern, sowie bei Hyperkapnie durch Vigilanzminderung mit Somnolenz bis zum Koma. Die Halluzinationen und die lautet Stimme sprechen gegen eine relevante Beeinträchtigung der Atmung. Endgültig ausgeschlossen werden kann die Differenzialdiagnose mit einer Blutgasanalyse.
- **Störungen des Wasser- und Elektrolythaushalts:** können je nach Ausprägung zu Desorientierung und Unruhe führen. Da der Elektrolythaushalt präoperativ unauffällig war und Infusionsmenge und -lösung nicht auf eine Störung hinweisen, ist diese Diagnose eher unwahrscheinlich. Elektrolytstörungen werden mittels Laborbestimmung ausgeschlossen. Typischerweise treten sie bei der transurethralen Resektionen der Prostata durch Einschwemmen der Spüllösung, bei Eingriffen mit großen Flüssigkeitsverschiebungen (z.B. Ileus, Massivtransfusion) sowie nach Infusion größerer Mengen von Kochsalzlösung (Folge: hyperchlorämische Azidose) häufiger auf. All dies trifft auf ihren Patienten nicht zu.
- **Neurologische Erkrankungen** können sich durch verschiedene neurologische Veränderungen äußern, z.B. Somnolenz bis Koma, Halbseitensymptomatik, Blick- und Sprachstörungen sowie Wesensveränderungen. Halluzinationen sind keine typischen Symptome einer Blutung oder Ischämie und auch der sonst unauffällige Untersuchungsbefund macht diese Differenzialdiagnose unwahrscheinlich.
- **Durch die Operation** kann es zu Veränderungen der Vigilanz und des Neurostatus kommen. Gerade intrakranielle Operationen und Eingriffe im Hals-Nasen-Ohrenbereich mit der Gefahr der Unterbrechung der intrakraniellen Durchblutung (z.B. Karotisoperationen, Operationen an den Siebbeinzellen) sind mit diesem Risiko behaftet. Da Ihr Patient appendektomiert wurde, scheidet diese Ursache aus.

2. Diagnosestellung

Die Tachykardie, die Mydriasis, die warme trockene Haut, die Halluzinationen und die Agitation sprechen für ein **zentrales anticholinerges Syndrom (ZAS)** mit einer Erregung des zentralen Nervensystems. Dabei handelt es sich jedoch um eine **Ausschlussdiagnose,** sodass zuvor also alle anderen infrage kommenden Differenzialdiagnosen (➤ Antwort 1) ausgeschlossen werden müssen, auch wenn sie, wie hier, eher unwahrscheinlich sind. Für die Diagnosestellung sind außerdem mindestens ein zentrales und zwei periphere Symptome notwendig (➤ Tab. 22.1). Die zentralen Symptome können unterschiedlich ausgeprägt sein und **als Erregung oder Dämpfung des ZNS imponieren.** Dies erschwert die Diagnosestellung zusätzlich.

Tab. 22.1 Symptome des zentralen anticholinergen Syndroms

Zentrale Symptome	Periphere Symptome
ZNS-Erregung	
Agitation	Mydriasis
Angst	Tachykardie
Hyperaktivität	Herzrhythmusstörungen
Unruhe	Trockene, rote Haut (Gesichtsrötung)
Erregbarkeit	Verminderte Speichelproduktion
Konvulsionen	Verminderte Schweißsekretion

Tab. 22.1 Symptome des zentralen anticholinergen Syndroms (Forts.)

Zentrale Symptome	Periphere Symptome
ZNS-Erregung	
Desorientierung	Mydriasis
Halluzination	Harnretention
Schwindel	Reduzierte Darmmotilität
Ataxie	
ZNS-Dämpfung	
Somnolenz	
Koma	
Störung des Kurzzeitgedächtnisses	
Zentrale Hyperpyrexie	

Merke

Zentrale anticholinerge Syndrome, die mit einer Dämpfung des ZNS einhergehen, werden im Klinikalltag häufig übersehen, da die Patienten in der Regel nicht auffallen. Daher wird die Inzidenz oft unterschätzt. Sie liegt laut Literatur nach Allgemeinanästhesien bei 2–9 %.

3. Pathophysiologie

Als pathophysiologisches Korrelat des zentralen anticholinergen Syndroms stellt man sich eine **Imbalance der exzitatorischen und inhibitorischen Neurotransmittersysteme im ZNS** vor. Direkte oder indirekte Acetylcholinrezeptorantagonisten verursachen durch eine verminderte Freisetzung von Acetylcholin im ZNS bzw. die Blockade zentraler muskarinerg-cholinerger Neurone einen relativen **Acetylcholinmangel.** Das Gleichgewicht der Neurotransmitter wird gestört und es kommt zum ZAS. Einschränkend muss man allerdings sagen, dass die genauen pathophysiologischen Abläufe aufgrund der Komplexität der neuronalen Verschaltung bisher nicht bekannt sind.

4. Auslöser ZAS

Als Auslöser des zentralen anticholinergen Syndroms kommen alle Medikamente infrage, welche die Blut-Hirn-Schranke überwinden und das Gleichgewicht der Neurotransmitter beeinflussen. Daher kommen theoretisch **alle Anästhetika** (Injektionsanästhetika wie Barbiturate und Ketamin, Inhalationsanästhetika und Lokalanästhetika) infrage, da die Beeinflussung der Zellkommunikation mit Modulation der inhibitorischen und exzitatorischen Neurone für die Wirkung der Anästhetika verantwortlich ist.

Außerdem kann das ZAS durch alle, **im ZNS anticholinerg wirkenden Medikamente** ausgelöst werden, wie Anticholinergika (Atropin, Scopolamin, Pirenzepin), Neuroleptika (Phenothiazine, Butyrophenone), Opioide, Benzodiazepine, Antihistaminika (H_1- und H_2-Blocker), Alkohol und andere Rauschdrogen.

5. Therapie ZAS

Die **Indikation** zur Therapie des zentralen anticholinergen Syndroms wird abhängig von der subjektiven Einschränkung des Patienten und der vitalen Gefährdung gestellt. Beim ZAS mit ZNS-Dämpfung wird häufig eher zugewartet, während die Indikation zur medikamentösen Therapie bei agitierten Patienten früher gestellt wird. Mittel der Wahl ist in beiden Fällen **Physostigmin (Anticholium®)**, ein ZNS-gängiges indirektes Parasympathikomimetikum. Durch eine tertiäre Stickstoffverbindung ist es lipophil und kann die Blut-Hirn-Schranke im Gegensatz zu den Cholinesterasehemmern mit quartärem Stickstoff (Neostigmin, Pyridostigmin, Distigmin) passieren. Physostigmin hemmt die Acetylcholinesterase und unspezifische Esterasen reversibel und verlängert so die Wirkung von Acetylcholin.

Begonnen wird beim zentralen anticholinergen Syndrom mit 2 mg i.v. und Wiederholung nach 20 Minuten mit 1–4 mg. Die Sicherung der Diagnose erfolgt ex juvantibus, also durch Besserung der Symptome nach Gabe von Anticholium®.

Merke

- Die Nebenwirkungen von Physostigmin entstehen durch die periphere und zentrale Wirkung der erhöhten Acetylcholinkonzentration: Bradykardie, vermehrte Schleim- und Schweißproduktion, Bronchokonstriktion, Übelkeit, Erbrechen und Diarrhö.
- Kontraindiziert ist Physostigmin bei Asthma bronchiale, koronarer Herzkrankheit, mechanischer Obstipation und Harnverhalt.

Zusammenfassung

Beim zentralen anticholinergen Syndrom handelt es sich **pathophysiologisch** um ein Ungleichgewicht der inhibitorischen und exzitatorischen Neurotransmitter durch einen relativen Acetylcholinmangel. Als **Auslöser** kommen alle zentral anticholinerg wirkenden Medikamente infrage. Das zentrale anticholinerge Syndrom ist eine **Ausschlussdiagnose.** Die **Therapie** erfolgt mit **Physostigmin.**

23

Postoperativ verzögertes Erwachen

Anamnese

Sie lösen Ihren Kollegen zur Mittagspause aus und übernehmen die Narkose. Seine Übergabe lautet: „18-jähriger Mann, 75 kg, 180 cm mit Perianalabszess, keine Vorerkrankungen, ASA1, sportlich, trinkt gelegentlich Bier, keine Voroperationen. Die Chirurgen sind schon fertig. Der Patient muss nur noch auf den Rücken gedreht und extubiert werden. Zur Einleitung hatte er 20 µg Sufentanil, 200 mg Propofol und 10 mg Mivacurium. Die Intubation war problemlos. Zum Hautschnitt habe ich bei Herzfrequenzanstieg noch mal 10 µg Sufentanil gegeben. Sevofluran ist schon abgedreht. Du musst nur noch den Frischgasflow erhöhen."

Nach dem Umlagern drehen Sie den Flow hoch und warten darauf, dass die Narkosegaskonzentration abfällt und der Patient anfängt zu atmen. Dabei werfen Sie noch einen Blick auf das Narkoseprotokoll: Die Narkoseeinleitung ist jetzt 40 Minuten her, Auffälligkeiten gab es keine, der Patient war die ganze Zeit über kreislaufstabil. Zur Prämedikation hatte er eine Stunde vor Anästhesiebeginn 1,5 mg Lorazepam p.o. erhalten. Nach weiteren zehn Minuten ist die exspiratorische Konzentration von Sevofluran auf 0,1 Vol% (MAC 0,1) abgeklungen, der Patient aber immer noch nicht wach.

Untersuchungsbefund

Sie platzieren die Elektroden für das Relaxometer über dem Nervus ulnaris und stimulieren den Musculus adductor pollicis. Das Stimulationsmuster Train-of-four ergibt einen von vier Reizen. Die Herzfrequenz steigt während der Maßnahmen ebenso wie der Blutdruck langsam an. Die Pupillen sind weit und reagieren auf Licht.

1. Welche Diagnose stellen Sie aufgrund des TOF-Befunds? Wie erklären Sie sich das Auftreten bei Ihrem Patienten?

2. Erläutern Sie das Prinzip der TOF. Kennen Sie noch einen ähnlichen Test?

3. Welche Therapie leiten Sie ein? Welche Anweisungen bekommt der Patient anschließend?

4. Welche Differenzialdiagnosen wären aufgrund der klinischen Symptomatik infrage gekommen?

5. Wie wären Sie therapeutisch bei den Differenzialdiagnosen aus in Frage 4 vorgegangen?

1. TOF-Befund und Diagnose

Das Ergebnis der Relaxometrie bei Ihrem jungen gesunden Patienten (TOF 1/4) entspricht **einer tiefen neuromuskulären Blockade.** Ursache ist ein **Überhang des applizierten Muskelrelaxans.** Dieser wird vom Patienten als äußerst unangenehm und bedrohlich wahrgenommen. Je nach Restrelaxierung befindet sich der Patient in einem Zustand partieller oder vollständiger Paralyse, die abhängig von der Sedierung bei vollem Bewusstsein wahrgenommen wird. Dieser Stress kann sich durch einen Anstieg der Herzfrequenz und des Blutdrucks äußern. Die Atembemühungen sind insuffizient: Das Atemzugvolumen ist klein und das Atemmuster ähnelt einem Schluckauf (Zwerchfellatmung). Typisch sind auch zuckende, wurmartige, minimale Bewegungen der Extremitäten.

Mivacurium ist ein mittellang wirksames Muskelrelaxans mit einer Eliminationshalbwertszeit von 1–3 min und einer klinischen Wirkdauer von 20–30 min. Die Wirkung der Intubationsdosis (ca. 0,15 mg/kg KG) müsste bei einem gesunden Patienten nach 50 min (40 min Narkose plus 10 min Warten auf das Aufwachen) so weit abgeklungen sein, dass der Patient keinerlei Zeichen einer Restrelaxierung mehr bietet. Mivacurium wird ebenso wie Succinylcholin durch die Plasmacholinesterase abgebaut. Ursache für den verlangsamten Abbau sind ein erworbener Cholinesterasemangel oder eine atypische Cholinesterase:

- **Erworbener Cholinesterasemangel:** entsteht durch Lebererkrankungen, Karzinome, Herzinsuffizienz, Urämie, Mangelernährung und die Dauertherapie mit Cholinesteraseinhibitoren. Die Wirkung von Succinylcholin und Mivacurium ist bei diesen Erkrankungen um bis zu 50 % verlängert.
- **Atypische Cholinesterase:** bei einer angeborenen Mutation der Cholinesterase verlängert sich die Wirkdauer der beiden Muskelrelaxanzien um bis zu mehrere Stunden, abhängig davon, ob der Defekt heterozygot oder homozygot vorliegt.

Da Ihr Patient soweit gesund ist, ist eine atypische Cholinesterase die wahrscheinlichere Ursache für die Wirkungsverlängerung.

2. Prinzip der TOF

Mithilfe eines **Relaxometers** lässt sich klären, ob noch eine Relaxation besteht. Dazu stimuliert man über Elektroden einen peripheren Nerv und beurteilt die dazugehörige Muskelantwort. Der im Klinikalltag am häufigsten stimulierte Nerv ist der N. ulnaris mit der Antwort des M. adductor pollicis. Der Stimulationsreiz muss über der maximalen Reizstromstärke liegen, damit alle Axone des stimulierten Nervs depolarisieren und eine maximale Muskelkontraktion erfolgt. Zur Stimulation wird ein monophasischer Rechteckimpuls von 0,2–0,3 ms Dauer verwendet. Es können Einzelreize, Serienreize oder eine tetanische Stimulation erfolgen. Für die klinische Praxis relevant sind vor allem die **Train-of-four (TOF)** und der **Double burst stimulation (DBS),** es handelt sich dabei um Serienstimulationen (➤ Abb. 23.1).

Beurteilt werden bei der TOF die **Anzahl der erfolgten Muskelantworten** (0 oder 1: tiefe neuromuskuläre Blockade. 4: mäßige bis keine Restrelaxierung) und das Verhältnis von der ersten zur vierten Muskelantwort **(TOF-Ratio).** Je weniger Kontraktionen als Stimulationsantwort kommen bzw. je niedriger die TOF-Ratio ist, desto größer ist die Restrelaxierung. Allerdings fällt es selbst geübten Anwendern schwer, mit der Hand Ermüdungsphänomene zu erkennen, die einer TOF-Ratio von 0,4–0,7 entsprechen, was immer noch eine gefährliche Restrelaxierung bedeutet. Hier hilft die DBS, mit der auch eine Restrelaxierung erkannt wird, die einer TOF-Ratio von 0,8 entspricht. Werden die beiden Muskelantworten in der DBS gleich wahrgenommen, liegt meistens eine adäquate neuromuskuläre Erholung vor.

3. Therapie des Relaxanzienüberhangs

Die adäquate Therapie bei Verdacht auf eine atypische Cholinesterase ist die **Sedierung und Beatmung** bis die Wirkung abgeklungen ist. Zur Diagnosesicherung ist vor Einleitung weiterer spezifischer Maßnahmen eine Blutentnahme indiziert. Wenn sich die Relaxierung weiter erholt, kann man einen Antagonisierungsversuch mit Neostigmin oder Pyridostigmin durchführen.

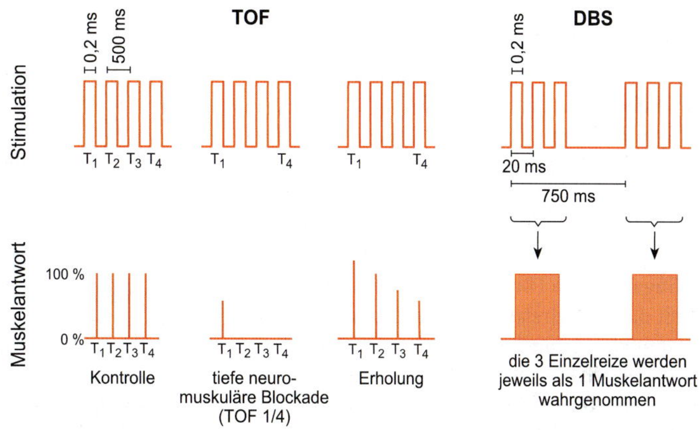

Abb. 23.1 Stimulationmuster TOF und DBS und Muskelantwort.

Der Patient muss bis zur vollständigen Erholung überwacht werden.

Der Patient muss vor Entlassung über die Komplikation aufgeklärt, ihm eine Abklärung im Intervall nahe gelegt und ein **Anästhesieausweis** mit dem Vermerk „atypische Cholinesterase" ausgehändigt werden.

Merke

Die Transfusion von FFP bei atypischer Cholinesterase, um normale Plasmacholinesterase zuzuführen, ist wegen der Gefahr von Transfusionsreaktionen obsolet.

4. Differenzialdiagnosen

- **Restwirkung des Narkotikums** (Sevofluran): Da die Narkosegaskonzentration unter den MAC-Awake abgefallen und der Patient immer noch nicht wach ist, ist diese Ursache nicht die wahrscheinlichste.
- **Opiatüberhang** (Sufentanil): kann durch zu hohe Dosen bezogen auf die Eingriffsdauer, repetitive Gaben (kontextsensitive Halbwertszeit: Verlängerung der Halbwertszeit bei wiederholter oder kontinuierlicher Gabe) oder Opiatgabe kurz vor Ende der Operation zustande kommen. Klinisch äußert sich dies durch Koma, Miosis und Bradypnoe mit tiefen Atemzügen bis zur Apnoe. Teilweise findet man eine Atmung auf Aufforderung (sog. Kommandoatmung).
- **Benzodiazepinüberhang** (Lorazepam): kann nicht nur durch die intraoperative Gabe zustande kommen, sondern auch durch die medikamentöse Prämedikation. Die Gabe von 1,5 mg Lorazepam bei einem jungen gesunden Patienten spricht gegen eine Überdosierung, schließt diese aber auch nicht ganz aus.
- **Neurologische Ursachen** (z.B. Ischämie, Blutung, Embolie, Hirnödem): können durch eine grob orientierende neurologische Untersuchung ausgeschlossen oder verifiziert werden. Von Interesse sind die Pupillenweite, die Pupillenreaktion auf Licht, der Reflexstatus und die Reaktion auf Schmerzreiz. Da ihr Patient jung und gesund ist, sind die anderen Diagnosen wahrscheinlicher.

5. Therapie

Für alle Überdosierungen von Narkosemedikamenten gilt: **Time is non-toxic.** Bevor man also an eine Antagonisierung denkt, sollte die Möglichkeit einer Nachbeatmung und Extubation nach Abklingen der Wirkung in Betracht gezogen werden.

Die **Antagonisierung** erfolgt unterschiedlich:

- **Naloxon** (Narcanti®) wird bei Opiatüberdosierung in Dosierungen von 0,1–0,2 mg (bei 75 kg KG) i.v. verabreicht.

- **Flumazenil** (Anexate®) ist das Mittel der Wahl bei Überdosierungen von Benzodiazepinen. Wacht der Patient nach der Gabe auf, beweist dies die Benzodiazepinüberdosierung als Ursache.
- **Neostigmin** hemmt die Cholinesterase und erhöht die Acetylcholinkonzentration unter anderem auch im synaptischen Spalt. Es wird bei einem Relaxanzienüberhang verwendet. Alternativ kann bei einem Überhang durch Rocuronium und Vercuronium auch **Sugammadex** (Bridion®) gegeben werden. Es schließt die Muskelrelaxanzien ein und inaktiviert sie. Damit können auch tiefe neuromuskuläre Blockaden reversiert werden. Allerdings ist Sugammadex sehr teuer und nicht überall vorhanden. Bei einem Relaxanzienüberhang sollte der Patient zusätzlich sediert werden, damit er die Paralyse nicht bei vollem Bewusstsein wahrnimmt.

Die Erhöhung des Frischgasflows verringert bei **volatilen Anästhetika** die minimale alveoläre Konzentration und beschleunigt die Elimination.

Bei **intravenös verabreichten Narkotika** wie Propofol muss ein Abklingen der Wirkung abgewartet werden.

Merke

Werden **Antagonisten** verwendet, muss der Patient **im Anschluss ausreichend lange überwacht** werden, da einige Medikamente eine längere Wirkdauer haben als die Antagonisten und es nach Abklingen der Wirkung des Antagonisten erneut zu einem Überhang des verabreichten Medikaments kommen kann.

Zusammenfassung

Die **Symptome** bei Relaxanzienüberhang sind häufige, kleine Atemzügen, Unruhe und unkoordinierte Bewegungen. **Ätiologisch** liegt bei diesem Patienten ein **Mangel an Plasmacholinesterase** oder eine **atypische Cholinesterase** zugrunde, wodurch die Wirkdauer von Succinylcholin und Mivacurium um ein Vielfaches verlängert wird. Die **Diagnostik** erfolgt mittels Relaxometrie (Train-of-four, Double Burst Stimulation). Neostigmin und Pyridostigmin sind die **Antagonisten** bei unzureichender Erholung der Muskelkraft, zusätzlich sollte der Patient sediert und beatmet werden. Vecuronium und Rocuronium können außerdem mit Sugammadex reversiert werden.

24

Tonsillektomie bei einem Kind

Anamnese

Sie sitzen in der Prämedikationsambulanz und klären die Mutter der dreijährigen Anna über die Narkose für die bevorstehende Tonsillektomie auf. Anna ist ein munteres Kind, das in der Spielecke herumtollt. Erkrankungen des Herzkreislaufsystems, der Lunge, Nieren, Leber sowie Stoffwechselstörungen sind nicht bekannt. Die Anamnese bezüglich Blutgerinnungsstörungen und Muskelerkrankungen ist leer und laut vorliegendem Impfausweis wurden alle von der STIKO empfohlenen Schutzimpfungen durchgeführt. Operiert wurde Anna bisher nicht, auch in der Familie gab es keinerlei Narkosezwischenfälle. Das einzige Problem sind rezidivierende Entzündungen der Tonsillen, die morgen operativ entfernt werden sollen.

Untersuchungsbefund

Dreijähriges, gesundes Mädchen, normal entwickelt. Herz, Lunge, Abdomen klinisch unauffällig. Mallampati 1, Tonsillen vergrößert, im Kopf-Hals-Bereich keine Lymphknoten tastbar. Herzfrequenz: 112/min, RR 98/45 mmHg, Temperatur: 36,9 °C.

1. **Wie lange vor dem Eingriff darf Anna nichts mehr essen?**

2. **Welche Möglichkeiten der Narkoseeinleitung gibt es? Wann ist welche Form indiziert und wie gehen Sie jeweils vor?**

3. **Nennen Sie die anatomischen Besonderheiten, die bei Kindernarkosen von Relevanz sind.**

4. **Was sind typische Komplikationen bei Kindernarkosen? Wie lassen Sie sich verhindern?**

5. **Welche speziellen Gefahren drohen bei HNO-Eingriffen?**

1. Nüchternheit

Klare Flüssigkeiten (Wasser und Tee) sind laut Richtlinie der deutschen Gesellschaft für Anästhesie und Intensivmedizin unabhängig vom Alter (also vom Säugling bis zum Erwachsenen) bis zu zwei Stunden präoperativ erlaubt. Für Kinder, die älter als ein Jahr alt sind, gelten die gleichen Nüchternheitsrichtlinien wie für Erwachsene: Für fett- (Milch) und säurehaltige (Saft) Flüssigkeiten sowie feste Speisen sollte eine Nahrungskarenz von 6 h eingehalten werden. Demnach darf Anna bis 6 h präoperativ essen und bis 2 h vor der Operation Wasser oder Tee trinken.

2. Narkoseeinleitung

Kindernarkosen können intravenös oder inhalativ eingeleitet werden. Dies hängt von der Grunderkrankung und dem Vorhandensein eines intravenösen Zugangs ab:

- **Intravenöse Einleitung:** bei Kindern, die bereits einen i.v. Zugang haben oder bei denen man Atemwegsschwierigkeiten erwartet. Eine absolute Indikation ist Aspirationsgefahr. Um den Venenpunktionsschmerz zu mindern, kann man rechtzeitig vorher EMLA®-Salbe auftragen lassen. Als Induktionsnarkotikum wird meistens Propofol in Kombination mit einem Opioid wie Fentanyl, Sufentanil oder Remifentanil verwendet plus ggf. einem Muskelrelaxans. Der Ablauf der intravenösen Einleitung bei Kindern entspricht dem bei Erwachsenen.
- **Inhalative Einleitung:** Nüchterne Kinder unter zehn Jahren werden oft inhalativ eingeleitet. Hierfür atmet das Kind über eine dicht sitzende Atemmaske ein Gemisch aus Sauerstoff und Sevofluran 8 Vol%. Wenn das Kind schläft legt die Anästhesiepflegekraft den i.v. Zugang oder übernimmt die Maskenbeatmung. Zu diesem Zeitpunkt kann die Sevoflurankonzentration auf etwa 3 Vol% reduziert werden. Solange das Kind spontan atmet, kommt es auch unter hohen Sevoflurankonzentrationen zu keiner wesentlichen Kreislaufdepression, da es unter hohen Sevoflurankonzentrationen im Blut zu einer Hypoventilation kommt. Bei Maskenbeatmung muss allerdings die Sevoflurankonzentration reduziert werden. Sevofluran ist als einziges volatiles Anästhetikum zur inhalativen Einleitung geeignet, da es weder übel riecht noch die Atemwege reizt. Nach Anlage eines i.v. Zugangs werden die Narkosemedikamente gespritzt und anschließend die Atemwege gesichert.

Generell ist bei der Einleitung von Kindernarkosen eine **medikamentöse Prämedikation** z.B. mit Midazolam wichtig, um Stress und Angst während der Narkoseeinleitung zu vermeiden. Auch kann die **Anwesenheit eines Elternteils** während der Einschlafphase hilfreich sein und Vertrauen schaffen. Die Ein- und Ausleitung sollte in einer **ruhigen Atmosphäre** stattfinden und sich eine Person immer um das Kind kümmern. Das Kind darf nie unbeobachtet sein. Frühzeitig sollte man den **Wärmeerhalt** denken und das Kind mit warmen Decken zudecken sowie den OP-Tisch und -Saal aufheizen.

Bei der Tonsillektomie handelt es sich um einen elektiven Eingriff ohne erhöhtes Aspirationsrisiko, es sind also beide Einleitungsformen möglich, allerdings kann durch die vergrößerten Tonsillen die Maskenbeatmung erschwert sein.

3. Anatomische Besonderheiten

- **Atemwege:** Die Intubation ist etwas schwieriger als bei Erwachsenen, da Kinder eine größere Zunge und eine weiche, U-förmige Epiglottis haben. Außerdem ist der Hinterkopf relativ groß, sodass es leichter zur Verlegung der oberen Atemwege kommt. Der Kopf wird deshalb zur Maskenbeatmung und Intubation bevorzugt in Neutralstellung oder in Schnüffelposition gelagert.
- Die **engste Stelle der Trachea** ist nicht wie bei Erwachsenen auf Stimmbandebene sondern subglottisch. Auch wenn der Tubus problemlos die Stimmbänder passiert, kann er zu groß sein und starken Druck auf die Schleimhaut des Krikoids ausüben. Ein ungeblockter Tubus sollte bei Beatmungsdrücken von 20–25 mbar undicht werden, sind höhere Drücke notwendig bis eine Leckage auftritt, ist der Tubus zu groß gewählt. Geblockte Tuben werden in

aller Regel erst ab dem achten Lebensjahr verwendet, um Druckschäden zu vermeiden. Eine Cuffdruckmessung ist bei geblockten Tuben immer indiziert
- **Beatmung:** Durch die verminderte funktionelle Residualkapazität kommt es während Apnoephasen trotz vorheriger Präoxygenierung schnell zu Sättigungsabfällen.
- Die **Dehnbarkeit der Lunge** (Compliance) ist vermindert und der Atemwegswiderstand erhöht, sodass oft höhere inspiratorische Beatmungsdrücke notwendig sind.
- Der **Hauptatemmuskel** bei Kindern ist das Zwerchfell. Durch einen luftgefüllten Magen, Meteorismus oder Ileus kann unter Spontanatmung eine Ateminsuffizienz auftreten, aber auch die Beatmung deutlich erschwert sein.
- **Herz-Kreislauf-System:** Die Regulation des Herzzeitvolumens erfolgt bei Säuglingen überwiegend über die Herzfrequenz. Der Grund hierfür ist der durch die physiologische Hypertrophie im fetalen Blutkreislauf relativ steife rechte Ventrikel. Eine Steigerung des Schlagvolumens ist somit nur eingeschränkt über eine Zunahme der Kontraktilität möglich. Bradykardien sind somit zu vermeiden, da gleichzeitig das Herzzeitvolumen abnimmt und vitale Organe in der Folge minderperfundiert werden. Die Herzfrequenz ist im Vergleich zum Erwachsenen erhöht, der Blutdruck verringert. Eine intraoperative Hypertonie ist in aller Regel ein Zeichen für unzureichende Narkosetiefe.
- **Temperaturregulation:** Kinder kühlen durch die im Verhältnis zum Gewicht größere Körperoberfläche schneller aus. Bei Kindernarkosen sollte immer auf den Wärmeerhalt geachtet werden (z.B. durch warme Decken, Warmtouch, angewärmte Infusionen, Aufwärmen des OP-Saals). Bei Säuglingen ist zudem das Kältezittern uneffektiv, die Wärmeproduktion findet im braunen Fettgewebe statt.
- **Flüssigkeitshaushalt:** Das intravasale Volumen von Kindern ist zwar im Verhältnis zum Körpergewicht etwas höher, absolut gesehen aber deutlich geringer als bei Erwachsenen. Durch eine inadäquate Infusionstherapie kann es somit leicht zu Hypo- oder Hypervolämie kommen. Altersabhängig kommen deshalb Spritzenpumpen oder Infusionssysteme mit Tropfenzähler zum Einsatz.

4. Typische Komplikationen

- **Postoperative Übelkeit und Erbrechen (PONV):** meist harmlos, aber oft sehr störend, daher bei entsprechender Disposition Prophylaxe z.B. mit Dexamethason oder Dimenhydrinat. Auch eine total intravenöse Anästhesie reduziert die Inzidenz von PONV.
- **Stridor** durch den kleineren Trachealdurchmesser bereits bei geringer Schwellung der Schleimhaut, wenn durch einen zu dicken Tubus, erhöhten Cuffdruck oder rabiate Intubationsversuche die Schleimheut gereizt oder verletzt wird und anschwillt.
- **Agitation beim Aufwachen:** meist durch Schmerzen, Durst, Hunger, Angst und das Aufwachdelir nach Desfluran/Sevoflurannarkose. Prophylaktisch wirken eine gute Prämedikation, eine ruhige freundlich Atmosphäre bei der Narkoseeinleitung mit einer bekannten Bezugsperson (Mama), und eine adäquate Analgesie.

5. Besonderheiten bei HNO-Eingriffen

- Durch die Operation können auch die Luftwege betroffen sein.
- Anästhesist und Operateur konkurrieren um denselben Arbeitsplatz.
- Durch Fixierung des **Endotrachealtubus** an einem Zungenspatel, den der Operateur nach der Intubation platziert, kann sich die Tubuslage bei jeder Manipulation am Spatel ändern und muss deshalb kontrolliert werden.
- Bei Eingriffen am Ohr kommt es regelmäßig zu **PONV,** deshalb sollte hier eine Prophylaxe durchgeführt werden.
- Ein **Laryngospasmus** entsteht durch Wundblut oder Speichel nach Tonsillektomien oder Adenektomien, die Richtung Epiglottis fließen. Vor der Extubation daher Mund und Rachen vorsichtig mit ei-

nem weichen Absaugkatheter absaugen. Keine Extubation in der Exzitationsphase, da dies ebenso wie Manipulationen im Mund-Rachen-Bereich bei flacher Narkose zu einem Laryngospasmus führt. Zur Extubation sollte das Kind wach sein und wird danach in die stabile Seitenlage gebracht werden, damit Wundsekret und Speichel abfließen können.

- **Nachblutungen** nach Tonsillektomien können früh innerhalb der ersten Stunden aber auch noch eine Woche postoperativ auftreten, wenn sich der Wundschorf ablöst. Deshalb werden diese Operationen auch heute noch in aller Regel stationär durchgeführt. Kommt es zur Nachblutung ist häufig die Intubation erschwert, da sich im Mund-Rachen-Bereich Blut angesammelt hat. Auch ist der wahre Blutverlust schwer abzuschätzen, eine Kontrolle der Laborwerte (Blutbild und Gerinnung) sollte deshalb unbedingt durchgeführt werden.

Zusammenfassung

Die **Einleitung** bei Kindernarkosen kann sowohl inhalativ als auch intravenös erfolgen. Die Intubation und Beatmung ist bei Kindern aufgrund der **anatomischen Besonderheiten** etwas schwieriger und bedarf einer gewissen Übung. Bradykardie sind zu vermeiden, weil hierdurch das Herzzeitvolumen bei Säuglingen und Kleinkinder abfällt. An den **Wärmeerhalt** muss von Anfang an gedacht werden. Die Inzidenz der **postoperativen Agitation** lässt sich durch eine gute Prämedikation, eine ruhige Atmosphäre, die Anwesenheit der Mutter und eine gute Schmerztherapie verringern. **Eingriffe im Hals-Nasen-Ohren-Bereich** bergen gewisse Risiken, da Operateur und Anästhesist um den Nasen-Rachen-Bereich konkurrieren und intraoperativ der Zugang zu den Atemwegen deutlich erschwert ist. **Nachblutungen** nach Tonsillektomien können auch noch in der Spätphase der Wundheilung auftreten und sind dann ein akuter Notfall.

25

Luftnot nach Gastroskopie

Anamnese

Als Sie am Dienstag nach einem verlängerten Wochenende Ihren Dienst auf der Intensivstation antreten, finden Sie dort eine neue Patientin, die bereits am Freitagnachmittag notfallmäßig aufgenommen wurde. Laut Akten wurde sie wegen eines blutenden Ulcus ventriculi gastroskopiert und hatte unter großzügiger Analgosedierung fulminant aspiriert. Wegen der schweren Dyspnoe war sie sofort auf die Intensivstation gekommen, ohne die Blutung zu stoppen. Bei Aufnahme war die Patientin tief zyanotisch, die periphere Sauerstoffsättigung lag bei 73 %, die Herzfrequenz bei 124/min. Über der Lunge hörte der diensthabende Kollege laute, brodelnde Rasselgeräusche. Während der Endoskopie betrug der Blutdruck 85/50 mmHg. Noch während Sie in den Unterlagen lesen, werden Sie von einem Intensivpfleger zu der Patientin gerufen, da diese plötzlich zyanotisch sei, auch der Kreislauf sei plötzlich instabil geworden. An der maschinellen Beatmung sei die Patientin, so erfahren Sie, nunmehr seit drei Tagen.

Untersuchungsbefund

50-jährige, massiv adipöse Patientin. **BGA:** paO_2 58 mmHg, ein pCO_2 62 mmHg, FIO_2 70 %. Die angefertigte **Röntgenaufnahme** zeigt fleckige, bilaterale, schmetterlingsförmige Verschattungen.

1. **Welche Akutmaßnahmen hatte der Kollege am Freitag ergriffen?**

2. **Wie lautet Ihre Verdachtsdiagnose bezüglich der aktuellen Situation? Wie begründen Sie sie?**

3. **Welche Ursachen kann das vermutete Krankheitsbild noch haben?**

4. **Welche Pathogenese hat das vermutete Krankheitsbild?**

5. **Wie behandeln Sie dieses Krankheitsbild?**

6. **Wie gehen Sie vor, um diese Patientin vom Beatmungsgerät zu entwöhnen?**

1. Akuttherapie

Die Patientin hatte unter abgeschwächter Vigilanz und herabgesetzten Schutzreflexen (Analgosedierung) eine **massive Aspiration** von Blut und saurem Mageninhalt erlitten. Wegen der akuten respiratorischen Insuffizienz musste sie **sofort endotracheal intubiert** und **maschinell beatmet** werden. Außerdem musste sie für eine adäquate Oxygenierung unverzüglich nach Intubation endotracheal abgesaugt werden. Dabei hat der Kollege hoffentlich daran gedacht, unter sterilen Bedingungen eine Trachealsekretprobe für die mikrobiologische Untersuchung zu asservieren, um eine gezielte antibiotische Therapie der zwangsläufig folgenden **Aspirationspneumonie** zu ermöglichen.

Da außerdem die gastrale Blutung noch nicht gestoppt war, musste anschließend die zuvor unterbrochene Gastroskopie fortgeführt werden, um einen lebensbedrohlichen Blutverlust zu verhindern. Parallel dazu erfolgten kreislaufstabilisierende Maßnahmen mit Volumensubstitution, bei einem bei Hb < 7 mg/dl werden Erythrozytenkonzentrate gegeben, bei einem MAD < 70 mmHg Katecholamine. Bei Anzeichen der Verbrauchskoagulopathie Ersatz von Gerinnungsfaktoren. Gleichzeitig erfolgen ein erweitertes hämodynamisches Monitoring (ZVK, direkte RR-Messung) sowie eine kalkulierte Antibiotikatherapie.

2. ARDS

Die Patientin leidet unter einem akuten progressiven Lungenversagen (engl. **Acute Respiratory Distress Syndrome, ARDS),** die Vorstufe hierzu ist die **akute Lungenschädigung** (ALI, Acute Lung Injury).

Die Diagnose des ARDS ist an klare Kriterien gebunden:

- Akutes Lungenödem, das nicht durch Linksherzversagen verursacht ist.
- Bilaterale Infiltrate im Röntgenbild **(„Schmetterlingsfigur").**
- Hochgradig **eingeschränkte Oxygenierung:** Der Quotient aus arteriellem pO_2 und der Konzentration des eingeatmeten Sauerstoffs (FiO_2) liegt unter 200 (Horovitz-Index). **In diesem Fall:** pO_2 = 62 mmHg, FiO_2 = 0,7 (= 70 %), Quotient = 88,6 (schwere Oxygenierungsstörung).

Merke

Eine akute Lungenschädigung (ALI) ist durch einen Horovitz-Index von unter 300 definiert.

3. Ursachen des ARDS

- **Direkte Lungenschädigung:** durch Aspiration von Magensaft, Süß- oder Salzwasser, Pneumonie, Lungenkontusion, Inhalationsverletzung (z.B. Rauchvergiftung).
- **Schädigung durch extrapulmonale Prozesse:** Schock, Sepsis (etwa in 25 % ARDS), disseminierte intravasale Gerinnung, Massentransfusionen (v.a. FFPs, TRALI), Pankreatitis.

4. Pathogenese des ARDS

Durch Trauma (Einblutung ins Parenchym), Schock (Minderperfusion der Alveolen) oder toxische Substanzen (Lipase, Rauchgase, Süßwasser) kommt es zur **Störung der Alveolarschranke** und **erhöhter Permeabilität der Lungenkapillaren.** Im darauf folgenden **interstitiellen Lungenödem** strömen neutrophile Granulozyten ins Alveolarbett. Während der unspezifischen Entzündungsreaktion wird durch weitere Entzündungsmediatoren das kapilläre Leck vergrößert, es kommt zum **alveolären Lungenödem.** Durch Proteasen, Sauerstoffradikale etc. wird der Surfactant, der die Alveolen durch Herabsetzen der Oberflächenspannung offen hält, zerstört. Durch die Menge an kollabierten Alveolen kommt es zu großen **Atelektasen** (nicht belüftete Lungenareale). Durch den **Euler-Liljestrand-Mechanismus** (hypoxisch-pulmonale-Vasokonstriktion) werden nicht belüftete Lungenbezirke auch von der Perfusion ausgenommen. Das Blut wird zugunsten der noch belüfteten Areale umverteilt und der pulmonalarterielle Druck steigt an, was zu einer massiven **Rechtsherzbelastung** führt. Ferner bleiben Oxydationsprodukte und Mikroorganismen in den nicht belüfteten Bezirken zurück, was weitere Entzündungsvorgänge unterhält.

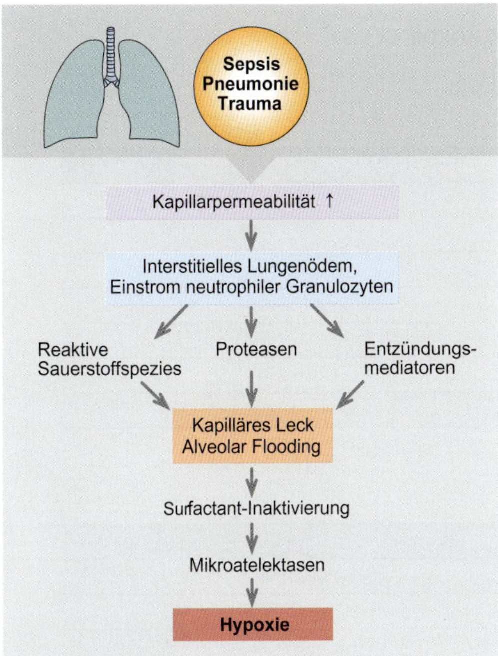

Abb. 25.1 Pathogenese des ARDS.

5. Therapie des ARDS

- **Bekämpfung der Ursachen:** Die auslösende Ursache muss konsequent behandelt werden (z.B. Schockbekämpfung, Sepsisbekämpfung, Korrektur einer DIC).
- **Lungenprotektive Beatmung:** Frühzeitige Beatmung mit ausreichend hohem **PEEP** (Positive End Expiratory Pressure). Die Beatmung sollte mit Atemhubvolumina von maximal 6 ml/kg (Idealgewicht) erfolgen. Bei höheren Volumina kann es zu einem Volutrauma kommen. (Die Alveolen werden ständig gegeneinander verschoben, kollabieren und werden wieder aufgedehnt, die dabei auftretenden Scherkräfte können durch Einblutung in die Alveolarmembran weitere Schäden verursachen.) Vermeidung eines Spitzendruckes über 30 mmHg, Zielwert ist ein SaO_2 von 90–95 %. Hierbei kommt es zur sog. **permissiven Hyperkapnie,** es werden pCO_2-Erhöhungen bis 100 mmHg toleriert. Sobald möglich, sollte auch die Spontanatmung des Patienten einbezogen werden.
- **Unterstützende Therapie:**
  - **Lagerungstherapie:** Wechsel von Bauch- und Rückenlagerung mit dem Ziel, die Belüftung aller Bezirke zu garantieren.
  - **Flüssigkeitsbilanzierung** zur Vermeidung hoher zentralvenöser Drücke.
  - **Glukokortikoide** im fibroproliferativen Spätstadium der Erkrankung.
  - In schwersten Einzelfällen kann die **extrakorporale Membranoxygenierung** (ECMO, ILA) erwogen werden. Dabei wird das Blut nach Kanülierung von Arterie und Vene außerhalb des Körpers entlang des Druckgefälles oxygeniert und das CO_2 eliminiert.

Merke

- Die Gabe von inhalativem Surfactant ist bei Erwachsenen nicht indiziert.
- Die inhalative NO-Gabe hat in bisherigen Studien keine Reduktion der Mortalität zeigen können.

6. Entwöhnung (Weaning)

Die Beatmung sollte täglich mit einem **Weaning-Protokoll** (➤ Abb. 25.2) evaluiert werden, um frühzeitig den Zeitpunkt für eine mögliche Extubation herauszufinden. Es hat sich in zurückliegenden Studien als vorteilhaft erwiesen, Patienten mit ARDS oder anderen schwerwiegenden pulmonalen Störungen frühzeitig zu tracheotomieren. Nach der **Tracheotomie** kann die Entwöhnung vom Beatmungsgerät beginnen.

Nachteil des Endotrachealtubus:

- Vom wachen Patienten nicht toleriert (Hustenreiz und Würgereiz wegen Larynx- und Glottisreizung) → hoher Bedarf an Sedativa (unerwünschte Arzneimittelwirkungen möglich).
- Bei langer Liegedauer des Tubus Ulzerationen und Infektionen im Mund-Rachen-Raum.
- Nasale Tubuslage ist mit einer hohen Inzidenz an Sinusitiden vergesellschaftet → weitere Sepsisquelle.
- Spontanatmung aufgrund des hohen Totraums kaum möglich → frühzeitige Erschöpfung.

Weaning-Protokoll

Tägliche Evaluation bei Patienten, die > 24 h beatmet sind

Bereit für Weaning?

Parameter	Ja	Nein	Begründung
Patient ist wach (RASS > –2)			
Temperatur < 38 °C			
Dobutamin < 5 µg/kg/min			
Noradrenalin < 0,1 µg/kg/min			
PEEP < 10 mbar			
FIO_2 < 0,6			
paO_2 > 60 mmHg			

Wenn alle Fragen mit JA beantwortet sind →

Bereit für Spontanatemtest?

Parameter	Ja	Nein	Begründung
Patient ist wach (RASS > –2)			
Temperatur < 38 °C			
Dobutamin < 5 µg/kg/min			
Noradrenalin < 0,1 µg/kg/min			
PEEP ≤ 8 mbar			
Atemfrequenz < 30/min			
AZV > 5 ml/kg KG			
paO_2/FIO_2 > 200			
AF / AZV < 105			
Hustenreflex?			

Wenn alle Fragen mit JA beantwortet sind →

Rapid Shallow Breathing Index (RSBI)
30 min Spontanatmung unter CPAP mit Peep < 8 mbar

Parameter	Ja	Nein	Begründung
AF / AZV < 105			

Wenn alle Fragen mit JA beantwortet sind →

Extubation

Erfolgreich ☐

Nicht erfolgreich ☐

Abb. 25.2 Beispiel für ein Weaning-Protokoll.

Vorteile der Tracheotomie:

- Heutzutage mit geringem Aufwand als perkutane Punktions- oder Dilatationstracheotomie auf der Intensivstation durchführbar.
- Verkürzt signifikant die Beatmungsdauer und somit den Aufenthalt auf der Intensivstation.
- Auch wenn die pulmonale Störung noch besteht, kann der tracheotomierte Patient im wachen Zustand eine apparative Beatmung tolerieren.
- Normale Nahrungsaufnahme möglich.

Am Ende der Respiratortherapie kann ein sog. **„T-Stück"** auf die Trachealkanüle aufgesteckt werden, über das der Patient spontan atmend O_2 erhält. Toleriert der Patient das für mehr als 24 Stunden, kann er dekanüliert werden.

Zusammenfassung

Ein ARDS ist eine schwere respiratorische Erkrankung, die durch eingedrungene Noxen und die nachfolgende Entzündungsreaktion an der alveolo-kapillären Membran zu Flüssigkeitseinstrom und Gasaustauschstörung führt. Die **Diagnose** stützt sich auf den radiologischen Nachweis von Infiltraten, einen pathologischen Oxygenierungsindex sowie die typische Klinik des Lungenödems. Die **Therapie** erfolgt frühzeitig vor allem mit einer lungenprotektiven Beatmungsstrategie und konsequenter Bekämpfung der auslösenden Ursachen. Das **Weaning** ist ein langsamer Prozess, der eine tägliche Reevaluation des Patienten erfordert.

26

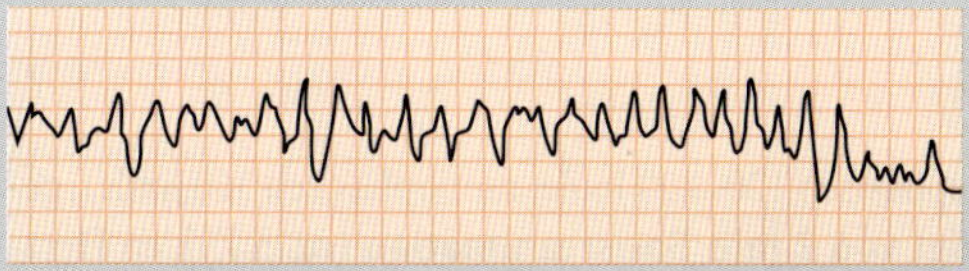

Herzalarm auf internistischer Station

Anamnese

Es ist 5:39 Uhr, Sie haben einen anstrengen Nachtdienst hinter sich und liegen seit einer Stunde im Bett. Über Ihr Diensttelefon kommt die Meldung „Herzalarm auf der kardiologischen Station 58". Auf der Station treffen Sie im Zimmer die Nachtschwester an, die gerade den Notfallkoffer aufmacht. Bei ihrem morgendlichen Rundgang habe sie den Patienten nicht ansprechbar im Bett angetroffen und sofort den Herzalarm ausgelöst. Die Schwester berichtet noch, dass bei dem Patienten Probleme mit dem Herzen bekannt seien, was genau wisse sie in der Aufregung nicht.

Untersuchungsbefund

Im Bett liegt ein etwa 75- bis 80-jähriger regloser Mann, der sehr selten nach Luft schnappt. Nachdem der Anästhesiepfleger mit dem Defibrillator eingetroffen ist, legen Sie die Pads auf und sehen folgende Ableitung (➤ Bild).

1. **Welche Maßnahmen ergreifen Sie vor Eintreffen des Defibrillators?**
2. **Wie beurteilen Sie das EKG und was tun Sie deswegen?**
3. **Welche weiteren Maßnahmen ergreifen Sie? Welchen besonderen Zugangsweg können Sie nutzen?**
4. **Welche Medikamente können Sie geben? Benennen Sie Indikationen, Wirkungsweisen und Dosierung.**
5. **An welche Ursachen und Therapiemöglichkeiten denken Sie bei längerer Reanimation? (Stichwort: HITS)**
6. **Was versteht man unter milder therapeutischer Hypothermie?**

1. Erstmaßnahmen

Das sehr seltene Schnappen unseres Patienten ist keine normale suffiziente Atmung, sondern **Schnappatmung.** Der Patient hat ein Herz-Kreislauf-Versagen und ist somit reanimationspflichtig. Die Reanimation ist eine Notfallsituation, in der initial streng nach Algorithmus (➤ Abb. 26.1) vorgegangen wird.

Sie gehen nach dem **ABC-Schema** (Airway, Breathing, Circulation) vor. Zuerst beurteilen sie die **Vigilanz.** Sie sprechen den Patienten an, fassen ihn an und setzen schließlich einen Schmerzreiz. Reagiert der Patient nicht, kontrollieren Sie die **Atemwege** und entfernen eventuelle Fremdkörper aus dem Mundraum. Um zu verhindern, dass die zurückfallende Zunge die Atmung behindert, überstrecken Sie danach den Kopf und heben den Unterkiefer an. Jetzt kontrollieren Sie, ob der Patient mit freien Atemwegen **atmet.** Ist dies der Fall, bringen Sie den Patienten in die stabile Seitenlage. Wenn keine Atmung feststellbar ist, tasten Sie kurz den Puls des Patienten. Wenn noch ein **Kreislauf** vorhanden ist, beatmen Sie den Patienten, andernfalls beginnen Sie mit der **Basisreanimation** bis ein Defibrillator verfügbar ist. Die wichtigste Maßnahme ist die **Herzdruckmassage,** um eine minimale Perfusion aufrechtzuhalten. Nach fünf Zyklen Basisreanimation (jeweils 30 Herzdruckmassagen und 2 Beatmungen) erfolgt der nächste diagnostische Block. Die Basismaßnahmen müssen durchgeführt werden, bis das technische Equipment bereitsteht, um in den Algorithmus Advanced Cardiac Life Support zu wechseln.

Merke

Selbst für geübtes Personal ist es schwierig, in Stresssituationen die Pulskontrolle sicher durchzuführen. Deshalb wird immer mehr dazu übergegangen, diesen Teil aus dem Algorithmus auszulassen. Stattdessen werden offensichtlich leblose Personen ohne suffiziente Eigenatmung sofort reanimiert.

2. EKG-Befund

Das über den Defibrillator abgeleitete EKG (➤ Bild) zeigt **Kammerflimmern.** Die Therapie der Wahl in dieser Situation ist die sofortige einmalige **Defibrillation** (biphasisch 120–200 Joule, monophasisch 360 Joule), **gefolgt von 2 min Basisreanimation** (ca. 5 Zyklen Herzdruckmassage und Beatmung im Verhältnis 30 : 2). Erst nach diesen Basismaßnahmen erfolgt die **erneute Rhythmusanalyse und Vitalparameterkontrolle.**

3. Weitere Maßnahmen

Parallel zu den Basismaßnahmen sollte dem Patienten ein **intravenöser Zugang** gelegt werden, um Medikamente (➤ Frage 4) verabreichen zu können. Zur Sicherung der Atemwege wird die **Intubation** vorbereitet. Über den Tubus können **einige Medikamente bei fehlendem i.v. Zugang auch endobronchial** verabreicht werden. Dies ist möglich mit Naloxon, Atropin, Diazepam, Epinephrin (= Adrenalin) und Lidocain (Stichwort **NADEL**). Bei der endobronchialen Gabe benötigt man die zwei- bis dreifache intravenöse Dosis. Das Medikament wird mit NaCl auf 10 ml verdünnt und mit 10 ml Luft über einen Absaugkatheter tief endobronchial verabreicht. Danach folgen zwei Beatmungen, damit sich das Medikament besser verteilt.

Nicht vergessen werden sollte eine **Fremdanamnese.** Manchmal ergeben sich hieraus therapeutische Konsequenzen, wie die notfallmäßige Durchführung einer Herzkatheteruntersuchung bei bekannter KHK, eine Lysetherapie bei tiefer Beinvenenthrombose und Verdacht auf Lungenembolie, Blutzuckerkontrolle und -ausgleich, Antidotgabe oder ggf. auch ein Reanimationsabbruch.

4. Medikamente

- **Adrenalin** (z.B. Suprarenin®) ist das Medikament der Wahl bei Reanimationen, da es die peripheren Gefäße verengt. Außerdem wirkt es positiv inotrop, chronotrop und dromotrop und erhöht die ektope Erregungsbildung. Bei Kammerflimmern wird nach der zweiten erfolglosen Defibrillation alle 3–5 Minuten 1 mg i.v. gegeben. Bei pulsloser elektrischer Aktivität und Asystolie erfolgt die erste Adrenalingabe sobald der Patient einen Zugang hat.
- **Amiodaron** (z.B. Cordarex®) hemmt den Kaliumausstrom und verlängert die Refraktärzeit. Es ist bei supraventrikulären und ventrikulären Tachykardien und -arrhythmien sowie bei rezidivierendem Kam-

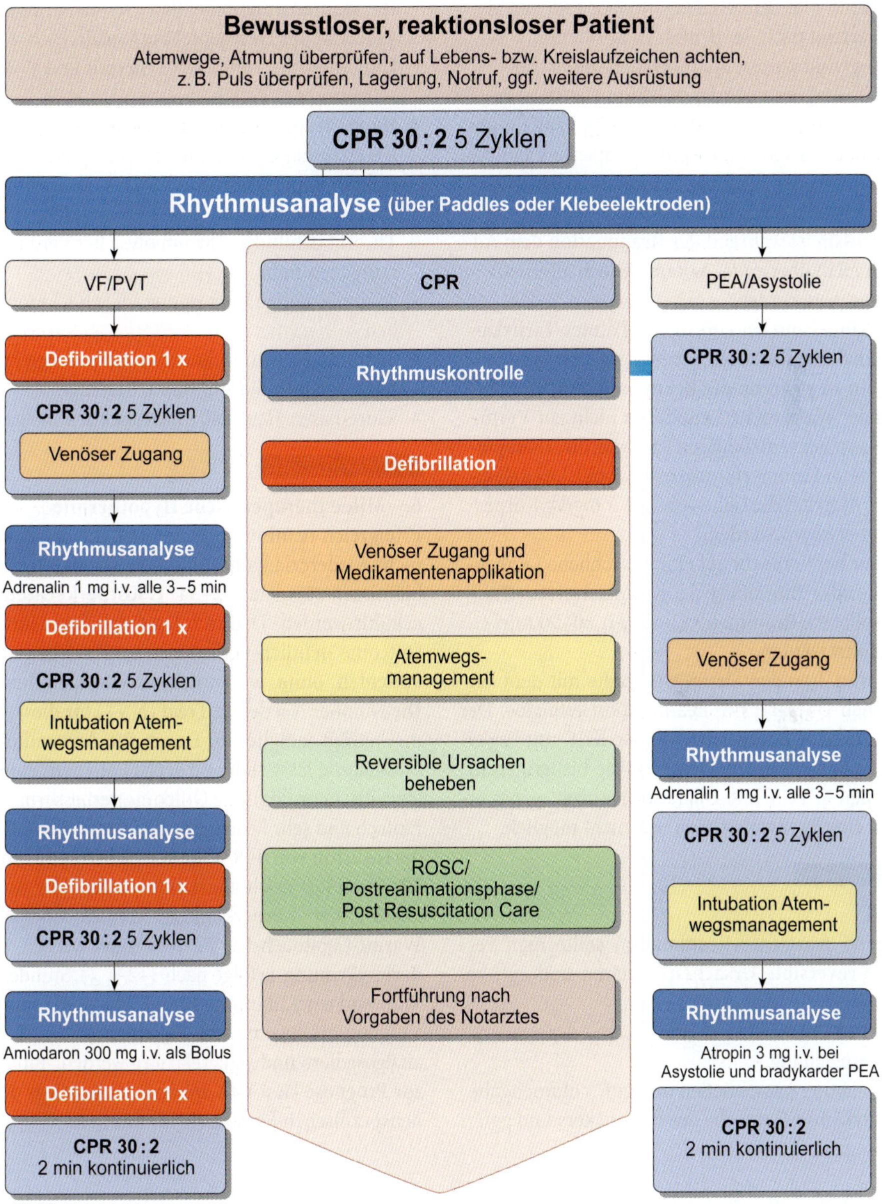

Abb. 26.1 Reanimationsalgorithmus.

merflimmern indiziert. Die erste Gabe (300 mg als Bolus) erfolgt nach der dritten Defibrillation.

- **Atropin** wirkt parasympatholytisch und ist bei Asystolie und bradykarder pulsloser elektrischer Aktivität indiziert. Es werden einmalig 3 mg i.v. gegeben, damit erreicht man eine komplette Vagolyse. Ein Nachweis der Wirkung bei Herzkreislaufstillstand steht allerdings noch aus.
- **Vasopressin** ist während der Reanimation dem Adrenalin nicht überlegen, es kann jedoch alternativ noch gegeben werden.
- **Magnesium** kann bei Torsade-de-Pointes-Tachykardie einmal eine Dosis von 8 mmol gegeben werden.
- **Lidocain** ist während der Reanimation nicht mehr Mittel der Wahl. Steht Amiodaron nicht zur Verfügung kann bei ventrikulärer Tachykardie, therapieresistentem Kammerflimmern oder pulsloser elektrischer Aktivität die Gabe von 1–1,5 mg/kg Körpergewicht erwogen werden.
- **Lyse** nur bei Verdacht auf eine ursächliche Lungenembolie oder Thrombose der Koronaarterien. Danach sollte die Reanimation noch für 60–90 min fortgeführt werden.

Nach 56 min. beenden Sie in Absprache mit dem kardiologischen Oberarzt die Reanimation erfolglos. Der Patient hatte eine hochgradige diffuse KHK mit begleitender Herzinsuffizienz NYHA III. Alle bisherigen Interventionen (PTCA mit Dilatation) waren wenig erfolgreich, eine Bypassoperation war nicht möglich.

5. HITS

Bei längerer frustraner Reanimation sollte man verschiedene **reversible Ursachen** abklären und ggf. behandeln (HITS):

- **H**ypoxie: Kontrolle des Atemwegs und der Beatmungseinstellung.
- **H**ypovolämie: Ausschließen und ggf. Volumengabe.
- **H**ypoglykämie: Kontrolle des Blutzuckers und ggf. Glukosegabe.
- **H**erzbeuteltamponade: Punktion bei dringendem Verdacht auf Herzbeuteltamponade.
- **H**ypothermie: Temperatur messen und Wiedererwärmung des Patienten.
- **H**ypo-/**H**yperkaliämie: präklinisch nicht zu verifizieren, innerklinisch Elektrolytausgleich.
- **I**nfarkt: Reperfusion durch PTCA od. Thrombolyse.
- **I**ntoxikation: Antidotgabe falls möglich.
- **T**hromboembolie: Thrombolyse bei Verdacht auf Lungenembolie.
- **T**rauma: zügige Versorgung im Schockraum anstreben.
- **S**pannungspneumothorax: notfallmäßige Entlastung durch Punktion/Thoraxdrainage.
- **S**äure-Basen-Haushalt: Pufferung nach Blutgasanalyse.

6. Milde therapeutische Hypothermie

Erfolgreich reanimierte Patienten, die das Bewusstsein nicht wiedererlangen, sollten bei stabilen Kreislaufverhältnissen zügig auf **32–34 °C Körperkerntemperatur** gekühlt werden. Dadurch lässt sich das neurologische Outcome deutlich verbessern, es überleben also mehr Patienten ohne wesentliches neurologisches Defizit. Die Number Needed to Treat (NNT) für diese Maßnahme beträgt lediglich 6: Durch die Anwendung dieser Maßnahme lässt sich von sechs Patienten einer retten, bzw. das neurologische Outcome verbessern.

Einfach und sehr kostengünstig können Patienten durch die **Infusion von 4–8 °C kalter Elektrolytlösung** (initial 20–30 ml/kg) rasch abgekühlt werden. Zur Aufrechterhaltung der Körperkühlung können Coolpacks und Warm/-Cooltouch-Geräte verwendet werden. Die **Wiedererwärmung** erfolgt nach (12–) 24 Stunden **passiv.** Während der Kühlphase kann Kältezittern eine effektive Kühlung erschweren, die Patienten sollten deshalb tief analgosediert und ggf. relaxiert werden. Eine Aussage zur Prognose lässt sich anhand des Anstiegs der neuronenspezifischen Enolase (NSE) machen.

Zusammenfassung

Die Reanimation erfolgt streng nach **Algorithmus** (➤ Abb. 26.1). Nach **Kontrolle der Atemwege** und der **Vitalfunktionen** erfolgt bis zum Eintreffen eines Defibrillators eine **Basisreanimation.** Gleichzeitig sollte der Patient mit einem **i.v. Zugang** versorgt und **intubiert** werden. Steht ausreichend Personal zur Verfügung, sollte ein Arzt die **Fremdanamnese** erheben und ggf. daraus therapeutische Konsequenzen ziehen (z.B. Notfall-PTCA). Medikament der Wahl ist weiterhin **Adrenalin. Amiodaron** wird nach der 3. Defibrillation verabreicht. **Atropin** kann bei bradykarder PEA gegeben werden. Erlangt der Patient nach Rückkehr eines spontanen Kreislaufs das Bewusstsein nicht wieder, ist für (12–) 24 Stunden eine **leichte therapeutische Hypothermie** indiziert, um das neurologische Ergebnis zu verbessern. Bei längerer frustraner Reanimation sollten außerdem **reversible Ursachen abgeklärt** werden (HITS).

27

Fehlende Diurese nach Hemikolektomie

Anamnese

In der Nacht wird ein 69-jähriger, somnolenter Patient von der chirurgischen Normalstation auf Ihre Intensivstation verlegt. Bei dem Patienten wurde wenige Tage zuvor eine Hemikolektomie durchgeführt. An Vorerkrankungen ist nur ein mit Metoprolol eingestellter arterieller Hypertonus bekannt. Der Patient hat wegen Darmträgheit wenig gegessen und getrunken, der Blutdruck sei schon zwei Tage eher niedrig. Da der Patient die letzten 24 h kaum Wasser gelassen habe, hat der diensthabende Arzt ihm einige Stunden zuvor 40 mg Furosemid gespritzt, dies habe aber zu keiner gesteigerten Diurese geführt.

Untersuchungsbefund

RR 70/45 mmHg, HF 120/min. Der Patient atmet flach, SaO_2 von 95 % ohne Sauerstoffzufuhr. **EKG:** bis auf eine Sinustachykardie unauffällig. Röntgenthorax: ohne Auffälligkeiten. **Laborwerte:** Hb 15,5 g/dl, Hkt 58 %, Kreatinin 3,9 mg/dl, Harnstoff 199 mg/dl, pH 7,28, Kalium 5,9 mmol/l, Natrium 150 mmol/l.

1. **Welche Diagnose stellen Sie?**

2. **Was wissen Sie allgemein über Ätiologie und Inzidenz?**

3. **Welche Pathogenese liegt hier zugrunde? Welche Symptome erwarten Sie daher?**

4. **Welche Initialtherapie wählen Sie?**

5. **In welche Stadien lässt sich das Krankheitsbild einteilen?**

6. **Auch am nächsten Tag besteht keine Eigendiurese (Kalium 6,2 mmol/l, Harnstoff 234 mmol/l). Wie gehen Sie vor?**

1. Diagnose

Bei diesem Patienten besteht ein **akutes Nierenversagen (ANV)** mit Verlust der Diurese, Anstieg von Kreatinin (Normwert < 1,3 mg/dl), Harnstoff (Normwert 25–33 mmol/l) und Kalium (Normwert 3,5–4,5 mmol/l) im Serum.

Als akutes Nierenversagen bezeichnet man eine prinzipiell reversible, plötzlich auftretende Verschlechterung der Nierenfunktion. Neueren internationalen Definitionen zufolge spricht man heutzutage von einer **akuten Nierenschädigung** (acute kidney injury, AKI). Die AKI hat eine Inzidenz von 10–30 % bei Intensivpatienten und erhöht die Mortalität auf der Intensivstation signifikant.

2. Ätiologie

Die Ätiologie der akuten Nierenschädigung wird nach Lokalisation unterteilt in prä-, intra- und postrenale Genese (➤ Abb. 27.1). Das prärenale Nierenversagen ist mit etwa 70 % das häufigste, gefolgt vom intrarenalen (20 %) und postrenalen (10 %) Nierenversagen.

- **Prärenale Ursachen:** Exsikkose, Volumenverlust, Blutung.
- **Intrarenale Ursachen:**
  - Akute Tubulusnekrose durch Ischämie (z.B. Schock), Toxine (NSAR, Kontrastmittel), Verstopfung (Rhabdomyolyse, Hämolyse)
  - Interstitielle Nephritis (parainfektiös (Hantavirus), allergisch (Penicillin)
  - Rapid progressiv Glomerulonephritis.
- **Postrenale Ursachen:** Prostatahyperplasie, Harnleitersteine, Tumoren, verstopfte transurethrale oder suprapubische Blasenkatheter, Harnblasentamponade durch blutige Katheteranlage oder sonstige Blutung.
- Als weitere Ursachen kommen auch eine schwere Sepsis und ein entgleister Diabetes mellitus infrage.

3. Pathogenese und Symptome

Auslöser ist in diesem Fall eine Hypovolämie. Da dieser Flüssigkeitsmangel für eine Minderperfusion der Niere verantwortlich ist und vor der Niere liegt, be-

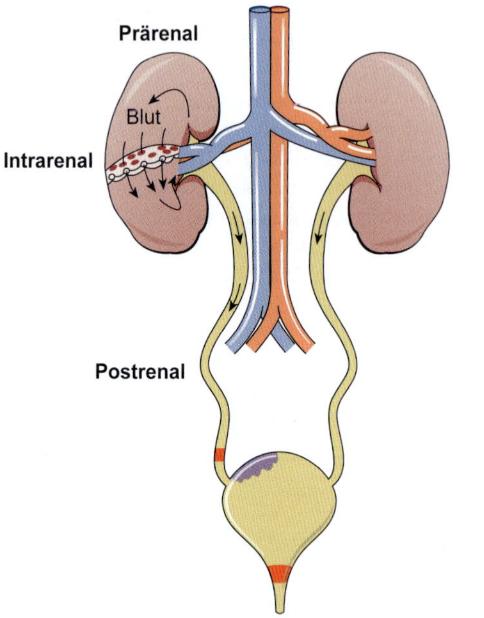

Abb. 27.1 Ursachen der akuten Nierenschädigung.

zeichnet man diese renale Störung als **prärenales Nierenversagen.**

Die Niere kann ihre Perfusion durch Autoregulationsmechanismen in einem weiten Blutdruckbereich (MAD 70–200 mmHg) aufrechterhalten. Sinkt der arterielle Mitteldruck unter einen bestimmten Wert, sistiert die Diurese. Wichtigstes **Symptom** sind die Anamnese (geringe Flüssigkeitszufuhr), schwere **Hypotonie** und eine daraus resultierende **Reflextachykardie.** Weitere Hinweise darauf sind ein **hoher Hämatokrit** (Normwert 40–52 % bei Männern) als Zeichen des „Eindickens" des Blutes und die ausgeprägte Hypernatriämie (Norm 133–139 mmol/l), da das Serumnatrium direkt vom Gesamtkörperwasser abhängig ist.

4. Initialtherapie

- **Volumengabe:** Kristalloidlösungen , da kolloidale Infusionslösungen schlechter filtriert werden und die Niere zusätzlich belasten.

- **Katecholamine:** wenn die Volumengabe allein nicht zum Blutdruckanstieg führt zur Anhebung des arteriellen Mitteldrucks. Vasopressorische Substanz der Wahl ist Noradrenalin, das über einen Perfusor gegeben wird. Zusätzlich kann Dobutamin gegeben werden, um die kardiale Pumpleistung und die Durchblutung des Splanchnikusgebiets zu verbessern.
- **Schleifendiuretika:** sind zunächst nicht indiziert, da sie in die Tubuli gelangen müssen, um eine Wirkung zu entfalten, was bei dem vorliegenden Blutdruck nicht möglich ist. Wenn Blutdruck und Volumenstatus optimiert und weitere mögliche Ursachen für die Nierenschädigung ausgeschlossen sind, ist ein „Startversuch" z.B. mit Furosemid 250 mg über 3 h eine Möglichkeit, um eine Eigendiurese zu initiieren.
- Zur Infusion von Katecholaminen und zur evtl. Messung des zentralen Venendrucks wird dem Patienten zeitnah ein **zentraler Venenkatheter,** sowie eine **arterielle Kanüle zur exakten Blutdruckmessung** gelegt.
- **Dialyse:** Wenn der Patient bereits eine Niereninsuffizienz hat oder das Nierenversagen schon über einen längeren Zeitraum besteht, ist die Wahrscheinlichkeit hoch, dass eine Dialyse erfolgen muss. Dann kann man statt eines „normalen" ZVK primär einen **großlumigen Dialysekatheter (Shaldon-Katheter)** legen. Bevorzugter Anlageort ist die rechte V. jugularis interna, da nach aktueller Datenlage der Dialysefluss in dieser Position am besten, die Infektionsrate des Katheters am geringsten (längere Liegedauer) und die Gefahr einer Thrombose am kleinsten ist.

5. Einteilung

Es gibt weltweit etwa 29 verschiedene Definitionen des Begriffs „akutes Nierenversagen". Um dieses häufige Krankheitsbild richtig erfassen zu können, haben sich mehrere Arbeitsgruppen um eine einheitliche Definition bemüht. Das derzeit am häufigsten verwendeten Diagnosekriterien ist der amerikanische **RIFLE-Score** (➤ Tab. 27.1). Hier wird aus drei verschiedenen Werten (Diurese, Serumkreatinin, glomeruläre Filtrationsrate) ein zutreffender Parameter zur Einteilung in ein bestimmtes Stadium der Nierenschädigung gewählt. Diese Einteilung erfolgt unabhängig vom Beginn der Symptomatik.

Eine Modifikation dieser Kriterien wurde vom Acute Kidney Injury Network vorgenommen (**AKIN-Score** ➤ Tab. 27.2), die die Sensitivität der RIFLE-Klassifikation erhöhen soll, aber durch Einführung eines Zeitfensters von 48 h die akute Veränderung definiert. Hier wird das schlechteste von nur zwei Kriterien gewählt, es gibt nur drei Stufen, da die letzten beiden RIFLE-Kriterien für Intensivpatienten nicht relevant sind und die Einteilung für den klinischen Betrieb einfacher handhabbar wird.

Bei Ihrem Patienten wäre nach den RIFLE-Kriterien das Stadium des Nierenversagens (Failure), nach AKIN-Kriterien das Stadium 3 erreicht. Es muss also unverzüglich eine Therapie eingeleitet werden, um die Nierenfunktion wiederherzustellen.

Tab. 27.1 RIFLE-Schema nach ADQI (Acute Dialysis Quality Initiative)

	Anstieg des Serumkreatinins	Abfall der GFR	Urinmenge
Risk (Risiko)	> 50% vom Ausgangswert	> 25%	< 0,5 ml/kg KG/h für 6 h
Injury (Schädigung)	> 100% vom Ausgangswert	> 50%	< 0, 5 ml/kg KG/h für 12 h
Failure (Versagen)	> 200% vom Ausgangswert	> 75%	< 0,3 ml/kg KG/h für 24 h oder Anurie für 12 h
Loss (Verlust)	Kompletter Verlust der Nierenfunktion für > 4 Wochen		
ESRD (End-stage renal disease)	Terminale Niereninsuffizienz (TNI)		

Tab. 27.2 AKIN-Score (nach acute kidney injury network)

Stadium	Kriterium Serumkreatinin	Kriterium Harnzeitvolumen
1	Anstieg des Serumkreatinins ≥ 0,3 mg/dl oder > 150–200 % (1,5- bis 2-faches) vom Ausgangswert	< 0,5 ml/kg/h für mindestens 6 h
2	Anstieg des Serumkreatinins auf > 200–300 % (2- bis 3-faches) vom Ausgangswert	< 0,5 ml/kg/h für mindestens 12 h
3	Anstieg des Serumkreatinins auf > 300 % vom Ausgangswert oder ≥ 4,0 mg/dl und ein akuter Anstieg von ≥ 0,5 mg/dl	< 0,3 ml/kg/h für mindestens 24 h oder Anurie für > 12 h

6. Weitere Therapie

Da der Patient trotz Volumengabe und Kreislaufunterstützung immer noch anurisch ist und zusätzlich noch eine bedrohliche Hyperkaliämie hat, ist jetzt die Indikation zur Anwendung eines **Nierenersatzverfahrens** zu stellen. Mittlerweile hat sich auf Intensivstationen die **kontinuierliche Hämofiltration** weitgehend durchgesetzt. Dabei wird das Blut kontinuierlich mit etwa 35 ml/min an einem semipermeablen Dialysefilter entlang gepumpt (➤ Abb. 27.2). Kleinere Moleküle wie Harnstoff, Kreatinin, Medikamente, und Wasser werden entlang des Konzentrationsgefälles durch den Filter getrieben und mit der Dialyseflüssigkeit entfernt. Größere Moleküle wie Blutzellen und Eiweiße bleiben im Blut zurück. Nach dem Filter wird dem Blutstrom ggf. die entzogene Flüssigkeit wieder zugesetzt.

Ob der Patient mit intermittierender Hämodialyse (iHD, 3–4 h) oder einer kontinuierlichen venovenösen Hämofiltration (CVVHF, > 8 h) behandelt wird, hat auf die Mortalität keinen Einfluss. Neuere Studien zeigen allerdings einen Vorteil der kontinuierlichen Verfahren bezüglich der renalen Erholung. Bei kreislaufinsuffizienten Patienten haben kontinuierliche Nierenersatzverfahren den klaren Vorteil, dass sie besser vertragen

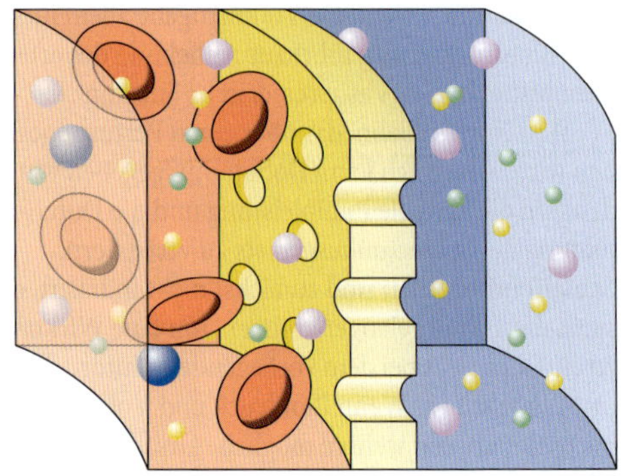

Abb. 27.2 Prinzip einer semipermeablen Membran.

werden. Ein starker Abfall des Blutdrucks mit Steigerung des Katecholaminbedarfs, wie bei einer intermittierenden Dialyse häufig beobachtet, kommt bei der CVVHF selten vor.

Merke

- **Zwingende Dialyseindikationen:** Hyperkaliämie > 6,0 mmol/l, Hypervolämie mit Lungenödem, Urämie mit zentralnervösen Symptomen, schwere Intoxikation (Toxin dialysabel).
- **Kontraindikationen für die Dialyse:** extreme Hyper- oder Hyponatriämie, Hirnödem.

Zusammenfassung

Die akute Nierenschädigung (AKI) ist ein bei Intensivpatienten mit bis zu 30 % ein häufiges Krankheitsbild mit hoher Mortalität. Es gibt prä-, intra- und postrenale **Ursachen** für ein Nierenversagen. Die **Stadieneinteilung** erfolgt unter Berücksichtigung des Serumkreatinins, der Urinproduktion pro Zeit oder des Abfalls der GFR (RIFLE- oder AKIN-Score). Wichtig für eine mögliche Erholung der Nierenfunktion ist die rechtzeitige Identifikation und der zeitnahe Therapiebeginn. Vor Beginn einer medikamentösen oder apparativen **Therapie** müssen erst die Ursachen für eine Nierenschädigung behoben werden. Die Therapie erfolgt zunächst konservativ entsprechend des Auslösers. Bei kritischen Veränderungen von toxischen Metaboliten oder Elektrolyten, muss die Nierenfunktion zeitweise über ein Nierenersatzverfahren ersetzt werden.

28

Postoperative Verwirrtheit und Hyperventilation

Anamnese

Sie werden zu einem 63-jährigen Patienten gerufen, der vor drei Tagen laparoskopisch appendektomiert wurde. Nach einem zunächst unauffälligen postoperativen Verlauf wurde der Patient beim Morgendurchgang von den Schwestern unruhig, agitiert und desorientiert neben dem Bett sitzend aufgefunden. Die zuständige Pflegekraft berichtet Ihnen, dass der Patient in den letzten Tag auffällig viel getrunken habe, gehäuft Wasser lassen musste und der Urin wasserhell gewesen sei. Im Aufnahmebogen sind keine Vordiagnosen notiert.

Untersuchungsbefund

RR 100/60 mmHg, Puls 100/min, AF 24/min. Temperatur normal. Eine eingehende körperliche Untersuchung ist wegen der Unruhe und mangelnden Mitarbeit des Patienten nicht möglich. Der Patient wirkt exsikkiert und atmet vertieft.

1. **Welche Verdachtsdiagnose stellen Sie? Welche Ursachen kommen hier infrage?**
2. **Mit welchen schnell verfügbaren Tests sichern Sie Ihre Diagnose und welche weitere Labordiagnostik sollte erfolgen?**
3. **Welche Therapie veranlassen Sie?**
4. **Welche unterschiedlichen Formen dieses Krankheitsbilds gibt es und nach welchen Kriterien werden sie unterschieden?**
5. **Welche Pathophysiologie liegt den verschiedenen Formen jeweils zugrunde?**

1. Leitsymptome

Neben den **unspezifischen Symptomen** Verwirrtheit, Exsikkose und Tachypnoe, die im Rahmen von vielen verschiedenen Erkrankungen auftreten können, bestehen als richtungsweisende Symptome zusätzlich **Polydipsie** und **Polyurie** (gehäuftes Wasserlassen, heller Urin). Außerdem haben Sie bei der klinischen Untersuchung eine vertiefte, normofrequente Atmung festgestellt. Diese so genannte **Kußmaul-Atmung** (➤ Abb. 28.1) dient durch vermehrte Abatmung von sauren Valenzen in Form von Kohlenstoffdioxid dem respiratorischen Azidoseausgleich. Sie stellen daher die Diagnose eines **diabetischen Komas,** in diesem Fall bei Erstmanifestation eines Diabetes mellitus.

2. Diagnostik

Als **Point-of-Care-Diagnostik** können erfolgen:

- **Kapilläre Blutzuckerbestimmung** (bei Ihrem Patienten beträgt der Blutglukosewert 576 mg/dl).
- **Qualitativer Urinschnelltest** mittels Teststreifen (bei Ihrem Patienten ist die Harnglukose dreifach positiv und das spezifische Uringewicht ist < 1,015).
- **Arterielle Blutgasanalyse:** zeigt beim diabetischen Koma eine respiratorisch teilweise kompensierte metabolische Azidose (bei Ihrem Patienten pH = 7,28, BE: –15, pO_2 90 mmHg, pCO_2 15 mmHg, Bikarbonat: 16 mmol/l).

Im Intervall können zur **weiteren Abklärung** der diabetischen Stoffwechsellage folgende glykosylierte Proteinstrukturen mit unterschiedlicher Plasmahalbwertszeit bestimmt werden:

- **Fruktosamin:** erlaubt eine Einschätzung der Stoffwechselsituation für die zurückliegenden 14 Tage.
- **HbA_{1c}:** erlaubt eine Einschätzung der Stoffwechselsituation über einen Zeitraum von bis zu acht Wochen.

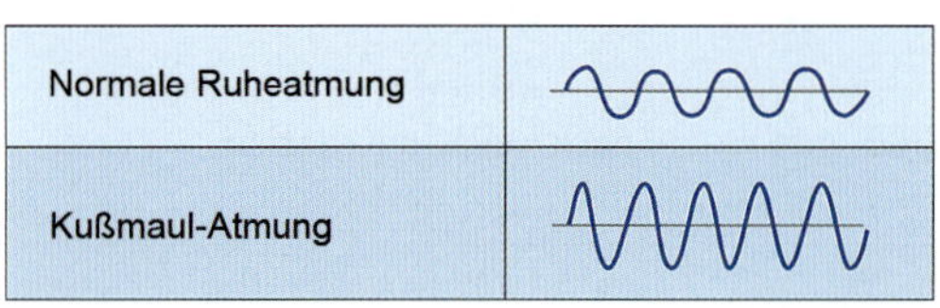

Abb. 28.1 Kussmaul-Atmung.

Beide Werte werden bei Diabetikern zur Langzeittherapieüberwachung eingesetzt um „Diätflüchtlinge" und „Medikamentenvergesser" ausfindig zu machen bzw. Verschlechterungen der Stoffwechselsituation zu erfassen.

3. Therapie

Die Therapie der hyperglykämischen Entgleisungen basiert auf drei Säulen Flüssigkeitstherapie, Blutzuckerkontrolle mittels Insulinperfusor und Wiederherstellung der Homöostase (Azidose, Elektrolyte).

- **Flüssigkeitstherapie:** Hyperglykämien entwickeln sich meist über mehrere Tage. Bis es zu relevanten Störungen kommt, entsteht durch die glukosurische Polyurie ein **Flüssigkeitsdefizit** von mehreren Litern. Dies muss über Stunden wieder ausgeglichen werden. In der ersten Stunde wird zunächst 1 Liter einer isotonen Elektrolytlösung infundiert. In den folgenden sechs Stunden kontinuierlich weitere 3 Liter.
- **Blutzuckereinstellung:** Die Senkung des Blutzuckerspiegels erfolgt durch Infusion von **Altinsulin** über eine Spritzenpumpe. Bei Erwachsenen kann ein Initialbolus von 0,2 IE/kg verabreicht werden. Danach erfolgt eine kontinuierliche Infusion von 0,1 IE/kg. Zu Vermeidung von Hypoglykämien sind **regelmäßige Kontrollen** des Blutzuckerspiegels sowie bei Werten unter 270 mg/dl (15 mmol/l) die zusätzliche Infusion von Glukose 5 % (200 ml/h) erforderlich.
- **Kaliumsubstitution:** Azidoseausgleich und Insulintherapie führen zur Hypokaliämie. Neben **EKG-Monitoring** muss folglich auch an eine ausreichende Kaliumsubstitution gedacht werden. Der tägliche Basisbedarf liegt bei 1 mmol/kg.
- **Azidoseausgleich:** In den meisten Fällen ist keine Pufferung mit Bikarbonat notwendig, da durch die Verstoffwechslung der Ketonkörper Alkaliäquivalente entstehen, die eine ausreichende Pufferkapazität besitzen. Bei ausgeprägter Azidose (pH < 6,9) kann bei Hypotonie (vermindertes Ansprechen auf endogene Katecholamine) eine angepasste Pufferung mit Bikarbonat erfolgen. Um eine zusätzliche Belastung durch vermehrte Atemarbeit zu verringern, wird **maximal die Hälfte des** berechneten **Bi-**

Tab. 28.1 Unterscheidungskriterien bei diabetischem Koma

Ketoazidose	Hyperosmolare Hyperglykämie
Typisch für Diabetes mellitus Typ 1	Typisch für Diabetes mellitus Typ 2
Mäßige erhöhter Blutzucker (400–600 mg/dl)	Stark erhöhter Blutzucker (> 600 mg/dl)
Azidoseatmung mit Acetongeruch in der Ausatemluft (fruchtig, grüner Apfel)	Atmung normal
Starker Durst	(Altersbedingt) gestörtes Durstempfinden
Pseudoperitonitis	Schock durch Exsikkose
Ketonurie	
Übelkeit und Erbrechen	

karbonatdefizits über zwei Stunden ausgeglichen. Das Defizit berechnet sich wie folgt:

$$\text{Bikarbonatdefizit}[\text{mmol/l}] = 0,5 \times \text{KG}[\text{kg}] \times (\text{Zielkarbonat} - \text{gemessenes Bikarbonat}[\text{mmol/l}])$$

Merke

- Präklinisch erfolgen bei hyperglykämischen Entgleisungen weder eine Insulintherapie noch ein unkontrollierter Azidoseausgleich, da die Arrhythmiegefahr durch Kaliumverschiebungen erhöht ist.
- Die Volumensubstitution erfolgt nur mit Vollelektrolytlösungen. Bei Verwendung von hypotonen Infusionslösungen besteht die Gefahr eines Hirnödems.

4. Formen des hyperglykämischen Komas

Man unterscheidet zwei Formen (➤ Tab. 28.1) des hyperglykämischen Komas. Während bei Typ-1-Diabetikern eine Ketoazidose auftritt, liegt bei Typ-2-Diabetikern eher eine hyperosmolare hyperglykämische Entgleisung vor. Die Letalität ist im letzteren Fall mit 15 % etwa dreimal so hoch wie bei der Ketoazidose.

5. Pathophysiologie

- **Ketoazidose:** Durch den ausgeprägten **Insulinmangel** beim Typ-1-Diabetes wird der **Energiebedarf** durch Steigerung der Lipolyse und Metabolisierung von Fettsäuren gedeckt. In der Leber entstehen aus Fettsäuren Ketone (Acetoacetat, β-Hydroxybutyrat). Die vermehrte Ausschüttung von antiinsulinären Hormonen wie Glukagon, Cortisol und Adrenalin, verstärkt den Anfall von **Ketonkörpern.** Stress und Infektionen können das Risiko einer Ketoazidose zusätzlich steigern.
- **Hyperosmolare Hyperglykämie:** Durch ausreichende **Restinsulinsekretion** wird eine metabolische oder **Ketoazidose** verhindert. Dennoch sind die periphere Glukoseverwertung vermindert und die Glukoseproduktion in Leber und Nieren gesteigert. Es besteht ein **relativer Insulinmangel** bei gleichzeitig gesteigertem antiinsulinärem Hormonspiegel.

Bei beiden Formen kommt es durch die hohen Blutglukosewerte zur **osmotischen Diurese** und anschließender **Hyperosmolalität des Plasmas.** Dies wird durch eine unzureichende Flüssigkeitszufuhr begünstigt, die bei älteren Patienten häufig vorliegt. Über die **Dehydratation** kommt es in Begleitung der Ketonurie auch zum vermehrten **Verlust von Natrium und Kalium.**

Zusammenfassung

Symptome der hyperglykämischen Entgleisung bei Diabetes mellitus sind Polyurie, Polydipsie und Verwirrtheit. **Ursache** sind eine fehlende Insulinzufuhr oder ein erhöhter Insulinbedarf.

Man unterscheidet **zwei Formen** des hyperglykämischen Komas. Das Auftreten ist jeweils eher typisch für einen Diabetes mellitus Typ 1 oder Typ 2. Die Ketoazidose beruht **pathophysiologisch** auf einem absoluten Insulinmangel mit Verstoffwechslung von Fetten. Das hyperosmolare Koma wird bei ausreichender Restinsulinproduktion durch die harntreibende Wirkung der Glukose und Elektrolytverschiebungen bedingt. Bei der **Therapie** des diabetischen Komas ist zunächst ein Ausgleich des Flüssigkeitsdefizits vorrangig. Danach erfolgen die Senkung des Blutzuckerspiegels sowie ggf. Kaliumsubstitution und Azidoseausgleich.

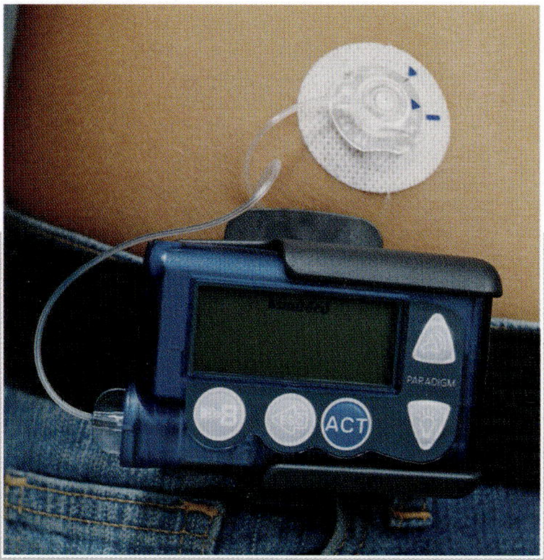

29

Bewusstlosigkeit und Krampfanfall

Anamnese

Sie werden als Notarzt auf einen Waldweg gerufen. Von Spaziergängern wurde beobachtet, wie ein junger Mann vom Rad stürzte und am ganzen Körper zuckend auf dem Boden lag. Der Patient ist schlank, trägt zum Teil Radlerkleidung und am Hosenbund ein kleines elektronisches Gerät, das Sie für einen MP3-Player halten (➤ Bild). Er hat weder Papiere noch ein Handy bei sich. Sie schätzen ihn auf Mitte 20.

Untersuchungsbefund

Der Patient ist nicht erweckbar, atmet spontan und zeigt keine Muskelzuckungen mehr. Sie bemerken eine oberflächlichen Kopfplatzwunde okzipital und mehrere Schürfwunden an den Extremitäten. Am Bauch finden Sie eine Reihe Einstichstellen wie von Subkutanspritzen. Die Pupillen sind isokor und seitengleich reagibel auf Licht. Blutdruck, Herzfrequenz, Atemfrequenz und Sauerstoffsättigung sind im Normbereich. Das Blutzuckermessgerät zeigt 19 mg/dl an.

1. **Welche Ursachen für eine derart akute Bewusstseinsstörung gibt es?**

2. **Welche weiteren diagnostischen und therapeutischen Maßnahmen ergreifen Sie vor Ort?**

3. **Welche Verdachtsdiagnose stellen Sie aufgrund der erhobenen Befunde und welche Therapie leiten Sie ein?**

4. **Wie verhalten Sie sich auf dem Transport?**

5. **Welche Untersuchungen veranlassen Sie in der Klinik?**

6. **Welche Empfehlung geben Sie dem Patienten?**

1. Ursachen für akute Bewusstseinsstörungen

Die Erhebung einer Anamnese ist bei Bewusstseinsstörungen unter Umständen schwierig. Es ist daher sinnvoll sich eine Systematik der wichtigsten Ursachen im Hinterkopf zu behalten um diese mit der dargebotenen Klinik abzugleichen. Man unterscheidet mehrere Ursachengruppen:

- **Kardiozirkulatorische Ursachen und zerebrale Minderperfusion:** Hypotonie, Herzrhythmusstörungen, Asystolie, ischämischer Insult.
- **Traumatologische Ursachen:** Schädelfrakturen, Commotio cerebri, Contusio cerebri, Compressio cerebri, epidurales oder subdurales Hämatom.
- **Andere primär zerebrale Ursachen:** Subarachnoidalblutung.
- **Metabolische Ursachen:** Hypoglykämie, diabetisches Koma (Hyperglykämie).
- **Neurologische Ursachen:** Epilepsie.
- **Toxikologische Ursachen:** Drogen, Medikamente, Kohlenmonoxid.

2. Sofortdiagnostik und Erstmaßnahmen

Bei einer primär nicht ansprechbaren Person wird zunächst nach dem **Reanimationsschema** vorgegangen:

- **Vitalfunktionen** (Atmung, Puls, Kreislauf, Reaktion auf Ansprache oder Schmerzreiz) überprüfen. Hierbei wird auch auf auffällige Gerüche (Foetor alcoholicus, Foetor hepaticus, Acetongeruch) geachtet.
- **Apparative Diagnostik:** Messung von Blutdruck, Sauerstoffsättigung und Anlegen des Überwachungs-EKGs sowie eine erste grobe neurologische Untersuchung (Pupillen, Reflexe). Diese Maßnahmen werden durch den Notarzt und das Rettungsdienstpersonal möglichst parallel durchgeführt, sodass hierfür nur ein bis zwei Minuten benötigt werden.
- **Ganzkörperuntersuchung:** Suche nach (lebensbedrohlichen) Verletzungen und Anlage eines **intravenösen Gefäßzugangs** sowie die **Messung des Blutzuckerspiegels.**

Zum Wärmeerhalt wird der Patient in den Rettungswagen verbracht.

Merke

Die Erstmaßnahmen sollten unbedingt so schnell wie möglich durchgeführt werden, da die Patienten je nach Auffindesituation, Jahres- oder Tageszeit rasch auskühlen. Liefern die ersten Untersuchungen keine sofort zu behebenden Befunde, kann die Rettung und Verbringung des Patienten in den warmen Rettungswagen auch das nächste Ziel sein, noch bevor alle Erstuntersuchungen durchgeführt sind.

3. Verdachtsdiagnose und Therapie

Aufgrund der Blutzuckerbestimmung liegt der Verdacht auf eine **Hypoglykämie** nahe. Bei dem vermeintlichen MP3-Player handelt es sich um eine **Insulinpumpe,** wie sie vor allem von jungen Typ-1-Diabetikern verwendet wird.

Um die weitere Insulinzufuhr zu unterbrechen, entfernen Sie die Applikationsnadel und verabreichen über einen gut laufenden venösen Zugang **20 ml 40%ige Glukoselösung** (= 8 g Glukose). Nach einigen Minuten kontrollieren Sie den Blutzucker. Unter Umständen muss die Gabe bis zum Erlangen des Bewusstseins bzw. der Normoglykämie wiederholt werden.

In die tropfende **Elektrolytlösung** werden zusätzlich **12–16 g Glukose injiziert,** um die weitere Glukoseversorgung zu sichern. Unter Glukosezufuhr klaren hypoglykämisch-komatöse Patienten rasch auf.

Merke

Wegen der Langzeitwirkung von Verzögerungsinsulinen ist eine wiederholte Glukosezufuhr erforderlich.

4. Besonderheiten während des Transports

Als wahrscheinlichste Ursache für den Krampfanfall und den Fahrradsturz muss die Hypoglykämie angenommen werden. Dennoch darf bis zum Beweis des Gegenteils ein weiteres Trauma nicht gänzlich ausgeschlossen werden. Der Patient hat sich im Rahmen des Unfalls auch eine Kopfplatzwunde zugezogen. Als Notarzt müssen Sie als Nebendiagnose mit einem **Schädel-**

Hirn-Trauma rechnen. Während des Transports ist somit nicht nur eine wiederholte Messung des Blutglukosespiegels und ggf. Glukosegabe notwendig, sondern auch eine engmaschige **Kontrolle von Vitalfunktionen, Vigilanz** und **Pupillenreaktionen.** Zusätzlich sollte man auch ein Augenmerk auf alle Schädelöffnungen legen und auf eine mögliche serös-blutig-tingierte Sekretion aus Nase, Gehörgang und Mund als Hinweis auf eine Schädelbasisfraktur richten. Der Transport erfolgt auf einer **Vakkuummatratze** mit angelegter **steifer Halskrause,** die beide bereits zur Verbringung in den Rettungswagen angelegt worden sind.

5. Diagnostik in der Klink

Die Aufnahme in die Klinik erfolgt wegen der initialen Bewusstlosigkeit und des Unfallmechanismus über den **Schockraum.** Zum Ausschluss eines Schädel-Hirn-Traumas und eventueller okkulter Verletzungen werden in der Klinik eine **Sonografie von Thorax und Abdomen,** sowie eine **Computertomografie** zumindest des Schädels durchgeführt. Nach dem Unfall muss der Patient für wenigstens **24 h überwacht** werden, um sekundäre Hirnschäden und weitere Hypoglykämien auszuschließen. In diesem Fall zeigte sich im CCT erfreulicherweise ein Normalbefund.

6. Empfehlungen für den Patienten

Gerade bei sportlichen Typ-1-Diabetikern ist auf die **regelmäßige Nahrungszufuhr** während des Sports zu achten. Bei körperlicher Aktivität erhöht sich die **Insulinempfindlichkeit der Muskulatur.** Wenn die **Insulindosis** vorher nicht **reduziert** wurde und/oder ausreichend zusätzliche Kohlenhydrate zugeführt wurden, kann es wie im hier geschilderten Fall zu einer **Hypoglykämie** kommen. Andererseits kann sich bei zu stark reduzierter Insulinzufuhr unter längeren körperlichen Aktivitäten eine diabetische Stoffwechselentgleisung mit **Ketoazidose** entwickeln. Für den **Notfall** sollten diese Patienten immer eine **Ration** mit schnell (Traubenzucker, Honig) und langsam verfügbaren Kohlenhydraten (Müsliriegel, Vollkornbrot) und ausreichend (zuckerhaltige) Getränke mit sich führen.

Die **Insulinpumpen** der neuesten Generation ermöglichen eine nahezu lückenlose Kontrolle des Zuckerhaushalts über **Messung der Glukosekonzentration** im Interstitium des Unterhautfettgewebes mehrmals pro Minute. Die Insulintherapie kann so im Tagesverlauf besser auf besondere sportliche Aktivitäten und Belastungssituationen angepasst werden.

Zusammenfassung

Symptome einer akuten Hypoglykämie sind Bewusstseinsstörung und Krampfanfall. Die **Diagnostik** erfolgt mittels Blutzuckerbestimmung. Zur **Therapie** wird Glukose über einen gut laufenden venösen Gefäßzugang gegeben und eine etwaige Insulinzufuhr durch Pumpen unterbrochen. Glukose 40% wird so lange als Bolus verabreicht bis die Patienten aufklaren. Wegen der Langzeitwirkung der Verzögerungsinsuline muss eine weitere Glukosesubstitution über Infusion erfolgen. Bei **Typ-1-Diabetikern** ist unbedingt auf ein Gleichgewicht zwischen Kalorienzufuhr, Kalorienverbrauch und Insulingabe zu achten.

30

Regionalverfahren obere Extremität

Anamnese

Der unfallchirurgische Kollege meldet Ihnen einen Patienten für den OP-Plan nach, der sich bei einem Sturz auf Glatteis eine distale Radiusfraktur zugezogen hat und möglichst bald operativ versorgt werden soll. Beim Prämedizieren erzählt ihnen Herr Maier (35 Jahre, 182 cm, 73 kg, Nichtraucher, keine relevanten Vorerkrankungen), dass er vor drei Stunden gegessen habe. Nach den Voroperationen (OSG-Fraktur und Kreuzbandplastik in Vollnarkose) sei ihm immer schlecht gewesen und er habe sich mehrmals übergeben müssen. Deshalb würde er gerne in „Lokalanästhesie" operiert werden. Außerdem könne er ja dann zuschauen.

Untersuchungsbefund

35-jähriger, sportlicher Patient. Herz: Herztöne rein, rhythmisch. Lunge: vesikuläres Atemgeräusch beidseits, keine Nebengeräusche. Abdomen: weich, unauffällig. RR 135/71 mmHg, Herzfrequenz: 68/min.

1. **Welche Regionalverfahren kommen infrage, welche nicht? Beschreiben Sie jeweils Prinzip und Vorgehen.**
2. **Welche Kontraindikationen gibt es und zu welchem Verfahren raten Sie Herrn Maier?**
3. **Welche Komplikationen haben die einzelnen Regionalverfahren?**
4. **Wie wirken Lokalanästhetika? Warum sind sie bei lokalen Entzündungen unwirksam?**
5. **Was versteht man unter i.v.-Regionale? Erörtern Sie das Vorgehen und bewerten Sie das Verfahren.**

1. Regionalverfahren

Der **Plexus brachialis** kann in seinem Verlauf auf verschiedenen Höhen blockiert werden. Je nach Punktionsstelle werden damit unterschiedliche periphere Nerven überwiegend anästhesiert. Für die Auswahl des richtigen Punktionsorts ist es somit die genaue Kenntnis des Operationsgebiets entscheidend. Bei allen Blockaden sind sowohl Single-shot-Verfahren als auch Kathetertechniken möglich:

- **Vertikale infraklavikuläre Plexusanästhesie (VIB):** Eignet sich für Operationen am distalen Oberarm, am Unterarm und an der Hand. Der Punktionsort befindet sich auf halber Strecke zwischen Fossa jugularis und ventralem Ende des Akromions direkt unterhalb der Klavikula. Der ermittelte Punkt entspricht dem medialen Rand der Mohrenheim-Grube. Die Stichrichtung ist streng vertikal. Bei Punktionstiefen über 5 cm kann es zu Verletzung der Lunge mit einem Pneumothorax kommen. Stimulationsziel sind möglichst periphere Kontraktionen, idealerweise der Finger (N. radialis → Extensoren Dig. 1–3 oder N. medianus → Flexoren Dig. 1–3).
- **Axilläre Plexusblockade:** Einfaches und komplikationsarmes Verfahren, bei dem allerdings gelegentlich unvollständige Blockaden auftreten, da die Nn. axillaris und musculocutaneus den Plexus brachialis schon oberhalb der Punktionsstelle verlassen. Eine inkomplette Wirkung wird oft auch im Versorgungsgebiet des N. radialis beobachtet. Der Punktionsort liegt zwischen der A. axillaris und dem M. pectoralis minor möglichst proximal in der Axilla. Stimulationsziel sind Kontraktionen der Finger oder der Hand. Operationen des Ellbogens, des Unterarms und der Hand sind mit diesem Verfahren möglich.
- **Interskalenäre Plexusanästhesie:** Dieses Verfahren eignet sich für Operationen an der Schulter und am distalen Oberarm. Der Punktionsort befindet sich am Hinterrand des M. sternocleidomastoideus auf Höhe der Incisura thyroidea superior. Die Stichrichtung folgt dem Verlauf der Skalenuslücke nach kaudal und lateral. Ziel ist die Auslösung von Kontraktionen des M. biceps brachii (Beugung im Ellbogen). Wegen Lücken im Versorgungsbereich des N. ulnaris, N. cutaneus brachii und des N. cutaneus antebrachii medialis ist die interskalenäre Blockade nicht für Eingriffe am Unterarm oder an der Hand geeignet.

Für Herrn Maier kommen als Anästhesieverfahren eine vertikale infraklavikuläre oder eine axilläre Plexusanästhesie infrage, da das Operationsgebiet der Unterarm ist. Beim VIB wird die Blutleere meist besser toleriert als beim axillären Plexus, da Versorgungsgebiete der Nn. axillaris und musculocutaneus durch das Regionalverfahren mit anästhesiert sind.

2. Kontraindikationen

Es gibt eine Reihe **allgemeiner Kontraindikationen,** die für alle Regionalverfahren (obere und untere Extremität) gelten:

- Die Ablehnung des Verfahrens durch den Patienten.
- Eine Infektion oder ein Hämatom im Bereich der Punktionsstelle.
- Eine klinisch manifeste Störung der Blutgerinnung.
- Vorbestehende neurologische Symptome gelten als relative Kontraindikation. Das Defizit muss vorher dokumentieren werden, am besten sollte dies im Rahmen eines neurologisches Konsils erfolgen.

Außerdem gibt es verschiedene **verfahrenspezifische Kontraindikationen:**

- **Infraklavikuläre Plexusanästhesie:** Thoraxdeformität und disloziert verheilt Klavikulafraktur, da die Punktionsstelle dann nicht eindeutig zu identifizieren ist. Fremdkörper wie z.B. Herzschrittmacher oder Port im Punktionsgebiet.
- **Axilläre Plexusblockade:** keine speziellen Kontraindikationen.
- **Interskalenäre Plexusanästhesie:** COPD, kontralaterale Rekurrens- oder Phrenikusparese, da es durch die Blockade zur ipsilateralen Parese dieser beiden Nerven kommen kann.

Bei Herrn Maier handelt es sich um einen jungen, gesunden ASA-1-Patienten. Es gibt keine Kontraindikationen, die gegen eine **Anästhesie des Plexus brachialis** sprechen.

3. Komplikationen

Komplikationen treten bei der axillären und vertikalen infraklavikuläre Plexusanästhesie relativ selten auf. Möglich sind:

- Blutungen und Hämatome durch Gefäßverletzung.
- Infektionen.
- **Nervenschäden:** Sie lassen sich durch die Verwendung eines Nervenstimulators und Beachtung der Schwellenstromstärke oder sonografisch kontrollierte Punktion weitgehend vermeiden.
- **Zentralnervöse Nebenwirkungen durch die Lokalanästhetika:** Zuerst kommt es zur erhöhten Erregbarkeit und anschließend zur allgemeinen Dämpfung des ZNS. Typische Symptome sind Übelkeit, Erregung, Angst, Unruhe, Schwindel bis hin zu Krämpfen, Koma und Atemstillstand.
- **Auswirkungen auf das Herz-Kreislauf-System:** Meist erst bei hohen Plasmaspiegeln der Lokalanästhetika. Sie wirken negativ chronotrop und inotrop und führen zu einer Vasodilatation.
- **Prilocain:** führt zur Bildung von Methämoglobin mit unterschiedlicher klinischer Relevanz.
- **Pneumothorax:** ist bei falscher oder zu tiefer Punktion im Rahmen einer vertikalen infraklavikulären Plexusanästhesie möglich.

4. Wirkungsweise Lokalanästhetika

Die Erregungsleitung in Nervenzellen erfolgt über die Öffnung von spannungsabhängigen Natriumkanälen. Wird in einer Nervenzelle das Schwellenpotenzial erreicht, kommt es durch Konfigurationsänderung zur Öffnung dieser Natriumkanäle und zum Einstrom von Natriumionen. Die Zelle depolarisiert (das Membranpotenzial wird positiv) und das Aktionspotenzial wird weitergeleitet. Die Repolarisation erfolgt durch den Einstrom von Kaliumionen. Lokalanästhetika **blockieren reversibel die spannungsabhängigen Natriumkanäle** in den Nervenzellen. Es können keine Aktionspotenziale mehr fortgeleitet werden, da das hierfür notwendige Schwellenpotenzial nicht erreicht wird.

Lokalanästhetika müssen, um an die Nervenfaser zu gelangen, in der **nicht ionisierten Form** (lipophil) als freie Base vorliegen und sich in der Lipidphase der Nervenzellmembran anreichern. Ihre Wirkung entfalten Lokalanästhetika dann von intrazellulär am Natriumkanal in der **dissoziierten (ionisierten) Form** (hydrophil). Dies erklärt, warum Lokalanästhetika im sauren Entzündungsgewebe unwirksam sind: Bevor ausreichend Lokalanästhetika an den Wirkort vordringen kann, werden die Moleküle protonisiert und die lipidlösliche Base, die notwendig ist, um an den Wirkort zu gelangen, liegt nur noch in sehr geringer Konzentration vor. Die **Wirkung** der Lokalanästhetika wird durch Abdiffundieren in die Blutbahn **beendet.** Aminoester werden durch die Pseudocholinesterase im Plasma hydrolytisch gespalten während die Aminoamide enzymatisch in der Leber abgebaut werden.

5. I.v.-Regionale

Das Prinzip der i.v.-Regionale beruht auf der **Applikation eines Lokalanästhetikums in eine blutleere Vene** des zu operierenden Arms. Hierzu wird der Patient an das Standardmonitoring angeschlossen und an beiden Armen eine Venenverweilkanüle gelegt, am zu operierenden Arm idealerweise möglichst weit distal. Nach Funktionsprüfung der Doppelkammerdruckmanschette platziert man diese an dem zu operierenden Arm. Der Arm wird hochgehalten und mit einer elastischen Gummibinde von distal nach proximal ausgewickelt (Blutleere). Danach pumpt man den proximalen Cuff auf, sodass die peripheren Pulse an dieser Extremität nicht mehr tastbar sind (mindestens 100 mmHg oberhalb des systolischen Blutdrucks). Nach dem Abwickeln der Gummibinde spritzt man das Lokalanästhetikum (z.B. 40 ml Prilocain 1 % bei Erwachsenen) langsam in die zu operierende Extremität und massiert es ein, damit es sich gleichmäßig verteilt. Der venöse Zugang kann nach Spritzen des Lokalanästhetikums entfernt werden. Bereits nach 5–10 min kann wegen des schnellen Wirkungseintritts mit der Operation begonnen werden. Damit das Tourniquet während der Operation nicht zu schmerzhaft ist, insuffliert man nach etwa 10 min die distale Manschette (diese liegt über dem anästhesierten Bereich) und lässt danach den Druck aus der proximalen ab.

Die i.v. Regionalanästhesie ist bei korrekter Durchführung ein einfaches, sicheres Verfahren mit schneller Anschlagzeit. Allerdings ist die Wirkdauer und damit die OP-Zeit begrenzt. Die häufigsten **Komplikationen** sind der **Tourniquetschmerz** und Probleme durch die **systemische Toxizität** der Lokalanästhetika.

Merke

Auch bei kürzerer Operationsdauer darf der Cuff bei der i.v.-Regionale frühestens nach 30 Minuten geöffnet werden, wenn der Umverteilungsvorgang in das Gewebe abgeschlossen ist, da sonst zu viel Lokalanästhetikum in den systemischen Kreislauf gelangt.

Zusammenfassung

Der **Plexus brachialis** kann auf seinem Verlauf durch die Skalenuslücke in die Axilla auf verschiedenen Höhen **blockiert** werden, je nachdem wo die Operation an Arm oder Hand stattfindet. Infektionen und Blutungen können einerseits durch die Punktion auftreten sind aber auch **Kontraindikationen,** wenn sie an der Punktionsstelle vorliegen. Durch die konsequente Verwendung von Nervenstimulatoren oder Sonografiegeräten lassen sich Nervenschäden weitgehend vermeiden. **Lokalanästhetika** sind Natriumkanalblocker und stabilisieren das Ruhemembranpotenzial. Die **intravenöse Regionalanästhesie** ist ein sicheres und einfaches Verfahren. Die Anschlagzeit ist kurz, allerdings ist auch die Wirkdauer begrenzt.

31

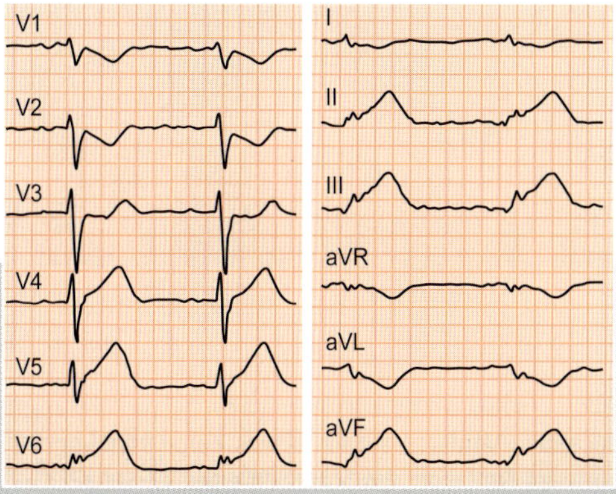

Plötzliche Luftnot und Thoraxschmerzen

Anamnese

Sie werden morgens um 6:30 Uhr als Notarzt zu einem 49-jährigen Patienten mit akuter Dyspnoe gerufen. Er gibt an, dass er kaum einatmen könne und zudem seit etwa 45 min stärkste Brustschmerzen habe, die in den Unterkiefer ausstrahlen würden. Die Schmerzen seien aus dem Schlaf heraus aufgetreten und jetzt habe er Todesangst. Die Ehefrau berichtet, dass er seit einigen Wochen bei körperlicher Belastung schnell erschöpft sei und sich dann an die Brust fassen würde. An Vorerkrankungen habe er nur einen Hypertonus, gegen den er Ramipril einnehme. Außerdem rauche er etwa 40 Zigaretten täglich und habe in seinem Beruf als Filialleiter viel Stress.

Untersuchungsbefund

49-jähriger Patient, blass, kaltschweißig und kaum ansprechbar. RR 110/60 mmHg, Herzfrequenz 123/min, SaO_2 89 %.

1. **Befunden Sie das EKG und stellen Sie eine präzise Diagnose.**

2. **Interpretieren Sie die klinischen Symptome unter Berücksichtigung der aktuellen Nomenklatur.**

3. **Welches Akutmaßnahmen ergreifen Sie? Erläutern Sie deren Wirkung.**

4. **Welche Differenzialdiagnosen gibt es noch und wie gehen Sie weiter diagnostisch vor?**

5. **Die Beschwerden des Patienten lassen nur wenig nach. Wie ist Ihr weiteres Vorgehen?**

6. **Was spricht für, was gegen eine prähospitale kausale Therapie und wie würde sie erfolgen?**

1. EKG-Befund

Im EKG sieht man in den Extremitätenableitungen II und III (nach Einthoven) und in den Brustwandableitungen V_4–V_6 (nach Wilson) deutliche ST-Streckenhebungen (➤ Abb. 31.1). Daher lautet die Diagnose **akuter Myokardinfarkt,** genauer gesagt ein akuter **ST-Streckenhebungsinfarkt (STEMI,** engl. **ST-e**levation **m**yocardial **i**nfarction). Fehlende ST-Hebungen schließen einen Infarkt nicht aus. Bei typischer Symptomatik lautet die Diagnose bei positiven Laborparametern für einen Herzinfarkt (Troponin, Kreatininkinase) Nicht-ST-Streckenhebungsinfarkt **(NSTEMI,** engl. **N**on **ST-e**levation **m**yocardial **i**nfarction). Diese Diagnose wird erst in der Klinik gestellt.

Aus den EKG-Veränderungen lassen sich Rückschlüsse auf das verschlossene Gefäß und das geschädigte Areal ziehen (➤ Tab. 31.1). Zur Verdeutlichung zeigt ➤ Abb. 31.2 die anatomische Beziehung zur EKG- Veränderung.

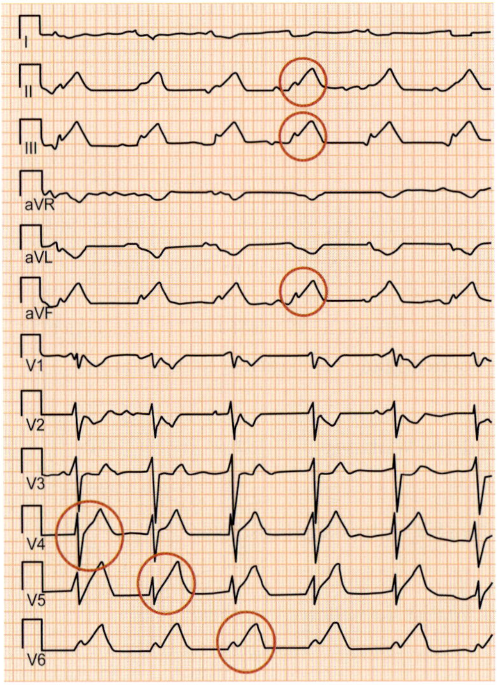

Abb. 31.1 Typisches Infarkt-EKG.

Merke

Bei jedem Verdacht auf ein akutes Koronarsyndrom ist noch am Notfallort das Schreiben eines 12-Kanal-EKGs obligat.

2. Symptome

Die angegebenen Symptome sind typisch für ein **akutes Koronarsyndrom (ACS).** Dieser Begriff bezeichnet alle typischen Angina-pectoris-Beschwerden, die länger als 20 min bestehen. Sie werden durch eine akute Minderversorgung des Myokards mit Sauerstoff aufgrund eines verschlossenen Koronargefäßes verursacht.

Als **Angina pectoris** bezeichnet man einen retrosternalen Schmerz, der typischerweise in den linken Arm ausstrahlt. Dazu kommen Atemnot, Engegefühl und daraus resultierend starke Angst. Häufig strahlen die Schmerzen auch oder nur in den Unterkiefer, den Oberbauch oder den Rücken aus, sodass sie als „akutes Koronarsyndrom" nicht sofort zu erkennen sind.

Ein **Myokardinfarkt** ist ein absolut lebensbedrohliches Krankheitsbild, bei dem der Herzmuskel durch Verschluss eines Koronargefäßes von der Sauerstoffversorgung abgeschnitten ist. Aufgrund des Sauerstoffmangels stirbt das Myokard nach einer bestimmten Zeit ab.

Merke

Jeder akute Schmerz in der Thoraxgegend muss auch an eine kardiale Ursache denken lassen.

Tab. 31.1 Beziehung von Koronargefäß und EKG-Verä nderung

Verschlossenes Gefäß	Infarktlokalisation	ST-Hebungen in
RIVA – Ramus interventricularis anterior	Vorderwand	V_1–V_4
RCA – Rechte Koronararterie	Seitenwand	I, aVL, V_5, V_6
RCX – Ramus circumflexus	Hinterwand	II, III, aVF

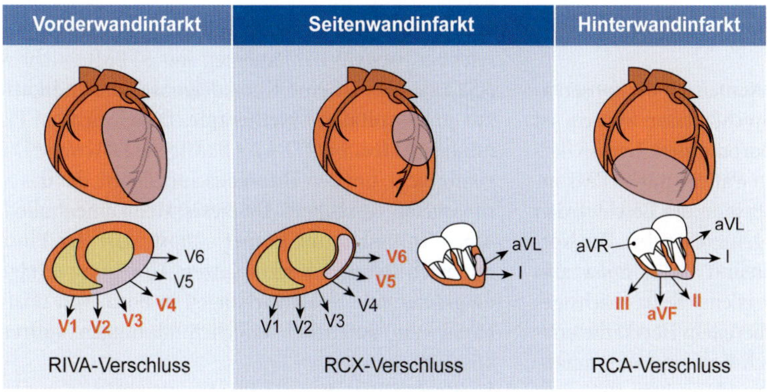

Abb. 31.2 Lokalisation eines Herzinfarkts und zugehörige EKG-Veränderungen.

3. Akuttherapie

Ziel der Infarkttherapie ist es, den Myokardschaden so klein wie möglich zu halten, um eine schwere Herzinsuffizienz oder gar einen kardiogenen Schock zu verhindern. Zunächst wird rasch ein i.v. Zugang gelegt und im Idealfall auch Blut abgenommen. In der Klinik kann man dann aus den Blutwerten die Zeit des Infarkts und den bereits eingetretenen Myokardschaden abschätzen. Als standardisiertes Vorgehen hat sich das **MONAH-Schema** bewährt:

- **Morphin** (3–10 mg i.v.): wird als Opioid als Schmerzmittel der Wahl zur Schmerztherapie eingesetzt. Es bekämpft die retrosternalen Schmerzen schnell und reduziert so den Stress des Patienten. Zusätzlich wirkt es sedierend, was den Sauerstoffverbrauch des Patienten weiter vermindert.
- **Oxygen** (4–6 l/min über Maske oder Nasensonde): dient dazu, dem geschädigten Myokard möglichst viel Sauerstoff anzubieten, außerdem reduziert es die subjektive Atemnot.
- **Nitroglycerin** (2 Hübe sublingual): erweitert die Koronarien und senkt die Vorlast des Herzens, da es auch auf andere Gefäße direkt dilatierend wirkt. Bei systolischen Blutdruckwerten unter 100 mmHg ist die Nitrogabe kontraindiziert, bei gleichzeitiger Betablockertherapie muss der Blutdruck engmaschig überwacht werden.
- **Acetylsalicylsäure** (500 mg i.v.): wird in hoher Dosierung zur Thrombozytenaggregation benutzt, um ein weiteres Fortschreiten des Koronarverschlusses zu verhindern.
- **Heparin** (5000 IE i.v.): soll eine weitere Organisation des thrombotischen Materials verhindern.

Zusätzlich kann – falls vorhanden – auch Clopidogrel 600 mg p.o. verabreicht werden. Hat der Patient hypertone Blutdruckwerte und eine Tachykardie, gibt man einen Betablocker (z.B. Metoprolol) langsam i.v.

Merke

Time is muscle.

4. Differenzialdiagnosen und Diagnostik

Akute Thoraxschmerzen können durch viele Ursachen ausgelöst werden. Hier ein paar typische Differenzialdiagnosen, gegliedert nach Ort der Schmerzausstrahlung:

- Thorax/retrosternal: Pneumonie, Lungenembolie.
- Linker Arm: Schulter-Arm-Syndrom, Bandscheibenvorfall (HWS).
- Oberbauch: Gastritis, Ulcus ventriculi/duodeni, akute Pankreatitis, Cholezystitis.
- Rücken: rupturiertes thorakales Aortenaneurysma, Bandscheibenvorfall (BWS), Nierenkolik, Herpes zoster.

Das diagnostische Vorgehen bei akutem Koronarsyndrom zeigt ➤ Abb. 31.3.

5. Weiteres Vorgehen

Da die Beschwerden unseres Patienten auf die konservative medikamentöse Therapie nicht besser werden, ist ein unverzüglicher Kliniktransport indiziert. Gemäß derzeit gültigen Richtlinien soll ein Patient mit STEMI innerhalb von 90 Minuten nach Beginn der Beschwerden einer **Reperfusionstherapie** zugeführt werden. Der Notarzt, der die Diagnose Herzinfarkt stellt, muss also schnellstmöglich mit der Rettungsleitstelle das nächstgelegene Krankenhaus mit dienstbereitem Herzkatheterlabor identifizieren und dieses nach Voranmeldung anfahren. Der Transport erfolgt mit Sonderrechten (Blaulicht und Martinshorn).

Bei der **perkutanen transluminalen Koronarangioplastie** (PTCA), dem Goldstandard der Reperfusionstherapie, erfolgt eine Herzkatheteruntersuchung, während der das verengte oder verschlossene Gefäß mit einem dünnen Draht sondiert und dann mit einem Ballon aufdilatiert wird. Um einen erneuten Verschluss zu verhindern, wird meist ein **Stent** implantiert.

6. Prähospitale Lysetherapie

Ist innerhalb von etwa 90 Minuten nach Symptombeginn (oder etwa 30 Minuten nach Eintreffen des Notarztes) kein Krankenhaus mit Herzkatheterlabor erreichbar, besteht bei Patienten mit STEMI (nicht mit NSTEMI, das ist eine Klinikdiagnose) die **Indikation zur prähospitalen Lysetherapie.** Dabei wird ein Plasminogenaktivator (rTPA), z.B. Alteplase (Actilyse®) i.v. verabreicht, um den Thrombus aufzulösen, der das Koronargefäß verschließt. Da dieses Medikament alle frischen Thromben im Körper auflöst, darf der Einsatz nur nach strenger Risiko-Nutzen-Abwägung erfolgen, da gravierende Nebenwirkungen in Form von unstillbaren und potenziell tödlichen Blutungen auftreten können.

Kontraindikationen für eine Lysetherapie:

- Hirnblutung oder Schlaganfall unklarer Ursache in der Anamnese.
- Ischämischer Schlaganfall in den letzten 6 Monaten.
- Hirntumor.
- Chirurgische Eingriffe oder Traumata in den letzten 3 Wochen.
- Gastrointestinale Blutung im letzten Monat.
- Bekannte Blutgerinnungsstörung.
- Aortendissektion.

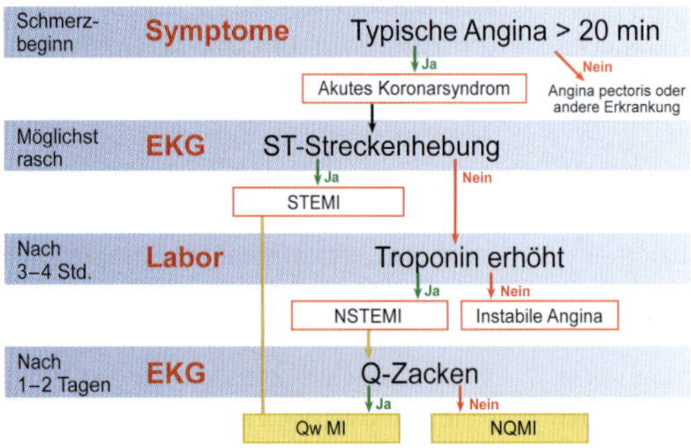

Abb. 31.3 Diagnostisches Vorgehen bei akutem Koronarsyndrom.

Zusammenfassung

Länger als 20 Minuten anhaltende retrosternale Schmerzen werden als **akutes Koronarsyndrom** (ACS) bezeichnet. Die **Diagnose** des ACS wird mit einem 12-Kanal-EKG gesichert. Bei der Diagnose **STEMI** werden Medikamente nach dem **MONAH-Schema** verabreicht. Ziel der Infarkttherapie ist eine rasche Reperfusion.

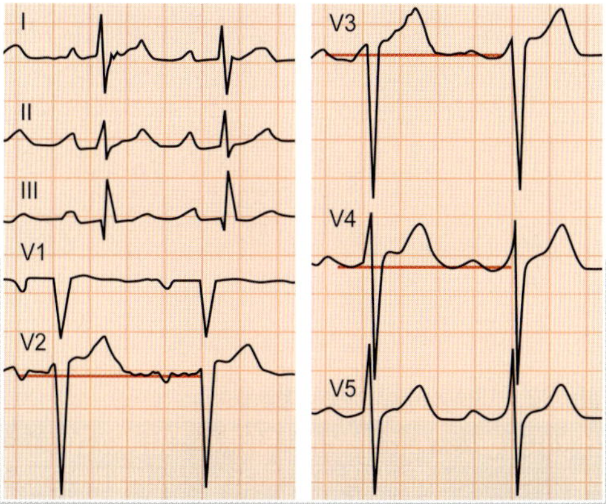

32

Präoperative Belastungsdyspnoe

Anamnese

In die Prämedikationsambulanz kommt eine 74-jährige Patientin, die in 10 Tagen eine Knie-Totalendoprothese erhalten soll. Bekannte Vorerkrankungen sind eine arterielle Hypertonie und ein tablettenpflichtiger Diabetes mellitus. Die Patientin nimmt Metformin 2 × 500 mg, Metoprolol 2 × 25 mg und Ramipril 2,5 mg ein. Der mitgebrachte Thorax-Röntgenbefund ist unauffällig. Auf Nachfrage gibt sie an, seit etwa drei Monaten bei leichter Belastung (ca. 3 Treppenstufen) Schmerzen hinter dem Brustbein und Atemnot zu haben, die sich erst nach einigen Minuten der Ruhe wieder zurückbilden würden. Von einer Bekannten habe sie einmal ein „rotes Spray" bekommen, welches rasche Besserung gebracht habe. Bei einem Kardiologen sei sie nie gewesen.

Untersuchungsbefund

RR 135/80 mmHg, Herzfrequenz 68/min, Herz und Lungen: auskultatorisch unauffällig. Keine Allergien, keine Voroperationen. Die Patientin legt folgendes EKG vor (➤ Bild).

1. **Befunden Sie das EKG. Stellen Sie in diesem Zusammenhang eine Diagnose für die Beschwerden der Patientin.**

2. **Welche gängige Einteilung wird für das Krankheitsbild verwendet?**

3. **Hat die Erkrankung Auswirkungen auf die Operation? Kann diese durchgeführt werden?**

4. **Welche Möglichkeiten der weiteren Diagnostik gibt es und in welcher Reihenfolge sollten sie eingesetzt werden?**

5. **Wie ist generell vor und während einer Narkose bei Patienten mit diesem Krankheitsbild zu verfahren?**

6. **Was müssten Sie präoperativ bedenken, wenn vor Kurzem eine kausale Therapie dieses Krankheitsbilds erfolgt wäre?**

1. EKG-Befund und Diagnose

Man sieht ein typisches „Hausarzt-EKG", wie es im Rahmen der prästationären OP-Vorbereitung üblich ist. Die Patientin hat einen Sinusrhythmus (eine P-Welle ist vorhanden, auf jede P-Welle folgt ein QRS-Komplex), der Lagetyp ist ein Linkstyp. Auffällig sind die **ST-Segment-Hebungen in den Ableitungen in V_2, V_3 und V_4** im Sinne einer Minderdurchblutung der lateralen Herzwand. Zusammen mit der **Angina-pectoris-Symptomatik** bereits bei geringer Belastung (3 Treppenstufen) ergibt sich der dringende Verdacht auf eine bisher nicht diagnostizierte **koronare Herzkrankheit.** Das von der Bekannten verabreichte Spray könnte ein Nitroglycerinspray gewesen sein.

2. Einteilung

- Die **koronare Herzkrankheit** bezeichnet die Arteriosklerose der Herzkranzgefäße, aus der ein Missverhältnis von O_2-Angebot und O_2-Bedarf des Myokards resultiert.
- **Stabile Angina pectoris:** (syn. Belastungsangina) retrosternale Schmerzen, die bei Belastung, Kälte, etc. auftreten und durch die Benutzung von Nitrospray beendet werden.
- **Instabile Angina pectoris:** jede erstmalig aufgetretene Angina pectoris, sowie Ruheangina.

3. Risikostratifizierung

Um die Belastung des Patienten durch die AP-Beschwerden quantifizieren zu können, hat sich als am praktikabelsten die **Einteilung der Canadian Cardiologists Society** (CCS) erwiesen:

- Grad I: AP bei schwerer oder lang dauernder körperlicher Belastung.
- Grad II: AP beim Treppensteigen > 1 Stockwerk.
- Grad III: AP beim Treppensteigen < 1 Stockwerk.
- Grad IV: AP bei geringer Belastung, Ruheangina.

Das genaue Risiko des Patienten für ein kardiales Ereignis wird mit dem **Revised cardiac risk index** (➤ Tab. 32.1) erfasst. Je nachdem, wie viel Risikofaktoren ein Patient auf sich vereint, wird er einer Risikoklasse mit einem bestimmten relativen Risiko zugeordnet.

Tab. 32.1 Revised cardiac risk index

Risikofaktoren	Anzahl der Risikofaktoren	Risikoklasse	Risiko für kardiale Zwischenfälle
Hochrisiko-OP	0	I	0,05–1,5 %
KHK-Anamnese	1	II	0,3–2,1 %
Herzinsuffizienz	2	III	3,9–10,3 %
Insulintherapie Zerebrovaskuläre Erkrankung	3 und mehr	IV	5,8–18,4 %
Serumkreatinin > 2 mg/dl			

Die Patientin hat also eine KHK Grad IV nach CCS, nach alter Einteilung gelegentlich eine instabile AP. Demzufolge hat sie möglicherweise ein hohes Risiko für ein intraoperatives kardiales Ereignis (Myokardischämie, Herztod). Da eine Knie-Endoprothese ein rein elektiver Eingriff ist, gelten hier strenge Vorsichtsmaßnahmen, der Eingriff sollte bis nach der weiteren kardiologischen Abklärung verschoben werden.

4. Weitere Diagnostik

Die weitere Diagnostik einer KHK umfasst:

- Ein weiteres **Ruhe-EKG,** um den Befund zu verifizieren und ein **Belastungs-EKG** (wenn wegen der Arthrose möglich), um die retrosternalen Beschwerden einer Myokardischämie zuzuordnen. Alternativ ist auch eine **Stress-Echokardiografie** (z.B. Gabe von Dobutamin i.v.) aussagekräftig.
- Eine **transthorakale Echokardiografie,** um eine Herzinsuffizienz, Klappenfunktionsstörungen und regionale Wandbewegungsstörungen festzustellen.
- Zusätzlich eine Bestimmung von **CK, CKMB und Troponin im Serum,** um eine akute Myokardischämie auszuschließen.
- Da bei dieser Patientin noch keine KHK diagnostiziert wurde, sie aber kardial deutlich eingeschränkt

ist, sollte vor der Operation auch eine **Herzkatheteruntersuchung** durchgeführt werden. Bei einer hochgradigen Engstelle kann die Stenose eines Koronargefäßes aufgedehnt und mit einem **Stent** versorgt werden. Dieser Stent dehnt das verengte Gefäß und drängt den für die Stenose verantwortlichen Endothelplaque an den Rand des Gefäßes. Dieser Eingriff wäre eine ursächliche Therapie und könnte perioperative Myokardinfarkte verhindern. Bei der höhergradigen Stenose mehrerer Gefäße müsste evtl. sogar zunächst eine **aortokoronare Bypassversorgung** (ACB) erfolgen.

Merke

- Grundsätzlich ist die präoperative kardiologische Diagnostik nicht dafür gedacht, jeden möglichen Patienten mit einem KHK-Risiko zu identifizieren, sondern nur, um Hochrisikopatienten optimal auf eine Operation vorzubereiten.
- Patienten mit bekannten KHK, die keine instabile AP-Symptomatik haben, müssen sich auch nach kardiologischer Intervention keiner zusätzlichen Diagnostik unterziehen.

5. Perioperatives Vorgehen bei KHK-Patienten

Ein operativer Eingriff stellt für alle Patienten eine Stresssituation dar, KHK-Patienten sind durch den dadurch ausgelösten höheren O_2-Verbrauch besonders gefährdet. Das perioperative Vorgehen ist also auf größtmögliche Reduktion des Stresses ausgelegt.

Präoperatives Vorgehen:

- Zur Vermeidung von Angst sollten die Patienten eine großzügige **medikamentöse Prämedikation** mit einem Benzodiazepin erhalten.
- Am OP-Tag sollte eine bestehende Therapie mit **Betablockern** und **Nitraten** unbedingt weitergeführt werden (➤ Fall 1).

Intraoperatives Vorgehen

- Erweitertes Monitoring mittels **5-Kanal-EKG** (zusätzliche Ableitungen II und V_5), da diese Ableitungen besonders sensibel für Myokardischämien sind (sog. **Poor-man-EKG**). ST-Strecken-Hebungen treten allerdings erst spät nach einer stattgehabten Myokardischämie auf.
- **Direkte Blutdruckmessung,** um Kreislaufschwankung rechtzeitig zu detektieren.
- Bei Hochrisikopatienten kann intraoperativ eine **transösophageale Echokardiografie** durchgeführt werden. Mit diesem Verfahren kann eine myokardiale Minderversorgung frühzeitig durch neu auftretende regionale Wandbewegungsstörungen im TEE detektiert werden.
- Die **Narkoseführung** erfordert höchste Aufmerksamkeit und zielt auf Vermeidung von Tachykardie und Hypertonie (durch Schmerzen, zu flache Narkose) und Hypotonie (Volumenmangel, zu tiefe Narkose).

Postoperatives Vorgehen: Zur Schmerztherapie empfiehlt sich noch die präoperative Anlage eines Regionalanästhesiekatheters, wenn für die Operation sinnvoll. Zumindest sollte ein suffizientes Schmerztherapieregime erarbeitet werden, da auch postoperative Schmerzen ein Risikofaktor für eine Myokardischämie darstellen.

6. Thrombozytenaggregationshemmung

Besonderes Augenmerk ist auf Patienten zu richten, die in der jüngeren Vergangenheit einen Stent in die Koronarien implantiert bekommen haben. Diese nehmen meist ein oder sogar zwei **Thrombozytenaggregationshemmer ein,** deren längerfristiges Absetzen mit einem hohen Risiko an Stentverschluss einhergeht. Da aber Thrombozytenaggregationshemmer die Funktion der Thrombozyten irreversibel für ca. 5 Tage blockieren (Neubildung von Thrombozyen), ist ihre Anwendung mit einem erhöhten Risiko für intra- und postoperative Blutung verbunden. Nach der Empfehlung der **European Society of Cardiology** (ESC) gilt folgendes Vorgehen für die **Gabe von ASS und Clopidogrel (Plavix®) nach Stentimplantation:**

- **Bare-Metal-Stent:** ASS lebenslang, Clopidogrel mind. 4 Wochen.
- **Drug-Eluting-Stent:** ASS lebenslang, Clopidogrel 9–12 Mon.
- **Elektive Eingriffe** werden bis zum Ende der Clopidogreltherapie verschoben: bei Bare-Metal-Stent auf

mind. 90 Tage, bei Drug-Eluting-Stent auf 12 Mon. nach Stentimplantation.

- Bei **nicht verschiebbaren Operationen mit hohem Blutungsrisiko** (intrakranielle Eingriffe, manifeste Blutung): Absetzen von Clopidogrel 5–7 Tage vor OP, Weiterführung der ASS-Therapie bis 2 Tage vor OP.
- Bei **Notfalleingriffen unter dualer Plättchentherapie** kann präoperativ Vasopressin verabreicht werden, um mehr Von-Willebrand-Faktor freizusetzen und die Funktion der noch aktiven Thrombozyten zu verbessern. Bei massiven Blutungen müssen Thrombozytenkonzentrate gegeben werden, um die inaktivierten Thrombozyten zu ersetzen.
- Wird eine **präoperative PTCA** durchgeführt, den Kardiologen wegen des geplanten operativen Eingriffs auf Verwendung von Bare-Metal-Stents hinweisen.

Zusammenfassung

Die KHK ist mit einem erhöhten perioperativen Mortalitätsrisiko vergesellschaftet. Bekannte KHK-Patienten ohne progrediente Symptomatik können ohne zusätzliche Untersuchungen operiert werden. Da nach einer **Stentimplantation** eine **duale Plättchentherapie** notwendig ist, muss ein elektiver operativer Eingriff nach der Zeit der Clopidogrel-Einnahme verschoben werden. **Kardiale Risikopatienten** erhalten präoperativ einen Betablocker und eine großzügige medikamentöse Prämedikation. **Perioperativ** werden standardmäßig die EKG-Ableitungen II und V_5 überwacht. Die **postoperative Schmerztherapie** muss auf größtmögliche Schmerzfreiheit ausgelegt sein.

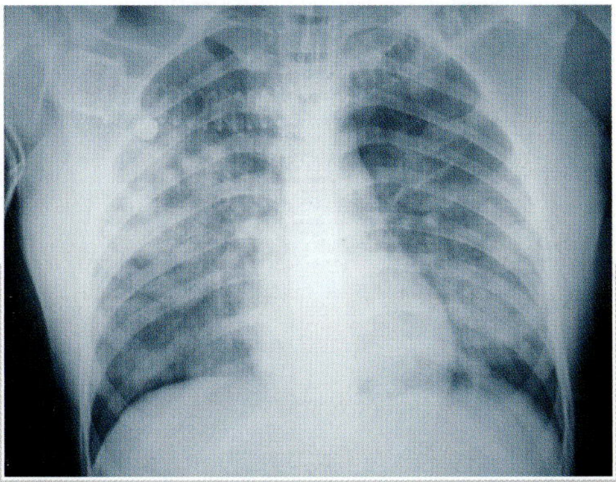

33 Postoperative akute Atemnot

Anamnese

Von Normalstation wird Ihnen ein 81-jähriger Patient mit akuter Atemnot eingeliefert. Vor einer Woche wurde er wegen einer hüftnahen Fraktur operiert. Die Operation sei problemlos verlaufen, es sei auch keine Bluttransfusion nötig gewesen. Aber die postoperative Mobilisation habe sich wegen starker Schmerzen und Kreislaufproblemen beim Aufstehen schwierig gestaltet. Der Patient hat einen medikamentös eingestellten Diabetes und eine Herzinsuffizienz.

Untersuchungsbefund

Körpertemperatur 39,3 °C, Herzfrequenz 118/min, RR 95/45 mmHg. Sauerstoffsättigung 82 % unter 6 l Sauerstoff über Maske. Lungen: grobblasige Rasselgeräusche beidseits. Der Patient hustet gelbliches Sekret ab. Laborwerte: Leukozyten 21.000/µl, Hb 10,5 g/dl, CRP 8 mg/dl, Kreatinin 1,1 mg/dl, Thrombozyten 229.000/µl, Quick 79 %, PTT 38 s. Sie lassen ein Röntgenbild des Thorax anfertigen (➤ Bild).

1. **Befunden Sie das Röntgenbild. Wie lautet Ihre Diagnose? Begründen Sie.**
2. **Welche Differenzialdiagnosen gibt es?**
3. **Welche Maßnahmen ergreifen Sie?**
4. **Was ist das Tarragona-Prinzip?**
5. **Wie könnten derartige Erkrankungen verhindert werden?**

1. Röntgenbefund und Diagnose

Der Patient ist hypoton und tachykard, das sind klinische Hinweise auf eine **Hypovolämie.** Diese ist aggraviert durch die hohe Körpertemperatur von 39,3 °C. Es sind also **Sepsiskriterien** erfüllt, die zu schnellem Handeln zwingen. Auf dem Röntgenbild sieht man beidseits wolkige und fleckige Aufhellungen über der Lunge sowie rechts basal ein positives Bronchoaerogramm. Als Ursache der Sepsis kommt aufgrund des Befunds eine akute **nosokomiale Pneumonie** infrage.

Als nosokomial (im Krankenhaus erworben) wird jede Pneumonie bezeichnet, die bei Patienten auftritt, die seit mindestens 48 h im Krankenhaus oder einer Pflegeeinrichtung stationär sind.

Kriterien für die Diagnosestellung sind:

- Nachweis eines neuen und persistierenden Infiltrats im Röntgenbild.

Plus zwei der drei folgenden Kriterien:

- Leukozytose ≥12.000/µl oder Leukopenie ≤ 4.000/µl.
- Fieber über 38,3 °C oder Hypothermie < 36 °C.
- Eitriges Bronchialsekret.

Merke

Nosokomiale Pneumonien sind die häufigste Todesursache unter den Krankenhausinfektionen. In Deutschland liegt die Inzidenz bei etwa 200.000 im Jahr.

2. Differenzialdiagnosen

Differenzialdiagnosen einer postoperativ akut auftretenden Dyspnoe, Hypoxämie und lauten Rasselgeräuschen sind in Betracht zu ziehen:

- **Kardiales Lungenödem:** Hier wäre kein Fieber vorhanden, die Unterscheidung ist jedoch schwierig.
- Folgen einer **Lungenembolie:** Die Pathogenese nach einer Operation würde passen, jedoch wären hierbei keine Rasselgeräusche und kein Fieber vorhanden. Laborchemisch würde man eine Erhöhung der D-Dimere erwarten.
- **Transfusionsassoziiertes Lungenversagen (TRALI):** Die Gabe von humanem Frischplasma oder Erythrozytenkonzentraten ist hier nicht erwähnt, wäre aber Voraussetzung.

3. Akuttherapie

Primär gilt es, die schwere Dyspnoe zu bekämpfen und den Kreislauf zu stabilisieren, außerdem muss die Sepsis bekämpft werden:

- **Absaugen:** da das Trachealsekret ebenfalls zur Atemnot beiträgt. Dazu kann der Absaugkatheter (sofern der Patient keinen eigenen ausreichenden Hustenstoß produziert) „blind" über ein Nasenloch in die Trachea vorgeschoben werden. Ein Teil wird umgehend asserviert und zur Keimisolierung an das mikrobiologische Labor gesandt.
- **Sauerstoffgabe:** mittels **nichtinvasiver Beatmung** (NIV) über eine NIV-Maske. Dabei wird dem Patienten eine spezielle Maske (oder Helm) dicht auf das Gesicht geschnallt. Es handelt sich um eine druckunterstützte Beatmungsform, bei der der Patient spontan atmet, während durch das Beatmungsgerät ein kontinuierlicher Überdruck auf das Bronchialsystem aufrechterhalten wird. Eine zusätzlich eingestellte Druckunterstützung erleichtert die Atemarbeit.
- **Intubation:** sollte nach Empfehlungen der Paul-Ehrlich-Gesellschaft nach Möglichkeit vermieden werden, da eine maschinelle Beatmung der größte Risikofaktor für eine Pneumonie ist. Wenn der Patient sich dennoch erschöpft (Abfall der peripheren O_2-Sättigung), in eine CO_2-Narkose zu entgleiten droht oder zu große Sekretmengen die Atmung verhindern, muss er **endotracheal intubiert** und vorübergehend maschinell beatmet werden. Nach Intubation sollte das eitrige Trachealsekret abgesaugt werden (blind oder gezielt bronchoskopisch), um eine gute Oxygenierung zu ermöglichen.
- **Erweitertes hämodynamisches Monitoring:** mit ZVK und arterieller Blutdruckmessung sollte wegen der Sepsis angelegt werden. Eine arterielle Blutgasanalyse würde auch das Maß der Hypoxämie und einer evtl. metabolischen Entgleisung präzisieren.
- **Kreislaufstabilisierung:** Zunächst wird dem Patienten ausreichend Flüssigkeit infundiert, um den

arteriellen Mitteldruck zu heben und so die Perfusion von Nieren, Lunge und Gehirn sicherzustellen. Sollte das alleine nicht ausreichen, werden Vasopressoren infundiert (z.B. Noradrenalin).

- **Antibiotika:** Nach Gewinnung ausreichender Proben zur Keimidentifizierung (Bronchialsekret, Blutkulturen, Urin) muss unverzüglich eine kalkulierte Antibiotikatherapie eingeleitet werden.

4. Tarragona-Prinzip

Das Tarragona-Prinzip beschreibt eine evidenzbasierte klinische Herangehensweise an eine Infektion. Dieses Vorgehen hat sich auf der Intensivstation etabliert.

- **Look at your patient:** Wichtig sind Anamnese (Risikopatient für Problemkeime oder multiresistente Keime) und die sofortige Identifikation des Infektionsherdes und dessen (ggf. chirurgische) Sanierung.
- **Listen to your hospital:** Jedes Krankenhaus hat seine eigene Resistenzstatistik, die bei Antibiotikagabe bekannt sein sollte, um eine von vornherein inadäquate Therapie zu verhindern.
- **Hit fast:** Mit jeder bis zur ersten Antibiotikagabe verstrichenen Stunde sinkt die Heilungschance rapide. Für Patienten im septischen Schock sind 5 % Mortalitätssteigerung pro Stunde beschrieben.
- **Hit hard:** Wichtig ist die Wahl der richtigen, breiten Antibiotikakombination zu Beginn der Therapie nach Gewinnung von Blutkultur, Trachealsekret oder Wundsekret. Eine Kombinationsgabe ist einer Monotherapie bei nosokomialen Infekten deutlich überlegen.
- **Get to the point:** Gezielte Dosierung ist wichtig, um ausreichende Gewebespiegel zu erreichen. Oft werden Antibiotika unterdosiert, da Hypotonie und Nierenfunktionsstörung in der Sepsis häufig zur Dosisreduktion führen. Mit frühzeitiger Volumentherapie (ggf. Katecholamingabe) ist dies ein vorübergehender Zustand. Zumindest die erste Dosis sollte eine volle Wirkdosis sein.
- **Focus, focus, focus:** Gezielte Antibiose nach Antibiogramm. Nach etwa 72 h sollte das Ergebnis der mikrobiologischen Untersuchung vorliegen und die Antibiotika dem Antiobiogramm angepasst werden (Deeskalation). Erfolgt die breite Antibiotikatherapie zu lange, wird der Selektionsdruck auf die Keime erhöht und der Resistenzbildung Vorschub geleistet.

Nach 7–10 Tagen sollte die Therapie beendet werden (Ausnahmen: Patienten mit langsamer Response auf die Therapie, Osteomyelitis, Endokarditis, nicht drainierbare Infektionsherde). Ist die Infektion nicht gebessert, sollte die Antibiotikagabe mindestens 24 h ausgesetzt werden, anschließend werden nochmals verschiedene Proben (Blutkultur, Trachealsekret, Wundsekret) zur mikrobiologischen Untersuchung abgenommen.

5. Prophylaxemaßnahmen

Die Prophylaxe ist einfach und mit wenig Zeit- und Personalaufwand zu bewältigen.

- **Händedesinfektion** des Personals (auch Ärzte) vor und nach jedem Patientenkontakt ist die wichtigste, aber immer noch die am stärksten vernachlässigte Maßnahme.
- **Physiotherapeutische Maßnahmen:** frühzeitige Mobilisation, regelmäßiges Atemtraining, bei beatmeten oder immobilen Patienten Lagerungstherapie, Vibrationsmassage und Oberkörperhochlagerung (45°).
- **Medikamentöse Maßnahmen:** ausreichende Schmerztherapie, um bei operierten Patienten ein tiefes Durchatmen zu ermöglichen (neuere orale Opioide machen eine irrationale Angst vor einer Atemdepression überflüssig), Sekretolyse (N-Acetylcystein), Inhalationstherapie.
- **Weitere Maßnahmen:** Vermeidung einer (verfrühten) endotrachealen Intubation, rechtzeitige Extubation zur Vermeidung ventilatorassoziierter Pneumonien, wenig Flachlage bei Patienten mit Magensonde, da diese den gastralen Reflux erleichtern kann.

Zusammenfassung

Die nosokomiale Pneumonie ist, vor allem bei immunsupprimierten Patienten, eine häufige Begleiterkrankung. Die **Diagnose** erfolgt anhand festgelegter Kriterien. Essenziell für die erfolgreiche **Behandlung** sind die Gewinnung von Infektionsmaterial und die frühzeitige Antibiotikatherapie. Ateminsuffiziente Patienten brauchen atemunterstützende Maßnahmen (NIV), ggf. müssen sie intubiert und maschinell beatmet werden.

34

Operation im Sitzen

Anamnese

Sie sollen um 19:00 Uhr als letzten OP-Punkt einen 45-jährigen Patienten narkotisieren, der an einem zervikalen Bandscheibenvorfall operiert werden soll. Die Operation soll in sitzender Position von dorsal durchgeführt werden und ist vom geplanten Vormittagstermin nach hinten verschoben worden. Der Patient ist als ASA 1 klassifiziert, hat keine Allergien und nimmt nur gelegentlich NSAIDs ein. Pulmonale und kardiale Vorerkrankungen werden verneint.

Untersuchungsbefund

Mallampati 2, Zähne fest. EKG-Befund: normaler Sinusrhythmus. Laborwerte: Blutbild, Gerinnungswerte, Leber- und Nierenwerte unauffällig.

1. **Erläutern Sie Indikationen, Kontraindikationen, Vor- und Nachteile der sitzenden und halbsitzenden Position.**

2. **Mit welchen „Überraschungen" müssen Sie zu Beginn der chirurgischen Maßnahmen rechnen?**

3. **Beschreiben Sie den Pathomechanismus der schlimmsten dieser Komplikationen.**

4. **Welche Überwachungsmaßnahmen sind bei einer OP im Sitzen erforderlich und warum?**

5. **Wie behandeln Sie diese Komplikation?**

1. Sitzende Position

Indikationen sind Eingriffe im Bereich der Pinealisregion, der hinteren Schädelgrube, des kraniozervikalen Übergangs, der Halswirbelsäule und des zervikalen Rückenmarks.

Vorteile sind der direktere Zugangsweg mit geringerem Gewebetrauma, das geringere Blutungsrisiko und ein besseres neurologisches Outcome (geringere Hirnnervenschädigung, geringer Hirndruck), da das OP-Gebiet oberhalb des Herzniveaus liegt.

Nachteil ist die veränderte intrazerebrale und systemische Hämodynamik.

Kontraindikation ist ein **ventiloffenes Foramen ovale.** Bei Anstieg des rechten Vorhofdrucks (z.B. durch Pressen, mechanische Ventilation, hoher Überdruck wie beim Tauchen) kann das Vorhofseptum sich öffnen und Blut oder Gasbläschen vom rechten in den linken Vorhof gelangen. Sollte es zu einer venösen Luftembolie kommen, können größere Luftmengen durch das ventiloffene Foramen ovale vom rechten in den linken Vorhof gelangen und damit in der arteriellen Kreislauf geschwemmt werden (sog. **gekreuzte Embolie**). Erreichen die Luftbläschen das Gehirn, kann es zu einer schweren zerebralen Ischämie kommen (bis hin zum Schlaganfall).

Merke

Soll eine Operation in sitzender Position des Patienten erfolgen, muss präoperativ mittels Echokardiografie ein offenes Foramen ovale ausgeschlossen werden.

2. Komplikationen

Zu Beginn der chirurgischen Maßnahmen wir der Patient aus der flachen Rückenlage in eine halbsitzende, bzw. sitzende Lage angehoben. Dabei kommt es durch „Versacken" des Blutes in die abhängigen Körperteile zum **Blutdruckabfall** und infolgedessen auch zum **Abfall des zerebralen Perfusionsdrucks** (CPP). In diesem Fall könnte der Blutdruckabfall besonders schwerwiegend sein, da der Patient schon seit dem Vorabend nüchtern ist. Bereits vor Narkoseeinleitung sollten hier 1.000 ml kristalloide Infusionslösung verabreicht werden. Die ausreichende Volumentherapie, bei der auch die vorangegangene Nüchternzeit mit berücksichtigt wird, gilt als wichtigste Maßnahme zum Schutz vor Blutdruckabfällen. Als ein möglicher Zielparameter wird von der DGAI ein **zentralvenöser Druck von 8–10 cmH_2O** empfohlen. Während der OP soll der ZVD kontinuierlich gemessen werden.

Als weiterer kritischer Moment gilt das Anlegen der Kopffixation, der sogenannten **„Mayfield-Klammer"**, die den Kopf in der OP-Position fixiert. Diese Maßnahme ist so schmerzhaft, dass es bei „normal" fortgeführter Anästhesie zu einem **kritischen Blutdruckanstieg** kommt. Vor dem Anlegen dieser Klammer muss also ein großzügiger Opiatbolus injiziert werden. Während der gesamten Zeit, in der die Mayfield-Klammer anliegt, sind hohe Opiatdosen nötig, der Bedarf sinkt nach deren Entfernung rapide. Um eine unnötige Nachbeatmung wegen eines Opiatüberhangs zu verhindern, sollte bis zur Extubation mit kurz wirksamen Substanzen, z.B. Remifentanil (Ultiva®) gearbeitet werden.

3. Venöse Luftembolie

Bei Operationen in sitzender Position ist das OP-Gebiet einige Zentimeter oberhalb des rechten Vorhofs (Druckgradienten bis 65 cmH_2O möglich), was zu einem Unterdruck in den Venen des OP-Gebiets führt. Bei Eröffnung venöser Gefäße in diesem Gebiet besteht also die Gefahr des Eindringens von Luft mit der Folge einer venösen Luftembolie (Inzidenz 30–100 %). Es gibt keine definitiv letale Menge Luft, entscheidend ist eher die Geschwindigkeit, mit der die Luft in den Kreislauf eingeschwemmt wird:

Langsam aufgenommene (auch größere) Luftmengen bewirken nach Eintritt in den Pulmonalkreislauf eine passagere Rechtsherzbelastung (PAP steigt), werden dann aber ohne weitere Folgen über die Lunge resorbiert.

Große, schnell aufgenommene Luftmengen führen zu Schaumbildung im rechten Herzen. Dies stellt eine mechanische Abflussbehinderung dar und führt akut zu einer Schlagvolumenverminderung, auskultatorisch erkennbar an einem Mühlrad-Geräusch. Zusätzlich steigt akut der pulmonalarterielle Druck durch den Verschluss vieler Lungenkapillare durch die Luftbläschen, was zu einer zusätzlichen Rechtsherzbelastung führt. Verschließen zu viele Luftblasen zu viel Lungenstrombahn, kann es zum **akuten Rechtsherzversagen** kommen. In der Folge kommt es zum **Abfall der linksventrikulären Vorlast** (es kommt zu wenig Blut aus dem kleinen Kreislauf im linken Ventrikel an) und konsekutiver Linksherzinsuffizienz mit verminderter Koronarperfusion. In der Lunge kommt es zu einem **gestörten Ventilations-Perfusions-Verhältnis,** noch aggraviert durch die **hypoxisch pulmonale Vasokonstriktion.** Dieser Mechanismus (auch **Euler-Liljestrand-Reflex** genannt) soll dafür sorgen, dass im Fall einer Atelektasenbildung in der Lunge die nicht ventilierten Lungenbezirke durch Konstriktion der Gefäße in dem Gebiet nicht durchblutet werden. Damit wird verhindert, dass sich ein Rechts-links-Shunt bildet und deoxygeniertes Blut in den Körperkreislauf gelangt. In diesem Fall erhöht die Vasokonstriktion noch die rechtsventrikuläre Nachlast. Diese **zunehmende arterielle Hypoxämie** führt zur Tachykardie und somit weiterem Sauerstoffmangel am Myokard durch erhöhten Sauerstoffverbrauch. Daraus können weitere Arrhythmien und ein möglicher HZV-Abfall bis hin zum **Kreislaufstillstand** resultieren.

4. Monitoring

- **Basismonitoring:** 3-Kanal-EKG, nichtinvasive Blutdruckmessung, Pulsoxymeter, venöser Zugang.
- **Direkte RR-Messung** durch Kanülierung der A. radialis. Die Eichung des Nullpunkts findet auf Höhe des OP-Gebiets (Meatus acusticus) statt.
- **Zentraler Venenkatheter**, der in den rechten Vorhof vorgeschoben wird.
- Präkordiales Stethoskop, präkordialer Doppler oder transösophageale Echokardiografiesonde.
- Evtl. somatosensorisch evozierte Potenziale.

Je nach Verfahren können die einzelnen Arten des Monitorings eingedrungene Luftbläschen unterschiedlich früh erkennen. ➤ Abb. 34.1 zeigt die Sensitivität der einzelnen Monitoringverfahren. Das **TEE** ist der Goldstandard, da hiermit bereits kleine Luftmengen erkannt

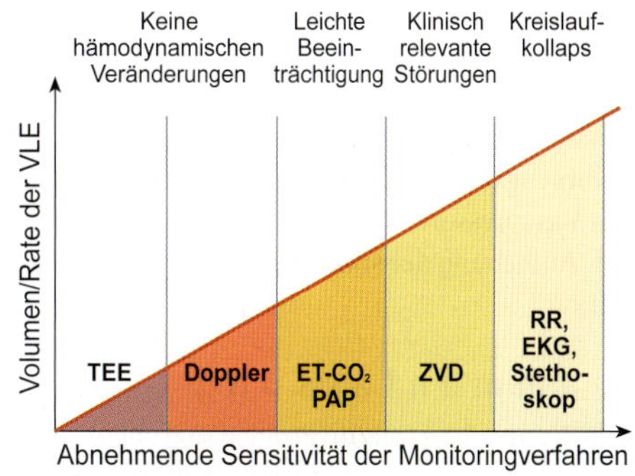

Abb. 34.1 Sensitivität für die Detektion einer venösen Luftembolie.

werden können, die noch keine Beeinträchtigung für den Patienten darstellen. Auch ein **präkordialer Doppler** kann durch die Veränderung des Strömungsgeräusches des Blutes Luftblasen erkennbar machen, ohne dass schwere Komplikationen zu erwarten wären. Wenn der pulmonalarterielle Druck ansteigt, sind bereits einige Gefäße durch Luftblasen verschlossen. Bleibt die Menge der Blasen gering, werden diese über die Lunge resorbiert, was am ansteigenden endtidalen CO_2 zu erkennen ist. Verlässt man sich allerdings nur auf EKG, präkordiales Stethoskop oder die RR-Überwachung, können bereits schwerwiegende Schäden eingetreten sein, ehe sich die massive venöse Luftembolie in diesen Verfahren bemerkbar machen.

5. Therapie der venösen Lungenembolie

Der Operateur muss sofort über das Auftreten einer venösen Lungenembolie informiert werden, damit er die Emboliequelle identifiziert und verschließt. Dies ist die **einzige kausale Therapie.**

Weitere Therapie (nach Empfehlung der DGAI):

- Kompression der Jugularvenen, um weiteres Einschwemmen von Luft zu verhindern.
- Aspiration der eingedrungenen Luft durch den zentralen Venenkatheter aus dem rechten Vorhof.
- Beatmung des Patienten mit einem FIO_2 von 1,0, um die Hypoxie durch den Verschluss von Pulmonalgefäßen zu verringern.

- Bei Narkosen mit Lachgas (N_2O) Zufuhr sofort stoppen, da das Volumen von N_2O in der embolisierten Luft um das 3- bis 4-fache zunimmt.
- Behandlung eines Blutdruckabfalls durch zunächst Volumengabe, bei Kreislaufinsuffizienz ist die Gabe von Vasopressoren (Noradrenalin) indiziert.
- Ggf. Aufhebung der sitzenden Lagerung zur Reanimation.

Zusammenfassung

Indikationen der sitzenden Position sind neurochirurgische Operationen an der HWS und der hinteren Schädelgrube. Trotz vieler **Vorteile** wie geringer Blutverlust und besserem neurologischem Outcome hat das Verfahren einige Risiken, vor allem die **venöse Luftembolie.** Ein **erweitertes hämodynamisches Monitoring** mit ZVK, arterieller Blutdruckmessung, TEE oder präkordialem Doppler ist aus Sicherheitsgründen erforderlich. **Prophylaktisch** soll der Patient großzügig Volumen erhalten. Die **Therapie** der venösen Luftembolie ist rein symptomatisch und umfasst vor allem eine Kreislaufstabilisierung.

35

Verbrennungen und Atembeschwerden

Anamnese

Der Notarzt bringt eine 18-jährige ansprechbare aber leicht alkoholisierte Patientin in den Schockraum. Bei einer Grillparty wurde durch eine dritte Person Wodka auf die glühenden Kohlen gegossen. Durch einen Windstoß kam es zu einer Stichflamme und die Patientin, die sich nur einen halben Meter vom Grill entfernt aufhielt, zog sich Verbrennungen an den Armen, im Gesicht und am Dekolleté zu. Die Patientin gibt auf Nachfrage an, sie habe heiße Luft eingeatmet und nun leichte Probleme beim Durchatmen sowie mittelstarke bis starke Schmerzen an den verbrannten Hautarealen, im Rachen sowie beim Einatmen.

Untersuchungsbefund

Lungen: vesikuläres Atemgeräusch, keine Nebengeräusche. Periphere Pulse mäßig tastbar. Herzfrequenz 116/min, RR 90/60 mmHg. Pulsoxymetrie: 94 % Sauerstoffsättigung. Ethylspiegel 0,9 ‰. Im Gesicht, an Hals, Armen und Thorax Brandwunden mit deutlicher Rötung und Schwellung. Es finden sich weiß-nekrotische Hautverfärbungen, aufgeplatzte Blasen, Stellen mit Antragungen von Ruß und Kohlenpartikeln. In Mundhöhle und Rachen sehen Sie ebenfalls Rußantragungen, ansonsten sind die Schleimhäute tiefrot, teils mit eröffneten Blasen.

1. **Beschreiben Sie das Ausmaß der Verbrennungen nach Schweregraden und Fläche in Prozent Körperoberfläche.**

2. **Welche Maßnahmen sind bei Brandverletzten bereits am Notfallort einzuleiten?**

3. **Wie lässt sich der Volumenbedarf bei Verbrennungen abschätzen?**

4. **Welche besonderen Maßnahmen sind bei Inhalationstrauma zu ergreifen?**

5. **Unter welchen Voraussetzungen ist die Verlegung in ein Verbrennungszentrum angezeigt?**

6. **Was sind prognostisch relevante Faktoren bei Brandverletzungen?**

1. **Ausmaß des Traumas nach Schweregrad und Fläche**

Zur Einschätzung der Verbrennungsschwere wird diese durch zwei Kriterien charakterisiert:

- Dem **Grad der Verbrennung** gemessen an der Schädigungstiefe (➤ Abb. 35.1) des Gewebes.
- Der **Flächenausdehnung** nach der sog. Neuner-Regel (➤ Abb. 35.2).

Im vorliegenden Fall handelt es sich um **Verbrennungen 2° (Blasenbildung)** und **3° (weiße Nekrose)** auf einer geschatzten **Gesamtfläche** von etwa **23,5 %** (4,5 % Gesicht, 14 % Arm, 5 % Thorax) mit **Inhalationstrauma** (heiße Luft eingeatmet, Schleimhautschwellung, Ruß in den oberen Atemwegen).

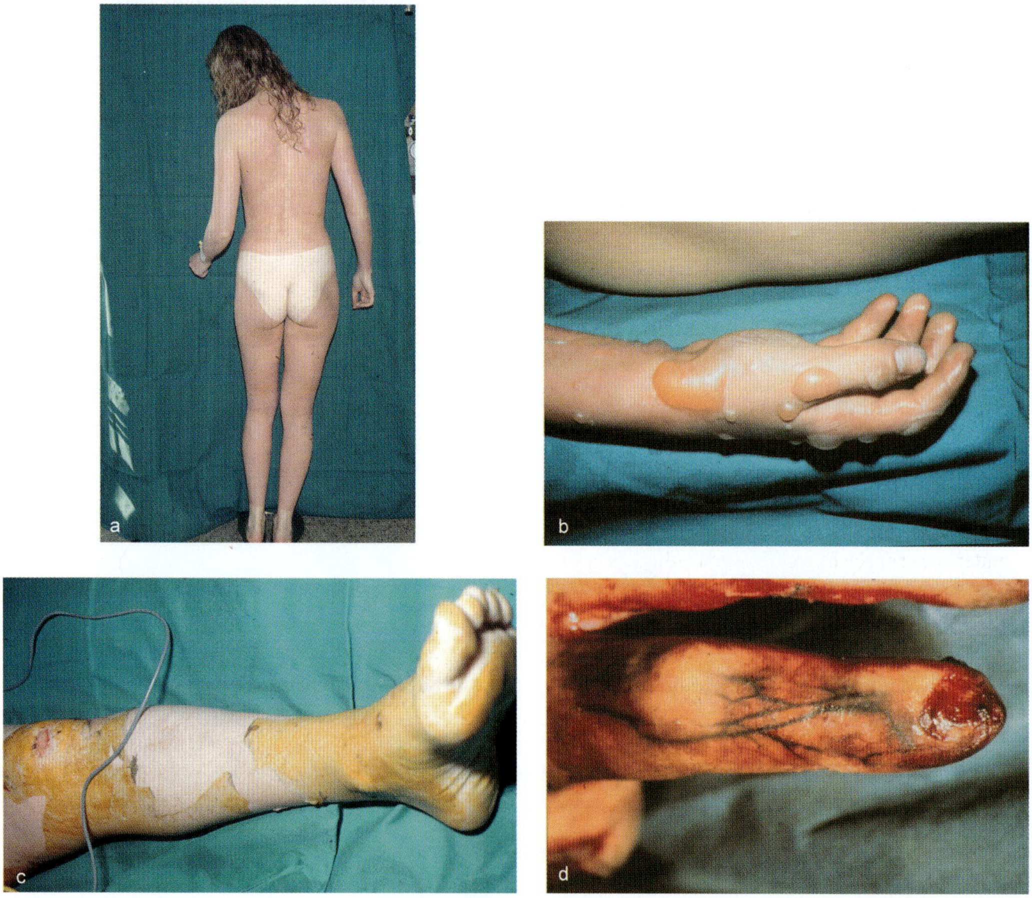

Abb. 35.1 Tiefenausdehnung von Verbrennungen. a. Ausgedehnte Verbrennung I. Grades nach UV-Überexposition (stationäre Behandlung erforderlich). b. Verbrennung II. Grades (IIa) mit Blasenbildung nach Heißwasserverbrühung. c. Verbrennung Grad IIb (Flammenverbrennung), tangentiale Nekrektomie hier noch möglich. d. Drittgradige Verbrennung mit typischen Thrombosen der subkutanen Gefäße.

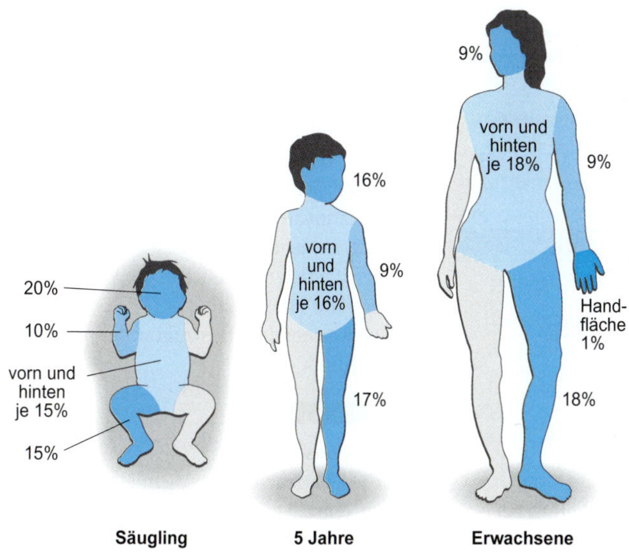

Abb. 35.2 Neuner-Regel.

2. Erstmaßnahmen am Notfallort

Als erste Maßnahmen bei Verbrennungen sind zu ergreifen:

- **Ablöschen** brennender Kleidung.
- **Kühlen** mit 15–20 °C kaltem Wasser für einige Minuten, um ein Nachtiefen zu Vermeiden.
- Entfernen loser Kleidung.
- **Steriles Abdecken** der Brandwunden mit Metalline-Tüchern.
- **Wärmeerhalt,** da die Patienten durch Kühlung und die z.T. großen Wundflächen stark zu Unterkühlung neigen.
- Anlage von **zwei großlumigen Zugängen.**
- **Volumentherapie mit Kristalloiden.** In den ersten 24 h sollten keine Kolloide verabreicht werden, da diese bei Verbrennungen auch nach extravasal diffundieren können und dort die Ödembildung verstärken.
- **Analgosedierung,** vorzugsweise mit einem kreislaufneutralen Analgetikum. Mittel der Wahl bei Verbrennungen ist **Ketamin** in Kombination mit einem Benzodiazepin, wie **Midazolam,** zur Dämpfung von unangenehmen Träumen oder Sinneswahrnehmungen.

Die **sympathikomimetische Wirkung** von Ketamin wirkt einer schockbedingten Hypotonie entgegen.

Merke

Bei Verbrennungen als Erstmaßnahmen keine Eisanwendung und keine Dauerkühlung.

3. Volumenbedarf

Zur Abschätzung des Volumenbedarfs existieren zwei Modelle: Die nach Boxer modifizierte **Parkland-Formel** und die **Ludwigshafener Formel** (➤ Tab. 35.1). Bei zusätzlichem **Inhalationstrauma** muss mit einem etwa **25 % höheren Flüssigkeitsbedarf** gerechnet werden.

4. Maßnahmen bei Inhalationstrauma

Der klinische Verdacht auf ein Inhalationstrauma kann letztlich nur durch eine Bronchoskopie gesichert werden, da Auskultation, Röntgenaufnahme des Thorax in zwei Ebenen und auch die CO-Hb-Bestimmung aus arteriellem Blut anfänglich wenig hilfreich sind.

Tab. 35.1 Parkland-Formel und Ludwigshafener Formel

Parkland-Formel für Verbrennungen > 15 % KOF		
Volumengabe: insgesamt 4 ml/kg KG/% KOF/24 h		
Periode (1.–8. h)	50 %	Prozentualer Anteil am Gesamtbedarf
Periode (9.–24. h)	50 %	
Ludwigshafener Formel		
Volumengabe: insgesamt 1 ml/kg KG/% KOF/Periode		
Periode (1.–4. h)	25 %	Prozentualer Anteil am Gesamtbedarf
Periode (5.–8. h)	25 %	
Periode (9.–16. h)	25 %	
Periode (17.–24. h)	25 %	

- **Intubation:** Die **prophylaktische Intubation** bei isoliertem Inhalationstrauma gilt heute als falsch und **kontraindiziert.** Bei Kombinationsverletzungen muss die jeweilige Klinik im Ganzen beurteilt werden. Bei Verdacht auf eine Oxygenierungsstörung, primäre pulmonale Insuffizienz, langem Transportweg, zunehmende Weichteilschwellung etc. ist die Indikation zu Intubation eher großzügig zu stellen.
- **PEEP-Beatmung.**
- **Lagerungs- und Atemtherapie,** da intermittierende Bauchlage und frühe physiotherapeutische Atemtherapie der Sekretmobilisation und Atelektasenprophylaxe dient.
- Die **inhalative Anwendung von Kortikosteroiden** wird derzeit **kontrovers** diskutiert, da bei Anwendung über den 2.-4. Behandlungstag hinaus mit einer erhöhten Letalität und durch vermehrte Resorption (Wundflächen!) mit systemischen Effekten zu rechnen ist.
- Kolloide können ein interstitielles Ödem verstärken, der erhöhte **Volumenbedarf** bei Inhalationstrauma ist bevorzugt **mit Kristalloiden zu decken.**

5. Indikation für Verbrennungszentrum

Für die Versorgung eines Patienten in einem Verbrennungszentrum gibt es einen **Richtlinienkatalog:**

- Zweit- oder drittgradige Verbrennungen > 20 % KOF (bei Kindern unter 10 Jahren und Erwachsenen > 50 Jahren ab 10 % KOF).
- Drittgradige Verbrennungen > 10 % KOF.
- Zweit- oder drittgradige Verbrennungen von Gesicht, Händen, Füßen, Genitale, Perineum oder über großen Gelenken.
- Inhalationstrauma.
- Elektrische oder chemische Noxen.
- Begleitverletzungen, wenn die Verbrennungen das führende Trauma sind.
- Unzureichende Infrastruktur der primär versorgenden Klinik.

6. Prognose

Um die Überlebenswahrscheinlichkeit eines Brandverletzten einschätzen zu können werden zwei Scoring-Systeme verwendet:

- Der **Baux-Index** addiert verbrannte Körperoberfläche und Lebensalter. Bei einer Summe größer als 100, liegt die Überlebenswahrscheinlichkeit unter 10 %.
- Der **Abbreviated Burn Severity Index** ermöglicht eine feinere Einschätzung und schließt zusätzlich noch Faktoren wie Geschlecht, das Vorhandensein von drittgradigen Verbrennungen, eines Inhalationstraumas oder schweren allgemeinen Erkrankungen mit ein.

Zusammenfassung

Die **Einteilung der Verbrennungen** erfolgt nach der Verbrennungstiefe und ihrer Flächenausdehnung. Die zügige präklinische **Kühlung** mit fließendem Wasser (15–20 °C) wirkt analgetisch und kann ein Nachtiefen der Verbrennungen verhindern. Bei Verbrennungen über 30 % Körperoberfläche steht der **Wärmeerhalt** im Vordergrund. Der **Volumenbedarf** wird vorzugsweise mit Kristalloiden gedeckt. Zur Abschätzung kann die Parkland- oder Ludwigshafener Formel verwendet werden. Bei entsprechenden Hinweisen an ein **Inhalationstrauma** denken. Die Zuweisung in ein **Verbrennungsszentrum** wird durch einen klaren Richtlinienkatalog geregelt.

36

Narkose beim geriatrischen Patienten

Anamnese

Es ist Samstagmittag und Sie haben Dienst. Der Kollege aus der Unfallchirurgie möchte eine Schenkelhalsfraktur mit einer Duokopfprothese versorgen. Die Patientin ist im Altenheim auf dem Weg zur Toilette gestolpert. Bewusstlos war sie wohl nicht. Vorerkrankungen laut Pflegeübergabeprotokoll: arterieller Hypertonus, Herzinsuffizienz, insulinpflichtiger Diabetes mellitus, Demenz. Vormedikation: Metoprolol 47,5 mg 1–0–0, Torasemid 10 mg 1–1–0, Mischinsulinschema nach Blutzucker, Melperonsaft 10 ml (= 50 mg) 0–0–1, ASS 100 mg 1–0–0.

Untersuchungsbefund

84-jährige Patientin in reduziertem Allgemeinzustand und Ernährungszustand, örtlich und zeitlich desorientiert, der gesetzliche Betreuer ist telefonisch nicht zu erreichen. Die Patientin ist wohl am Rollator mobil. Herz: 3/6 Systolikum, p.m. 2. ICR rechts, Rauschen über den Karotiden. Lunge: Vesikuläratmen beidseits, keine Nebengeräusche. Abdomen: weich, unauffällig. Extremitäten: warm, rosig, keine Ödeme, Schenkelhalsfraktur links. **Laborbefunde:** Leuko 7,3/nl, Ery 3,8/pl, Hb 11,2 g/dl, Hkt 32 %, Thrombo 336/nl, Na 136 mmol/l, Kalium 3,4 mmol/l, Kreatinin 1,6 mg/dl, Glukose 187 mg/dl, Quick 77 %, PTT 32 s.

1. **Welche altersphysiologische Veränderungen sind von anästhesiologischer Relevanz?**

2. **Mit welchen pharmakologischen Besonderheiten rechnen Sie?**

3. **Warum treten bei alten Menschen intraoperativ gehäuft Hypotonien auf?**

4. **Welche Konsequenzen hat der Auskultationsbefund des Herzens für Ihre Narkose?**

5. **Würden Sie bei der Dame sofort eine Narkose machen oder den Eingriff verschieben?**

6. **Welches ist die häufigste postoperative Komplikation bei älteren Patienten?**

1. Altersphysiologische Veränderungen

- **Atrophie und Funktionseinbußen der meisten Organe.** Dies betrifft nicht nur die basale Funktion, sondern auch die maximale Organfunktion, da die funktionellen Reserven deutlich reduziert sind. Für den alltäglichen Bedarf reicht die Funktion oft aus, doch bei Stress, z.B. durch eine Operation, ist der Körper nicht mehr in der Lage, dem gesteigerten Bedarf gerecht zu werden. Es kommt zur Dekompensation.
- **Herz-Kreislauf-System:** Das sympathoadrenerge System ist im Vergleich zum jungen Erwachsenen desensibilisiert, die Antwort auf eine Stimulation durch Katecholamine ist reduziert. Die Gefäße verlieren an Elastizität und die Windkesselfunktion der Aorta nimmt ab. Die wichtigste Möglichkeit zur Steigerung des Herzzeitvolumens ist die Ausnutzung des Frank-Starling-Mechanismus (Erhöhung des Schlagvolumens), da eine Herzfrequenzsteigerung und Inotropiezunahme durch Katecholamine nur in begrenztem Umfang stattfinden.
- **Lunge:** Die Dehnbarkeit der Lungen nimmt ab, ebenso der arterielle Sauerstoffpartialdruck. Ein Überhang von Opiaten oder Narkotika wirkt sich bei älteren Menschen stärker aus, da der Atemantrieb durch Hyperkapnie oder Hypoxie vermindert ist. Der ziliäre Clearance und der Hustenreflex sind vermindert, sodass es häufiger zur Sekretretention und perioperativen Pneumonie kommt. Auch die laryngealen Schutzreflexe sind nicht mehr so stark ausgeprägt.
- **Nervensystem:** Die Produktion von Neurotransmittern nimmt ebenso wie die Gehirnmasse im Laufe des Lebens ab. Im peripheren Nervensystem nehmen die Schwellenwerte für Reizwahrnehmungen (Hören, Berührung, Schmerz, Thermoregulation) zu. Zudem sind viele autonomen Reflexantworten abgeschwächt, z.B. der Barorezeptorenreflex.
- **Niere:** Die Nierendurchblutung und die glomeruläre Filtrationsrate nehmen ab, sodass die renale Clearance von Medikamenten vermindert ist. Die Kreatininkonzentration im Serum steigt wegen der reduzierten Muskelmasse nicht an.
- **Leber:** Mit zunehmendem Alter kommt es zum Verlust von Leberparenchym und zur Abnahme der hepatischen Metabolisierung.
- **Thermoregulation:** Die metabolische Basalrate ist bei alten Menschen vermindert und sie produzieren weniger Körperwärme. Gleichzeitig kommt es erst bei tieferen Körpertemperaturen zur reflektorischen Vasokonstriktion um einem Auskühlen entgegenzuwirken. Deshalb kühlen ältere Menschen leichter und länger anhaltend aus als jüngere.

2. Pharmakologische Besonderheiten

Im Alter nimmt der Fettanteil am Körpergewicht zu und der Wassergehalt ab. Für **lipophile Medikamente** bedeutet dies eine **Zunahme des Verteilungsvolumens** mit verlängerter Halbwertszeit. Außerdem werden nach der intravenösen Bolusgabe eines Medikaments initial höhere Plasmaspiegel erreicht, da das Blutvolumen vermindert ist und aufgrund niedrigerer Plasmaalbuminspiegel der **freie Anteil erhöht** ist. Aufgrund einer **verminderten renalen und hepatischen Clearance** ist die **Wirkdauer** vieler Medikamente **verlängert.** Da auch der First-Pass-Effekt vermindert ist und die Kompensationsmechanismen abnehmen, muss die Dosis entsprechend angepasst werden.

Zur Narkoseeinleitung sind in der Regel niedrigere Dosierungen notwendig. Aufgrund des niedrigeren Herzzeitvolumens ist die **Anschlagzeit** trotz erhöhter Plasmaspiegel **oft verlängert.** Wird aus Ungeduld zu früh ein weiterer Bolus des Induktionshypnotikums gespritzt, treten gerade bei Propofol massive Blutdruckabfälle auf.

3. Blutdruckinstabilität

Die Blutdruckinstabilität entsteht neben altersbedingten auch durch narkosebedingte Faktoren, wie die präoperative Nüchternheit, die negativ inotrope Wirkung der Anästhetika sowie den Abfall des peripheren Widerstands. Junge Patienten kompensieren diese Faktoren häufig sehr gut. Ältere Menschen dagegen sind wegen des oft vorbestehenden Volumenmangels (verminderte Trinkmenge, Diuretikaeinnahme), der verminderten Antwort auf Katecholamine und der Abschwächung des Baroreflexes nur noch eingeschränkt in der Lage, anästhesiebedingte Blutdruckabfälle zu kompensieren. Der verminderte Anästhetikabedarf führt des Öfteren zu Überdosierungen mit entsprechenden Nebenwirkungen.

4. Auskultationsbefund Herz

Bei der Auskultation des Herzen hörten Sie ein lautes Systolikum mit Punctum maximum im zweiten Interkostalraum rechts parasternal, das Rauschen über den Karotiden ist vermutlich die Weiterleitung des Geräuschs. Dies ist der typische Auskultationsbefund für eine **Aortenklappenstenose.** Das Geräusch ist in der Regel spindelförmig, der zweite Herzton ist atemvaribel gespalten. Dieser Untersuchungsbefund ist anästhesierelevant, da eine hochgradige Aortenklappenstenose eine **Kontraindikation für eine Spinalanästhesie** ist, weil es durch die Spinalanästhesie zur Sympathikolyse mit rascher Abnahme des peripheren Widerstands kommt. Aber auch bei der Vollnarkose können Probleme auftreten.

Pathophysiologisch stellt die stenosierte Aortenklappe den größten Widerstand für den linken Ventrikel dar. Durch die dauerhafte Druckbelastung kommt es zur konzentrischen Hypertrophie des linken Ventrikels. Der myokardiale Sauerstoffbedarf steigt, während das Angebot besonders subendokardial durch den intraventrikulären Druck abnimmt. Kommt es durch die Narkose zu einem Abfall des peripheren Gefäßwiderstands ändert das kaum etwas an der Nachlast. (Die Engstelle stenosierte Aortenklappe bleibt unverändert bestehen.) Durch den **Blutdruckabfall** nimmt die Koronarperfusion weiter ab mit Ischämien und Herzrhythmusstörungen. Aber auch **intraoperative Tachykardien** verschlechtern über die Verkürzung der Diastole die Koronarperfusion, deshalb sollten Tachykardien z.B. mit kurz wirksamen Betablockern (Esmolol) therapiert werden. Die Vorhofkontraktion trägt bei Patienten mit Aortenklappenstenose bis zu 40 % zur Kammerfüllung bei. Neu aufgetretenes **Vorhofflimmern** sollte zügig therapiert werden. Zur Sicherheit wird diesem gefährdeten Patientenklientel bereits vor Narkoseeinleitung eine arterielle Nadel zur invasiven Blutdruckmessung gelegt. Eine Volumensubstitution vor Narkoseinduktion gewährleistet eine ausreichende Füllung des Ventrikels, um das Schlagvolumen aufrechtzuerhalten. Vor elektiven Eingriffen sollte außerdem eine Echokardiografie durchgeführt werden, um den Stenosegrad zu verifizieren und die Ejektionsfraktion zu bestimmen.

5. Narkose

Bei der geplanten Operation handelt es sich um einen dringlichen Eingriff, außerdem hat die Patientin sicherlich Schmerzen. Ein akuter Notfall, der sofort operiert werden muss, ist es aber nicht. Der Femurkopf wird bei der Operation nicht erhalten. Somit ist es nicht entscheidend, dass die Durchblutung des Kopfes gewährleistet ist. Anders würde es bei Osteosynthese mit Erhaltung des proximalen Knochenfragments aussehen. Hier ist je nach Fraktur die Durchblutung gefährdet und eine Osteosynthese innerhalb von wenigen Stunden indiziert, damit es nicht zur Hüftkopfnekrose kommt.

Da es sich hier um eine Hochrisikopatientin mit Herzinsuffizienz und dringendem Verdacht auf Aortenstenose handelt, sollte **vor dem Eingriff ein kardiologisches Konsil mit Echokardiografie** erfolgen. Eine adäquate Schmerztherapie muss natürlich gewährleistet sein. Besteht der Unfallchirurg auf eine sofortige Operation, kommt als Narkoseverfahren nur eine Vollnarkose unter erweitertem Monitoring (arterieller Zugang) infrage.

6. Komplikation

Postoperative Komplikationen treten bei geriatrischen Patienten generell häufiger auf und können alle Organsysteme betreffen. Die häufigste Komplikation ist aber sicherlich die **postoperative kognitive Dysfunktion.** Sie beschreibt eine vorübergehende oder bleibende Verschlechterung der Konzentrationsfähigkeit, des Gedächtnisses, der Reaktionsgeschwindigkeit und Lernschwierigkeiten. Die Ausprägung kann leicht und vorübergehend sein und bis zum schweren dauerhaften Defizit reichen.

Risikofaktoren sind:

- Vorbestehendes kognitives Defizit oder Demenz.
- Schlechte körperliche Verfassung.
- Hohes Alter.
- Infektionen.
- Hoch-Risiko-Eingriffe.
- Inadäquat behandelte Schmerzen.

Ein Unterschied zwischen Patienten mit Vollnarkose und Regionalanästhesie konnte bisher nicht nachgewiesen werden.

Zusammenfassung

Die **Altersatrophie der Organe** betrifft mehr noch als die Basalfunktion die Maximalfunktion. Die physiologischen Reserven sind deshalb deutlich geringer. Die **Steigerung des Herzzeitvolumens** erfolgt überwiegend über den Frank-Starling-Mechanismus. Der Körper spricht vermindert auf Katecholamine an. Die renale und hepatische Clearance sind vermindert und die Halbwertszeit verlängert. Der Bedarf an **Narkosemedikamenten** ist reduziert, die Anschlagzeit trotz initial höherer Plasmaspiegel verlängert. **Komplikationen** treten bei geriatrischen Patienten generell häufiger auf, die postoperative kognitive Funktion ist am häufigsten betroffen. Patienten mit einer **Aortenklappenstenose** sind Hochrisikopatienten und müssen invasiv überwacht werden. Die größte Gefahr droht durch den Abfall des peripheren Widerstands mit Abnahme der Koronardurchblutung. Auch Rhythmusstörungen sollten aggressiv behandelt werden.

37

Krampfanfall bei Anfallsleiden

Anamnese

Sie werden als Notarzt in eine Betreuungseinrichtung für körperlich und geistig Behinderte gerufen. Das Meldebild lautet: Krampfanfall seit mehreren Minuten. Beim Eintreffen finden Sie einen geschätzt Mitte 30-jährigen Mann vor, der generalisiert krampfend auf dem Boden liegt. Eine Betreuerin teilt Ihnen mit, dass bei dem Patienten ein Krampfleiden bekannt sei, er würde auch regelmäßig unter Aufsicht seine Medikamente einnehmen. Seit drei Tagen habe er allerdings, ebenso wie einige andere Mitglieder der Betreuungsgruppe, einen Magen-Darm-Infekt.

Untersuchungsbefund

26-jähriger Patient mit mongoloidem Habitus. Hautfarbe rosig. Patient hat eingenässt. Eine genaue körperliche Untersuchung, insbesondere der Pupillen und auf Zungenbiss ist aktuell nicht möglich. In der Pflegeakte finden sich keine Hinweise auf internistische Vorerkrankungen oder Allergien. Keine Operationen.

1. **Was sind Ihre ersten Maßnahmen?**
2. **Welche weiteren Informationen möchten Sie noch einholen? Welche Diagnose stellen Sie?**
3. **Worauf achten Sie bei der klinischen Untersuchung?**
4. **Welcher Wirkmechanismus liegt den gebräuchlichen Antiepileptika zugrunde?**
5. **Welche therapeutischen Möglichkeiten haben Sie in der Akutsituation?**
6. **Muss der Patient zur stationären Abklärung in eine Klinik eingewiesen werden?**

1. Erstmaßnahmen

Sollte es nicht schon geschehen sein, muss der Patient **vor Sekundärverletzungen geschützt** werden, beispielsweise durch Entfernen von umherliegenden, -stehenden Gegenständen. Das Einlegen eines Beißkeils oder Guedel-Tubus wäre zwar häufig sinnvoll, lässt sich aber bei einem generalisiert Krampfenden kaum bewerkstelligen und führt nur zu unnötiger Gefährdung von Patient und Helfer.

Wichtig ist eine ausreichende **Sauerstoffversorgung.** Das Einlegen eines Wendl-Tubus gestaltet sich beim Krampfenden unter Umständen leichter und ist atraumatischer. Sauerstoff kann über eine Maske (idealerweise mit Reservoirbeutel) zugeführt werden.

Länger andauernde Krämpfe **(Status epilepticus)** müssen **möglichst rasch unterbrochen** werden, entweder durch intravenöse, rektale (v.a. bei Kleinkindern mit Fieberkrampf) oder auch orale (die Injektionslösungen werden gut von der Mundschleimhaut aufgenommen) Verabreichung eines Antiepileptikums (➤ Antwort 5).

Merke

Meistens ist der Krampfanfall beim Eintreffen des Notarztes bereits vorbei und der Patient befindet sich im postiktalen Nachschlaf. Zur Prophylaxe eines neuen Krampfanfalls sollten ggf. trotzdem Antiepileptika verabreicht werden.

2. Erweiterte Anamnese

Zur Einschätzung der Gesamtsituation sollten nach Möglichkeit einige Fragen geklärt werden:

- Welche Medikamente nimmt der Patient?
- Wie lange hat der Anfall gedauert?
- Gab es Anfallspausen und ist der Patient wach geworden (Anfallserie oder Status?)
- Ist das Krampfereignis anders abgelaufen als sonst?
- Wie häufig sind die Anfälle insgesamt? Bei Einzelanfällen wird die Bedrohlichkeit meist überschätzt. Hier stehen die Begleittraumata im Vordergrund.
- Wie lange ist der letzte Anfall her?

Merke

- **Anfallserie:** rasch hintereinander auftretende Anfälle, dazwischen sind die Patienten bei Bewusstsein. Übergang in Status epilepticus möglich (bedrohlich).
- **Status epilepticus:** Anfalldauer > 5 Minuten oder kein Wiedererlangen des Bewusstseins zwischen den einzelnen Anfällen. Lebensbedrohlich (Letalität 10 % je nach Grunderkrankung).

3. Klinische Untersuchung

Nach dem üblichen **Basischeck** (Abklärung vitale Bedrohung, Schock, Trauma mit massiver Blutung) wird neben der üblichen apparativen Diagnostik (SpO_2, EKG wegen möglicher Herzrhythmusstörungen während des Krampfs, Blutzuckertestung) auch eine orientierende klinische Untersuchung durchgeführt:

- Pupillenfunktion.
- Zungenbiss.
- Einblutungen in die Skleren.
- Atemluft: Alkohol, Urämie, Leber.
- Einnässen oder Einkoten.
- Sekundärverletzungen: Prellungen, offene Wunden, Bewegungseinschränkung an Extremitäten, Schädel, Wirbelsäule (Meningismus).

4. Wirkmechanismus von Antiepileptika

Antiepileptika wirken hemmend auf Erregungsfähigkeit und -ausbreitung von Nervenzellen. Es ist nicht möglich zu unterscheiden, ob sich nur diese hemmenden Einflüsse nur auf den Epilepsieherd beschränken oder auch die Ausbreitung eindämmen. Antiepileptika wirken entweder direkt auf Ionenkanäle oder auf mit diesen gekoppelte Neurotransmitterrezeptoren (➤ Abb. 37.1). $GABA_A$-Rezeptoren verfügen über eine spezielle Bindungsstelle für **Benzodiazepine.** Agonisten an diesem Teil des Rezeptors erhöhen die Öffnungsfrequenz des Chloridionenkanals, führen zu einer Hyperpolarisation und hemmen dadurch die Erregbarkeit der Membran. **Barbiturate** benutzen eine andere Bindungsstelle am $GABA_A$-Rezeptor und verlängern die Öffnungszeit des Ionenkanals.

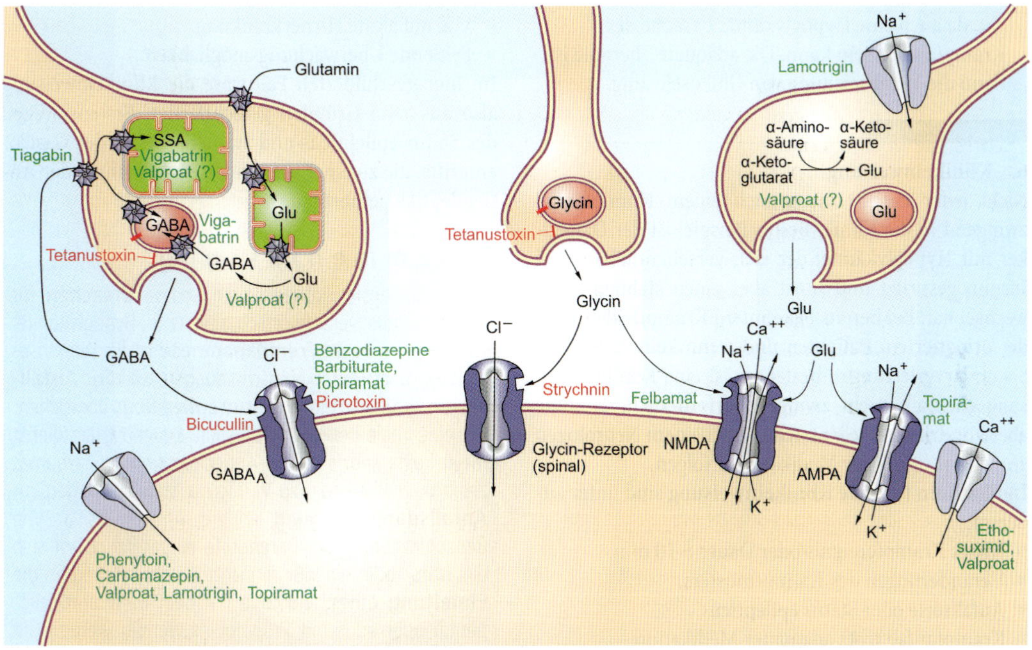

Abb. 37.1 Wirkmechanismen der verschiedenen Antiepileptika. **Wirkung von Antikonvulsiva (grün) und Konvulsiva (rot). Pfeile** bedeuten Stoffbewegungen oder Stoffumwandlungen. **Links eine GABAerge Axonendigung,** in der aus Glutamat (Glu) unter Katalyse der Glutamat-Decarboxylase GABA entsteht und zugleich GABA unter Katalyse der $GABA_A$-Transaminase zu Succinatsemialdehyd (SSA) abgebaut wird. GABA wirkt postsynaptisch auf einen $GABA_A$-Rezeptor. **In der Mitte eine glycinerge Axonendigung.** Glycin wirkt postsynaptisch einerseits auf den Strychnin-empfindlichen Glycin-Rezeptor, der vor allem im Rückenmark vorkommt; dadurch wird die postsynaptische Zelle gehemmt. Andererseits wirkt Glycin im Rückenmark wie im Gehirn auf eine Bindungsstelle am NMDA-Rezeptor und fördert dessen Kanalöffnung; dadurch wird die postsynaptische Zelle erregt; die Glycin-Bindungsstelle am NMDA-Rezeptor wird durch Strychnin nicht blockiert. **Rechts eine glutamaterge Axonendigung.** Glutamat wirkt postsynaptisch auf einen NMDA- und einen AMPA-Rezeptor.

Merke

- Benzodiazepine sind wegen einer ausgeprägten Toleranzentwicklung nicht zur Dauertherapie geeignet.
- Bei Barbituraten ist eine Toleranzentwicklung nur im Zusammenhang mit den schlafinduzierenden und euphorisierenden Effekten bekannt und gilt nicht für die antikonvulsive Komponente.

5. Akuttherapie

Im Notarztwagen stehen häufig keine Antiepileptika zur Verfügung. Daher macht man sich für die **akute Durchbrechung** eines Krampfanfalls die antikonvulsive Wirkung von Benzodiazepinen (z.B. Midazolam und Diazepam) und Barbituraten (z.B. Thiopental, Phenobarbital) zu Nutze.

- **Medikament der ersten Wahl** sind Benzodiazepine. Sie sind als i.v. und i.m. Zubereitung verfügbar, zudem gibt es Diazepam-Rektiolen® mit dickflüssiger Galenik. Lässt sich der Krampfanfall nicht mit einem Benzodiazepin durchbrechen, kann **alternativ Thiopental** verabreicht werden oder eine Narkose mit **Propofol** eingeleitet werden.
- Die **Basismaßnahmen** dürfen nicht vernachlässigt werden: Kreislaufüberwachung, Sauerstoffgabe und Wärmeerhalt sind auch in diesem Fall durchzuführen. Eine **Messung des Blutzuckerspiegels** ist obli-

gat, da auch eine Hypoglykämie Ursache des Krampfanfalls sein kann. Die adäquate Therapie ist dann die Verabreichung von Glukoselösung.

6. Klinikeinweisung

Nicht jeder Patient muss nach einem Krampfanfall zwingend in die Klinik. Bestes Beispiel ist der Diabetiker mit Hypoglykämie, der sich versehentlich zu viel Insulin gespritzt und sonst aber einen stabilen Stoffwechsel hat. Bei bereits bekanntem Krampfleiden, wieder orientiertem Patienten und wenn kein Anhalt für Sekundärverletzungen bestehen, ist eine Klinikeinweisung ebenfalls nicht zwingend erforderlich, es sollte aber kurzfristig eine Vorstellung bei einem Neurologen zur Überprüfung der Medikation erfolgen.

Indikatoren für eine Klinikeinweisung sind unter anderem:

- Neues Krampfereignis oder Dauer > 10 min.
- Veränderungen des Krampfmusters.
- Anfallserie oder Status epilepticus.
- Krampfanfall trotz adäquater Medikation.
- Nebenbefunde oder andere Erkrankungen die die Krampfanfälle begünstigen können.
- V.a. auf akute Hirnerkrankung.
- Fehlende Überwachungsmöglichkeit.

Im hier geschilderten Fall wäre die Klinikeinweisung also aus zwei Gründen gerechtfertigt. Erstens wegen des Status epilepticus und zweitens wegen der Gastroenteritis, die zu einer verminderten Aufnahme der Antiepileptika geführt hat.

Zusammenfassung

Neben Epilepsien können auch andere **Ursachen** für Krampfanfälle verantwortlich sein (z.B. Hypoglykämie, Alkohol). Eine gute **Fremdanamnese** ist für Diagnosestellung und Therapieentscheidungen wichtig. **Anfallserien** können in einen **Status epilepticus** übergehen, der eine vitale Bedrohung darstellt. Da im Notarztdienst meist keine speziellen i.v.-Antiepileptika wie Carbamazepin oder Phenytoin zu Verfügung stehen, werden zur **Anfallsdurchbrechung** andere Antikonvulsiva, wie Benzodiazepine oder Barbiturate eingesetzt. Lässt sich ein Status oder einer Serie nicht durchbrechen kann die **Einleitung einer Narkose** mit dem Barbiturat Thiopental oder auch mit Propofol notwendig werden um den Krampfanfall zu durchbrechen. Eine **Klinikeinweisung** ist nicht in jedem Fall erforderlich.

38

Postoperative Atemnot und Kollaps

Anamnese

Auf Ihre Intensivstation wird eine 56-jährige Patientin gebracht, bei der vor zwei Tagen wegen immobilisierenden Hüftschmerzen rechts bei ausgeprägter Koxarthose eine Hüft-TEP-Implantation erfolgt ist. Der postoperative Verlauf gestaltete sich zunächst unauffällig. Heute sollte mit der Mobilisierung an der Bettkante begonnen werden. Dabei klagte die Patientin plötzlich über starke Atemnot und einen stechenden Schmerz in der Brust. Sie wurde zyanotisch und sank zu Boden. Die anwesende Krankengymnastin löste sofort stationären Reanimationsalarm aus, die Kollegen auf Station führten eine Intubation und kurzzeitige Reanimation durch und bringen die Patientin jetzt zur weiteren Beobachtung und Diagnostik auf Ihre Station.

Sonstige Erkrankungen: arterielle Hypertonie, tablettenpflichtiger Diabetes mellitus Typ 2 (Metformin 1000 mg 1–0–1, Sitagliptin 100 mg 1–0–0, Ramipril 10 mg 1–0–1). Z.n. Cholezystektomie vor zehn Jahren, Menopause seit zwei Jahren und seither Therapie mit einem Hormonersatzpräparat.

Untersuchungsbefund

56-jährige Patientin, Adipositas permagna (165 cm, 115 kg), Herz und Lungen auskultatorisch unauffällig soweit pathognomonisch beurteilbar. Diskrete obere Einflussstauung, Zyanose an Kopf, Hals und Dekolletee, periphere Pulse schwach tastbar.

1. **Welche Verdachtsdiagnose stellen Sie? Begründen Sie. Welche Differenzialdiagnosen kommen in Betracht?**
2. **Welche Schweregrade unterscheidet man bei der Verdachtsdiagnose und welchen vermuten Sie hier?**
3. **Welche Diagnostik veranlassen Sie, um Ihre Verdachtsdiagnose zu erhärten? Was ist hierbei zu beachten?**
4. **Welche Notfalltherapie leiten Sie ein?**
5. **Was machen Sie als Nächstes, wenn Ihre Therapie greift?**
6. **Welche Diagnostik/Therapie schließen Sie an die Akutphase an?**

1. Verdachtsdiagnose und Differenzialdiagnosen

In Anbetracht der akuten Symptomatik mit **Atemnot, Zyanose und Kreislaufinsuffizienz** nach erstmalig postoperativer Mobilisation liegt der Verdacht auf eine **fulminante Lungenembolie** nahe.

Anamnestische **Risikofaktoren** hierfür sind außerdem die deutliche Adipositas der Patientin, die bereits präoperativ bestandene Immobilisation, und Einnahme eines Hormonpräparats.

Als **Differenzialdiagnose** kommen außerdem infrage:

- Akuter Myokardinfarkt.
- Maligne Herzrhythmusstörungen.
- Aortendissektion.

Merke

Die häufigste Ursache einer postoperativ plötzlich auftretenden Dyspnoe mit Thoraxschmerzen mit oder ohne Kreislaufschwäche ist eine akute Lungenembolie.

2. Schweregradeinteilung

3. Diagnostik

- **Fibrinspaltprodukte (D-Dimere):** Bestimmung aus Zitratplasma, weisen auf ein abgelaufenes oder bestehendes thromboembolisches Geschehen hin. Die verschiedenen Testverfahren sind bisher hinsichtlich der Messgrößen nicht standardisiert, sodass Referenz- und Entscheidungsbereiche für die Ausschlussdiagnostik stark vom verwendeten Test abhängen. Grundsätzlich gilt, dass D-Dimere **nur aussagekräftig** sind wenn der **Test negativ** ist, da es im Rahmen vieler Erkrankungen auch ohne Thrombose zu erhöhten Werten kommen kann, z.B. bei Entzündungen, Infektionen, Malignomen, nach Operationen und Traumata (auch Reanimation) sowie im Rahmen einer disseminierten intravasalen Gerinnung (DIC).
- Im **Elektrokardiogramm** können Zeichen der akuten Rechtherzbelastung ein Hinweis auf eine Lungenembolie sein:
  - Neu aufgetretener **S_I-Q_{III}-Typ** mit tiefer S-Zacke in Ableitung I und häufig großem Q in III.

Tab. 38.1 Schweregradeinteilung und Klinik der Lungenembolie (nach Grosser).

Schweregrad	Verschluss	Klinik	Art. RR	paO_2
I (mäßiggradig)	Periphere Äste	Leichte Dyspnoe, Thoraxschmerz	Normal	80 mmHg
II (schwer)	Segmentarterien	Akute Dyspnoe, Tachypnoe, Tachykardie, Thoraxschmerz	Normal	70 mmHg
III (massiv)	Ein Pulmonalartierenast	Akute schwere Dyspnoe, Unruhe, Zyanose, Synkope, Thoraxschmerz	Erniedrigt	60 mmHg
IV (fulminant)	Hauptstamm oder mehrere Lappenarterien	Zusätzlich Schocksymptome, evtl. Kreislaufstillstand	Schock	< 60 mmHg

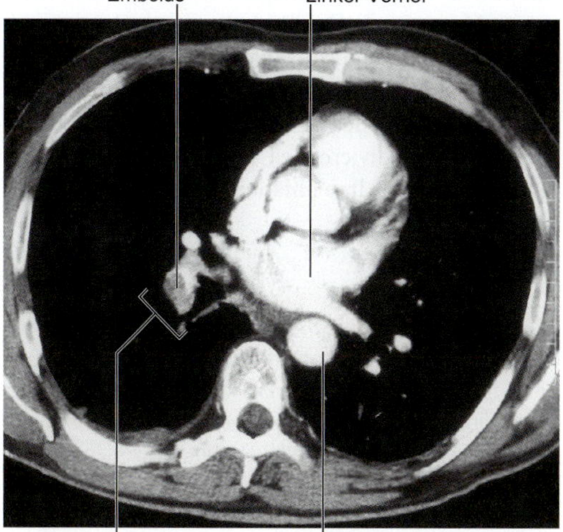

Abb. 38.1 Computertomografie mit beidseitiger Lungenembolie.

- **ST-Strecken-Veränderungen** mit Senkung in I und (diskreter) Hebung in III mit folgendem terminal-negativem T (keine Veränderungen in aVF).
- Die **transthorakale Echokardiografie** ist die schnellste, nichtinvasive und aussagekräftigste Methode zur Beurteilung einer akuten Rechtsherzbelastung.
- Das **Angio-Computertomogramm** ist der **Goldstandard** zur Diagnose auch kleinerer Lungenembolien. Wegen der vitalen Bedrohung und der typischen Symptomatik würde man in der hier geschilderten Situation auf diese Untersuchung jedoch zunächst verzichten

Merke

Bei der Mobilisierung vom Bett auf die Untersuchungsliege zur Computertomografie kann weiteres thrombotisches Material abgeschwemmt werden.

4. Notfalltherapie

Vorrangiges Ziel der Akuttherapie ist die Stabilisierung des Kreislaufs, Optimierung der Sauerstoffversorgung, Vermeidung von Reembolien und gegebenenfalls die Eröffnung der Lungenstrombahn.

- Die in unserem Fall intubierte und beatmetete Patientin wird auf der Intensivtherapiestation zunächst mit **100 % Sauerstoff** beatmet. Die Sauerstoffzufuhr kann in der Folge je nach Ergebnissen der arteriellen Blutgasmessung reduziert werden.
- Nach primär erfolgreicher Reanimation (ROSC = Return of Spontaneous Circulation) werden zur Unterstützung des Kreislauf **Katecholamine** verabreicht um einen ausreichenden mittleren arteriellen Druck zu erzielen.
- Zur Vermeidung von weiteren embolischen Ereignissen wird eine **therapeutische Heparinisierung** mit unfraktioniertem Heparin über Spritzenpumpe (PTT-gesteuert) oder durch gewichtsadaptierte subkutane Gabe von niedermolekularem Heparin eingeleitet.
- Eine **Fibrinolysetherapie** wird wegen des hohen Spontanlysepotenzials der Lunge nur bei **massiven**

Tab. 38.2 Kontraindikationen der Fibrinolysetherapie.

Absolute Kontraindikationen	Relative Kontraindikationen
Floride Magen- oder Darmulzera	Nierensteine
< 1–2 Wochen nach Trauma oder Operation	< 3 Tage nach i.m. Injektion
< 6 Monate nach zerbralem Insult	Zerebralsklerose
Akute Kopfschmerzen oder Sehstörungen	Arterieller Hypertonus
Hämorrhagische Diathese	Malignom
Augenhintergrundblutungen	Z.n. Reanimation
Arterielle Fehlpunktion an schlecht komprimierbarer Stelle (A. subclavia)	Z.n. komplizierter Punktion zentralvenöser Gefäße

Lungenembolien (Stadium III oder IV) und bei fehlenden absoluten Kontraindikationen (➤ Tab. 38.2) durchgeführt. Medikament der Wahl wäre Alteplase (Actilyse®). Nach einem Initialbolus von 10 mg werden weitere 90 mg über 2 h infundiert.

Im vorliegenden Fall wäre bei persistierender Kreislaufinstabilität und Reanimationspflichtigkeit und wegen des Alters der Patientin dennoch ein Lysetherapie zu erwägen (Treat first what kills first!) oder wenn technisch (Thoraxchirurgie) und medizinisch (Zustand der Patientin) möglich eine **Notfallembolektomie** durchzuführen.

5. Weiteres Vorgehen

Bei effektiver Lyse wird sich rasch eine hämodynamische Stabilisierung einstellen. Wegen der vorangegangenen Operation muss eine engmaschige **Kontrolle von Hämoglobin und Gerinnungsparametern** sowie des **Lokalbefunds** (Oberschenkel) erfolgen.

6. Weitere Diagnostik und Therapie nach der Akutphase

Nach Stabilisierung sollte mittels **Dopplersonografie** und der **Phlebografie** der Streufokus identifiziert werden. Zur Prophylaxe einer erneuten Venenthrombose werden **Kompressionsstrümpfe** angepasst. Die weitere **therapeutische Antikoagulation** erfolgt in der Regel mit einem Vitamin-K-Antagonisten (z.B. Phenprocoumon, Marcumar®) für mindestens sechs Monate mit einer Ziel-INR von 2–3. Später kann ggf. noch ein **Thrombophilie-Screening** veranlasst werden um eventuelle weitere hereditäre Risikofaktoren zu identifizieren. Bei rezidivierenden Thromboembolien ist interventionell die Implantation eines **Cava-Schirms** möglich.

Merke

Die Heparinisierung darf erst nach einigen Tagen abgesetzt werden, wenn der therapeutische Bereich des Kumarins sicher erreicht ist, da die körpereigenen Vitamin-K-abhängigen antikoagulatorischen Faktoren (Protein C, Protein S) eine kürzere Halbwertszeit aufweisen als die Vitamin-K-abhängigen Gerinnungsfaktoren (II, VII, IX, X = 1972).

Zusammenfassung

Man unterscheidet inapparente, leichte, schwere und fulminante Lungenembolien je nach dem **Schweregrad** des klinischen Erscheinungsbildes und der Kreislaufdepression. Bei fulminanten Lungenembolien steht **therapeutisch** die rasche Thrombolyse z.B. mit Alteplase im Vordergrund. Zusätzlich muss eine therapeutische Antikoagulation mit z.B. Heparin erfolgen. Vor Mobilisierung muss eine therapeutische Antikoagulation und Kompression erfolgen.

39

Analgosedierung auf der Intensivstation

Anamnese

Als diensthabende Ärztin auf der operativen Intensivstation übernehmen Sie aus dem Unfall-OP einen polytraumatisierten Motorradfahrer. Der 21-jährige Patient war bei überhöhter Geschwindigkeit von der Fahrbahn abgekommen und in einen Straßengraben gestürzt. Die notfallmäßig durchgeführte Computertomografie zeigte eine Symphysensprengung und eine offene Femurfraktur zweiten Grades rechts sowie ausgeprägte Lungenkontusionen beidseits. Die Frakturen wurden intraoperativ reponiert und mit Fixateur externe versorgt. Schädel-CT und Abdomen-CT sind unauffällig.

Untersuchungsbefund

21-jähriger Patient, analgosediert, intubiert und druckkontrolliert beatmet (FiO_2 0,3, PEEP 10 cmH_2O, PiP 20 cmH_2O, Atemfrequenz 18/min, SpO_2 97%). Pupillen: eng, isokor, Lichtreaktion positiv. Lunge: seitengleich belüftet, keine Nebengeräusche. Herz: Herztöne auskultatorisch unauffällig, Sinusrhythmus, Frequenz 73/min. Abdomen: weich, kein Druckschmerz, keine Resistenzen, keine Darmgeräusche auskultierbar. Extremitäten: warm, rosig, Fußpulse beidseits tastbar. Niere: Urin (500 ml) klar, Nierenlager nicht klopfschmerzhaft (soweit bei Analgosedierung beurteilbar).

1. **Welche Medikamente werden zur Analgosedierung von Intensivpatienten verwendet?**
2. **Welche Eigenschaften hat ein ideales Analgosedativum?**
3. **Was versteht man unter der kontextsensitiven Halbwertszeit?**
4. **Welche Ziele werden mit der Analgosedierung verfolgt?**
5. **Welche Komplikationen können bei zu tiefer bzw. zu flacher Analgosedierung auftreten?**
6. **Wie messen Sie den Sedierungsgrad?**

1. Medikamente

Zur Analgosedierung kombiniert man normalerweise Opioide mit Sedativa und Adjuvanzien. Außerdem spielen Basismaßnahmen wie die Verwendung von patientengetriggerten Beatmungsgeräten sowie die Einhaltung des Tag-Nacht-Rhythmus eine wichtige Rolle.

- **Opioide** bilden als stark wirksame Analgetika die Basis der Analgosedierung. Der Patient sollte während des Intensivaufenthalts keine bis kaum Schmerzen erleiden. Die Dosierung hängt von der Schwere der Erkrankung ab. In Deutschland werden am häufigsten Fentanyl, Sufentanil, Piritramid und Remifentanil verwendet.
- **Sedativa** sind neben den Benzodiazepinen auch Propofol und die Barbiturate:
  - **Benzodiazepine** wie Midazolam oder Lorazepam können bolusweise bei Bedarf oder auch kontinuierlich über Perfusor gegeben werden.
  - **Propofol** ist in Deutschland ab dem 16. Lebensjahr für maximal sieben Tage zur Sedierung auf Intensivstation zugelassen. Die Höchstdosis beträgt 4 mg/kg KG/h. Hintergrund ist das gefürchtete Propofolinfusionssyndrom (Symptome sind Herzrhythmusstörungen, Rhabdomyolyse, Laktatazidose, Elektrolytstörungen, akutes Nierenversagen). Deshalb sollten regelmäßig Laktat und pH-Wert kontrolliert werden.
  - **Barbiturate** werden wegen zahlreicher Nebenwirkungen (Leberfunktionsstörungen, Immunsuppression, myokardiale Depression, arterielle Hypotonie) nur als Ultima Ratio zur Senkung des erhöhten Hirndrucks eingesetzt.
- Die Sedierung auf Intensivstation mit **Narkosegas** (z.B. Isofluran, Sevofluran) ist ein relativ neues Verfahren. Aufgrund des hohen technischen Aufwands war dies bisher den Beatmungsgeräten im OP vorbehalten. Seit einiger Zeit steht ein Miniaturverdampfer zur Verfügung, über den das volatile Anästhetikum dem Atemgas beigemischt wird. Aus der Exspirationsluft wird das Gas über spezielle Narkosegasabsorber eliminiert, da Intensivstationen in der Regel nicht über Narkosegasabsaugungen verfügen. Ob sich dieses Verfahren durchsetzt bleibt abzuwarten, aktuell ist die Sedierung mit Gas auf Intensivstation noch relativ teuer.
- **Adjuvanzien:** Hierzu gehören die **Nichtopiodanalgetika,** die in Kombination mit Opioiden das Analgesieniveau verbessern. Durch die frühzeitige Gabe von **Clonidin** lässt sich der Analgetika- und Sedativaverbrauch deutlich reduzieren, außerdem wird es zur Prophylaxe und Therapie von Entzugssymptomen eingesetzt. Das Neuroleptikum **Haloperidol** wird bei produktiven psychotischen Symptomen gegeben.
- Eine neuromuskuläre Blockade **(Relaxierung)** sollte **nur in Ausnahmefällen** erfolgen, wenn konventionelle Analgesie- und Sedierungsmaßnahmen nicht zum gewünschten Erfolg führen.

2. Ideales Analgosedativum

Idealerweise haben Medikamente, die zur Analgosedierung verwendet werden einen **schnellen Wirkungseintritt** und eine **kurze Wirkdauer.** Die Anwendung sollte einfach und eine **Titration nach Bedarf** möglich sein. Organinsuffizienzen sollten die Metabolisierung nicht beeinträchtigen und **keine aktiven Metaboliten** entstehen. Ungünstig ist auch eine **Akkumulation** bei längerer oder wiederholter Anwendung. Die Auswirkungen auf das kardiopulmonale System sollten zudem nicht schwerwiegend sein und keine Tendenz zur **Toleranz- und Suchtentwicklung** bestehen.

Keines der derzeit im Handel befindlichen Medikamente erfüllt alle diese Anforderungen. Deshalb werden in aller Regel **Kombinationen verschiedener Medikamente** in der geringstmöglichen Dosierung verwendet, um das vorgegebene Sedierungsziel zu erreichen. Die Auswahl der Substanzen richtet sich außerdem nach der voraussichtlichen Dauer der Sedierung:

- Bei kurzen postoperativen Nachbeatmungen kommen vorzugsweise kurz wirksame, gut steuerbare Medikamente wie Propofol und Piritramidbolusgaben zur Anwendung.
- Bei Patienten im septischen Schock oder mit Polytrauma kann man auch Pharmaka verwenden, deren Wirkdauer weniger gut steuerbar ist (Midazolam, Fentanyl). Zum Weaning wird dann das Sedierungsregime auf besser steuerbare Medikamente umgesetzt.

3. Kontextsensitive Halbwertszeit

Unter dem Begriff kontextsensitive Halbwertszeit versteht man die Zeit, bis die Plasmakonzentration einer Substanz um 50 % abgefallen ist, nachdem man die kontinuierliche Zufuhr beendet. Medikamente verteilen sich bei kontinuierlicher Gabe nicht nur im Blutkreislauf und kommen so an den Wirkort, sondern es kommt auch zu Umverteilungsvorgängen in andere Gewebe, z.B. Muskulatur und Fett. Man kann diese Gewebe also als „Speicher" bezeichnen, aus denen das Medikament nach Beendigung der Zufuhr wieder in den Blutkreislauf freigesetzt wird. Die Wirkdauer (➤ Abb. 39.1) hängt in diesem Fall nicht nur von der Aufnahme und Elimination ab, sondern auch von Umverteilungsvorgängen.

4. Ziele der Analgosedierung

Die wichtigsten Ziele der Analgosedierung sind eine ausreichende **Analgesie** bei Schmerzen, die **Anxiolyse** sowie die **vegetative Abschirmung.** Der Patient sollte wach und kooperativ sein, die intensivmedizinisch notwendigen Maßnahmen tolerieren und im Rahmen seiner Möglichkeiten aktiv unterstützen.

Durch eine adäquate Analgosedierung verbessert sich die pulmonale Funktion, treten weniger kardiale Komplikationen auf, gibt es weniger Selbstextubationen und lassen sich delirante Phasen reduzieren. Auch wird eine Verbesserung der Wundheilung und eine Reduktion der Mortalität diskutiert.

5. Komplikationen inadäquater Sedierung

Es ist wichtig, den Grad der Sedierung an das Krankheitsbild des Patienten anzupassen. Sowohl eine unzureichend flache als auch eine zu tiefe Sedierung können gravierende Nebenwirkungen haben:

- Bei **nicht ausreichend analgosedierten** Patienten führen Angst und Stress zu Kreislaufbelastungen. Die Folge sind Hypertonie, Tachykardie und eine erhöhte Atemarbeit. Außerdem kommt es vermehrt zu Selbstextubationen und Katheterdislokationen.
- Bei **zu tiefer Analgosedierung** kommt es häufig zu Hypotonie, Bradykardie und venöser Stase. Die Patienten sind komatös und der Atemantrieb ist mangelhaft, was das Weaning verzögern kann. Auch treten vermehrt Sinusitiden und nosokomiale Pneumonien auf. Opioide bewirken außerdem eine Darmparalyse, welche die enterale Ernährung erschwert bis unmöglich macht.

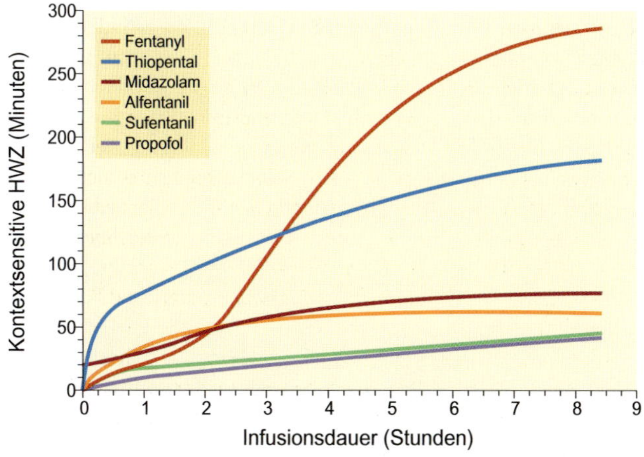

Abb. 39.1 Kontextsensitive Halbwertszeit verschiedener Analgosedativa.

6. Überwachung der Sedierungstiefe

Um die Komplikationen einer inadäquaten Sedierung zu reduzieren ist es wichtig, **klare Ziele zur Sedierungstiefe zu formulieren.** Am einfachsten und besten reproduzierbar geschieht dies anhand von Sedierungsscores. Inzwischen sind über 40 verschiedene Sedierungsscores publiziert, die uneinheitlich verwendet werden. In Deutschland wird meistens der Ramsay-Score oder die **Richmond-Agitation-Sedation-Scale** (RASS, ➤ Tab. 39.1) verwendet. Letzterer ermöglicht neben der Beurteilung des Sedierungsgrads auch eine Aussage über Unruhezustände. Der RAAS-Score korreliert zudem mit den verwendeten Analgetika- und Sedativadosen.

Zusammenfassung

Das **Ziel der Analgosedierung** ist ein schmerzfreier, wacher, ansprechbarer Patient, der auch unter Beatmung aktiv in die Therapie (z.B. Physiotherapie) eingebunden werden sollte. Um Komplikationen zu vermeiden, sollte die **Sedierungstiefe** festgelegt (z.B. RASS) und regelmäßig kontrolliert werden. Generell wird zunächst die Analgesie optimiert und erst dann die Sedierung angepasst. Clonidin und andere **Zusatzmedikamente** sowie **Regionalverfahren** kommen frühzeitig zum Einsatz, um Analgetika und Sedativa einzusparen. Eine **Relaxierung** sollte nur in Ausnahmefällen erfolgen.

Tab. 39.1 Richmond-Agitation-Sedation-Scale.

Score	Ausdruck	Beschreibung
+4	Streitlustig	Offene Streitlust, gewalttätig, unmittelbare Gefahr für das Personal
+3	Sehr agitiert	Zieht oder entfernt Schläuche oder Katheter; aggressiv
+2	Agitiert	Häufige ungezielte Bewegung, atmet gegen das Beatmungsgerät
+1	Unruhig	Ängstlich aber Bewegungen nicht aggressiv oder lebhaft
0	Aufmerksam und ruhig	
−1	Schläfrig	Nicht ganz aufmerksam, aber erwacht anhaltend durch Stimme (> 10 s)
−2	Leichte Sedierung	Erwacht kurz mit Augenkontakt durch Stimme (<10 s)
−3	Mäßige Sedierung	Bewegung oder Augenöffnung durch Stimme (aber keinen Augenkontakt)
−4	Tiefe Sedierung	Keine Reaktion auf Stimme, aber Bewegung oder Augenöffnung durch körperlichen Reiz
−5	Nicht erweckbar	Keine Reaktion auf Stimme oder körperlichen Reiz

40

Ambulante Arthroskopie bei ängstlichem Patienten

Anamnese

In Ihrer Prämedikationsambulanz sitzt ein 16 Jahre alter Fußballspieler zum Narkoseaufklärungsgespräch für eine geplante ambulante Arthroskopie. Der Patient hatte bisher keine Voroperationen, es sind keine Allergien und keine internistischen Erkrankungen bekannt. Regelmäßige Medikamenteneinnahme wird verneint. Er gibt an, nur an Wochenenden nach den Spielen etwas Alkohol zu trinken und 5–10 Zigaretten zu rauchen. Nach dem letzten Wochenende habe er zweimal zwei Kopfschmerztabletten eingenommen. Außerdem wolle er möglichst nichts mitbekommen und habe Angst vor Nadeln.

Untersuchungsbefund

Herz und Lungen auskultatorisch unauffällig. Laborwerte für kleines Blutbild und Gerinnung unauffällig.

1. **Welche Narkoseformen kommen hier generell infrage?**

2. **Hat dieser Patient Risikofaktoren?**

3. **Zu welcher Narkose raten Sie dem Patienten?**

4. **Welche Vor- und Nachteile bietet dieses Verfahren?**

5. **Welche Option hätten Sie bei Kontraindikationen gegen eine normale Larynxmaske für diese Narkoseform?**

6. **Was ist ein Laryngospasmus?**

1. Narkoseformen

Prinzipiell kann eine ambulante Arthroskopie unter Vollnarkose, Spinalanästhesie sowie einer Kombination peripherer Nervenblockaden erfolgen.

- **Vollnarkose:** je nach Begleiterkrankungen kann jede Form mit Intubation, Larynxmaske oder bei sehr kurzen Eingriffen sogar eine Maskennarkose erfolgen.
- **Spinal- und Periduralanästhesie:** sollte bei ambulanter Operation eher vermieden werden, da durch die verlängerte Liegezeit bis zum vollständigen Abklingen der motorischen Blockade und möglicherweise lang anhaltenden Blasenentleerungsstörungen eine ungeplante stationäre Aufnahme nötig sein kann.
- **Kombination proximaler Nervenblockaden** der Nervi ischiadicus und femoralis kann ebenfalls einen ungeplanten stationären Aufenthalt erforderlich machen. Es ist zur Vermeidung hoher postoperativer Schmerzmittelgaben und zur Sicherstellung einer frühestmöglichen Mobilität empfehlenswert, empfiehlt sich aber wegen der aufwändigen Vorbereitung nur bei komplexen Knieoperationen (z.B. Knieendoprothese).

Merke

Die Vollnarkose ist nach wie vor bei jedem operativen Eingriff das meistverwendete Anästhesieverfahren.

2. Risikofaktoren

Bei diesem Patienten bestehende Risikofaktoren sind sein Alter, der Nikotingenuss und die Kopfschmerztabletten:

- **Sehr junge Patienten** haben bei rückenmarksnahen Anästhesieverfahren ein erhöhtes Risiko für **postpunktionelle Kopfschmerzen.** Das gilt sowohl für die Spinal- als auch für die Periduralanästhesie, bei der das Risiko der Duraperforation ebenfalls gegeben ist. Ferner kommt es gelegentlich bei jungen, schlanken Männern während der Anlage der Spinalanästhesie zur schweren **Bradykardien** bis hin zur kurzzeitigen **Asystolie.** Nach Abbruch der Maßnahmen und Flachlage des Patienten erholen diese sich in der Regel schnell wieder, sodass die Operation problemlos weitergeführt werden kann. Die Ursache liegt vermutlich in einem vagalen Reiz.
- Aufgrund des **gelegentlichen Nikotin- und Alkoholgenusses** ist mit einem **erhöhten Bedarf an Opiaten und Hypnotika** zu rechnen. Ein Absetzen der Zigaretten präoperativ führt nach etwa acht Stunden zur Erholung des Flimmerepithels der Bronchialschleimhaut, sodass während der Narkose die Schleimproduktion der Bronchien wieder einsetzt und bei oder nach der Ausleitung das **erhöhte Schleimaufkommen** zu pulmonalen Problemen führen kann.
- Die **Kopfschmerztabletten** könnten **Acetylsalicylsäure** (üblicherweise 200–500 mg) enthalten haben und somit gerinnungshemmend wirken, also als **Kontraindikation** sowohl **für Spinal- als auch Periduralanästhesie** gelten.
- Ein Anästhesieverfahren gegen den **Willen eines Patienten** gilt als Kontraindikation. Wenn ein Patient aus Angst vor Nadeln o.Ä. eine Vollnarkose wünscht, ist dies für den Anästhesisten bindend bzw. müssen schwerwiegende Risikofaktoren dagegensprechen, um diese nicht einzusetzen.

3. Empfohlenes Narkoseverfahre

Rückenmarksnahe Verfahren und Nervenblockaden werden bei kurzen ambulanten Eingriffen wegen der relativ langen Wirkdauer und dem damit verbundenen langen Überwachungsbedarf nur ungern angewandt. Außerdem sprechen die Einstellung des Patienten und eine vermutete Einnahme von gerinnungshemmenden Medikamenten dagegen. Die Einstellung des Patienten, der Zeitfaktor des Eingriffs und die geplante ambulante Durchführung sprechen daher für eine **Vollnarkose mit Larynxmaske.**

Unter den drei Möglichkeiten der Beatmung bei Vollnarkosen scheidet die Maskennarkose wegen zu langer Operationsdauer aus. Sie eignet sich für Eingriffe bis zu maximal 15 min. Der Anästhesist muss die Beatmungsmaske über die gesamte Narkosedauer dicht über

Mund und Nase halten um eine suffiziente Beatmung zu ermöglichen.
Die Intubation ist bei einer vermuteten OP-Dauer von etwa 30 min und einem nüchternen Patienten ohne Aspirationsrisiko nicht nötig und bietet ebenfalls Risiken.

4. Vorteile des gewählten Narkoseverfahrens

Das **Einführen** einer Larynxmaske kann mit nur wenig Übung erlernt werden und gestaltet sich in den meisten Fällen einfacher als eine Intubation. Da kein Laryngoskop verwendet werden muss, ist auch die Gefahr von Zahnschäden deutlich geringer. Allerdings muss der Patient beim einführen der Maske tief sediert sein, da es sonst zu Beatmungsproblemen durch „Pressen" des Patienten und zu Bissverletzungen am Anästhesisten kommen kann.
Aufgrund des größeren Durchmessers des Beatmungsschlauchs und somit eines geringeren Widerstands bei der Atmung ist das **„Spontanisieren" des Patienten** möglich, d.h. unter ausreichend tiefer Narkose kann der Patient an der Larynxmaske spontan atmen, was die Ausleitungszeit deutlich verkürzt.
Für den Fall einer unmöglichen Intubation oder unerwartet schwierigen Atemwegen ist die LMA eine schnelle Möglichkeit der vorübergehenden Beatmung. Nach Einführen der Intubationslarynxmaske (Fastrach®) kann der Patient dann mit einem speziellen, für die Larynxmaske passenden Endotrachealtubus blind intubiert und die Atemwege gegen Aspiration gesichert werden.

5. LMA-Proseal®

Trotz korrekter Lage der Larynxmaske kann eine Aspiration nicht sicher verhindert werden. Deshalb ist die normale Larynxmaske für längere Operationen (> 2 h), Eingriffe in Bauch- oder Seitenlage und bei aspirationsgefährdeten Patienten kontraindiziert. Eine Weiterentwicklung, die diese Kontraindikationen relativiert, ist z.B. die LMA-Proseal®, bei der ein spezieller Kanal für die Einführung einer Magensonde eingearbeitet ist. Nach Einführen der Magensonde kann in den Magen insufflierte Luft entweichen und auch Magensekret ablaufen. In einigen Zentren, werden hiermit sogar laparoskopische Operationen durchgeführt. Bauchlage und Nicht-Nüchternheit sind auch hier absolute Kontraindikationen.
Die LMA-Proseal® besitzt mehrere Lumina:

- Ein kleineres Lumen ermöglicht bei korrekter Lage der LMA das Einführen einer Magensonde in den Ösophagus.
- Ein größeres Lumen dient dem Anschluss des Beatmungsgeräts.
- Über den Cuff kann mit einer Spritze Luft in den Wulst der LMA injiziert werden, damit diese sich dicht an der Schleimhaut anliegt.

6. Laryngospasmus

Komplikation vor allem in der Einleitungs- und Ausleitungsphase von Vollnarkosen und mit Beginn des Schmerzreizes (= Schnittbeginn) bei liegender Larynxmaske und sehr flacher Narkose. Aufgrund des Reizes verkrampfen die Stimmlippen in Medianstellung und machen somit eine Passage für Luft oder den Tubus unmöglich. Das Narkosegerät zeigt in der Zeit keinen CO_2-Fluss und es lässt sich kein Atemgeräusch auskultieren, allenfalls ein inspiratorischer Stridor. Bei Kindern ist der Pharynxbereich besonders empfindlich, daher ist eine tiefe Narkose vor Einführung der LMA wichtig.
Das wichtigste Hilfsmittel gegen einen intraoperativen Laryngospasmus ist das Erkennen der Situation und Ruhe bewahren. Oft genügt eine Überdruckbeatmung mit hoher Frequenz zur Überbrückung eines kurzzeitigen Spasmus oder der CO_2-Anstieg (hypoxische Relaxation), um den Krampf zu lösen. In schweren Fällen kann eine Muskelrelaxierung mit anschließender Intubation nötig werden.

Zusammenfassung

Die Larynxmaske eignet sich für kürzere Eingriffe in Rückenlage. Aspirationsgefährdete Patienten müssen primär einen Tubus erhalten. Bei unmöglicher konventioneller Intubation stellt die LMA eine Notfallalternative dar. Das **Einführen** der LMA erfordert wenig Übung. Der Laryngospasmus ist eine **Komplikation** der LMA bei zu flacher Narkose.

41

Kind mit Atemnot und Stridor

Anamnese

Sie werden am Abend eines kühlen Novembertages zu einer jungen Familie gerufen, weil ein 2,5 Jahre altes Mädchen innerhalb weniger Stunden und aus dem völligen Wohlbefinden heraus einen bellenden Husten und etwas erhöhte Temperatur bekommen habe, nun zusätzlich schwer atme und dabei merkwürdig giemende oder pfeifende Geräusche von sich gebe. Die Tochter hätte zwar in den letzten Tagen bereits einen leichten Atemwegsinfekt gehabt, aber so etwas sei bisher noch nie aufgetreten und den Kinderarzt hätten die aufgeregten Eltern nicht erreichen können. Deshalb hätten sie dann den Notarzt gerufen, was ihnen jetzt sehr unangenehm sei, da es dem Kind nicht „so wahnsinnig schlecht" gehe.

Untersuchungsbefund

Aufgewecktes Kind in altersentsprechendem Entwicklungszustand. Haut rosig, kein Hinweis auf Fieber oder Atemnotzeichen wie Einziehungen, primär keine Atemnebengeräusche, intermittierendes Husten von bellendem Charakter, kein vermehrter Speichelfluss, auskultatorisch über der Lunge diskreter inspiratorischer Stridor, sonst vesikuläres Atemgeräusch.

1. Welche Diagnose stellen Sie?

2. Welche Differenzialdiagnosen kommen in Betracht?

3. Welche Untersuchungen können Sie vor Ort durchführen, um Ihre Diagnose zu erhärten?

4. Welche therapeutischen Maßnahmen ergreifen Sie?

5. Ist die Einweisung in eine Kinderklinik notwendig?

1. Diagnose

Die **Umgebungsbedingungen** (Herbst, später Abend), das Alter des Kindes, und die **Symptomatik** (Leitsymptom: bellender Husten mit Atemnot und Stridor) weisen auf ein Krupp-Syndrom oder einen Pseudokrupp (➤ Tab. 41.1) hin.

Beim **Krupp-Syndrom** handelt es sich um eine **subglottische Entzündung** der Atemwege **(Laryngotracheitis)** mit einer Schleimhautschwellung bedingten **Einengung der Luftwege.** Der Infekt ist meist viral (Parainfluenza-, RSV, Influenza-, Rhino-, evtl. auch Masernvirus) bedingt. Es gibt eine jahreszeitliche Häufung zwischen **September und März.** Die Anfälle treten meist nachts und häufig in der Folge eines bereits durchgemachten Infekts auf. Die Symptomatik kann wechselnd auch über mehrere Tage bestehen.

Der **Pseudokrupp (spasmodic croup)** kann hingegen auch ohne Infektzeichen als eher **allergisch bedingte Erkrankung** rezidivierend auftreten.

2. Differenzialdiagnosen

Das **pfeifende Atemgeräusch** wird bei Kindern häufig durch eine Einengung der oberen Luftwege ausgelöst und tritt **inspiratorisch** auf. Exspiratorische Atemnebengeräusche sind typisch für Erkrankungen der unteren Luftwege, wie das Asthma bronchiale. Daher kommen als Differenzialdiagnosen letztendlich noch zwei weitere akute Probleme infrage, die mit Atemnot und Stridor einhergehen, die Epiglottitis und die Fremdkörperaspiration.

- Für eine **Epiglottitis** geht es dem Kind aus der Fallbeschreibung zu gut. Diese Kinder sind „todkrank" und sehen auch so aus. Des Weiteren fehlen typische Leitsymptome wie Schluckstörung mit Speichelfluss, rasche Verschlechterung und Fieber mit Temperaturen über 39–40 °C (➤ Tab. 41.1).
- Auch **Fremdkörperaspirationen** gehen mit Husten und Stridor einher, der in- und/oder exspiratorisch sein kann, je nach Lage des verschluckten Gegenstands. Die Anamnese ist hier ultrakurz. **Aus dem absoluten Wohlbefinden heraus** kommt es zu **Hustenanfällen** und Atemnot ggf. auch Zyanose.

Zusätzlich sollte man auch an Erkrankungen wie eine **Diphtherie** (süßlicher Mundgeruch, schlechter Allgemeinzustand) oder **retropharyngeale Abszesse** (Angina-Anamnese, HNO-OP) denken und auf typischen Mundgeruch und geschwollene Halslymphknoten achten, so wie nach Möglichkeit einen Blick in den **Impfpass** werfen und nach **Fernreisen** (Asien, ehemalige Sowjetrepubliken) fragen, wenn es der Zustand des Patienten zulässt.

3. Untersuchungen

Grundsätzlich und insbesondere, wenn es dem Kind schlecht geht, sollte auf lange Untersuchungsprozeduren verzichtet werden. Insbesondere die Racheninspektion mit einem Spatel o.Ä. kann zu einer weiteren massiven Schwellung der Schleimhäute führen und die ohnehin schon beeinträchtigte Atmung unmöglich machen.

Tab. 41.1 Gegenüberstellung Krupp-Syndrom und Epiglottitis

	Krupp-Syndrom/ Pseudokrupp	Epiglottitis
Symptom		
Fieber	Meist leicht	> 39–40 °C
Speichelfluss	Kaum	Stark
Schluckstörung	Keine	Meistens
Husten	Bellend	Selten (nicht bellend)
Sprache	Heiser	Kloßig, leise
Anamnese	Oft Infekt obere Luftwege, langsamer Beginn	Schneller Beginn innerhalb von Stunden
Risikofaktor		
Alter	6 Monate – 3 Jahre	Meist 1–7 Jahre
Tageszeit	Meist abends / nachts	Ganztags
Jahreszeit	Gehäuft im Herbst	Ganzjährig
Prognose	Sehr gut	Hohe Mortalität
Rezidive	Häufig	Selten

Eine **vorsichtige Auskultation der Lunge** auf dem Schoß der Mutter und **Inspektion** des Thorax nach **Atemnotzeichen** (sternale und kostale Einziehungen, Schaukelatmung, Nasenflügeln) sind in der Regel ausreichend. Ein sehr gutes Diagnostikum sind **Schluckbeschwerden** und der entsprechende **Speichelfluss.** Durch entsprechende Schmerzen und schwellungsbedingte Schluckprobleme lassen die Kinder den anfallenden Speichel vorzugsweise aus dem Mund herauslaufen.

Merke

Maßnahmen und Untersuchung auf ein Minimum beschränken. Jede Form von Stress kann die Symptomatik verschlimmern!

4. Akuttherapie

Die Therapie des Krupp-Syndroms orientiert sich an der Schwere der Symptomatik. Zur **Akuttherapie** werden Steroide rektal oder inhalativ eingesetzt. Bei Atemnot kann Sauerstoff zur Inhalation angeboten werden, wenn der Patient dies toleriert. Bei ausgeprägten Symptomen kann zusätzlich Adrenalin über einen Vernebler inhaliert werden (➤ Tab. 41.2). Das Anlegen eines i.v.-Zugangs ist nicht notwendig und führt nur zu Stressreaktionen und sollte unterbleiben.

Bei unzureichender Atmung kann eine **Maskenbeatmung** notwendig werden (selten). Auf eine präklinische Intubation sollte verzichtet werden, da die Umgebungsbedingungen in der Klinik besser sind und ein deutlich höheres Maß an Sicherheit für den Patienten bedeuten. Bei eingeschränkter Nasenatmung durch Begleitrhinitis können, am besten durch die Eltern, **abschwellende Nasentropfen** appliziert werden.

Tab. 41.2 Schweregradabhängige Therapie des Krupp-Syndroms

Schweregrad / Symptome	Therapie
Leicht: bellender Husten ohne Heiserkeit und Stridor	**Prednison** oder Budesonid
Mittelschwer: bellender Husten, Stridor nur bei Aufregung, keine Zyanose	Wie oben Zusätzlich **Sauerstoffinhalation,** wenn dies vom Kind toleriert wird
Schwer: Ruhestridor, Atemnot, Zyanose, schlechter AZ	Wie oben Zusätzlich wenn vorhanden **Adrenalin 1 mg in 3–5 ml NaCl 0,9 %** über Medikamentenvernebler mit trockenem Sauerstoff inhalieren

5. Klinikeinweisung

Bei **Erstereignissen,** und mittel- bis schwerer Symptomatik ist die Klinikeinweisung in eine Kinderklinik immer indiziert. **Leichte Krupp-Episoden** können ggf. auch zu Hause behandelt werden, wenn es die örtlichen und sozialen Gegebenheiten zulassen. In diesem Fall müssen die Eltern über mögliche Verläufe und weitere Maßnahmen informiert werden.

Zusammenfassung

Die drei wichtigsten **Differenzialdiagnosen** für Husten, Stridor und Atemnot beim Kind sind Krupp-Syndrom, Epiglottitis und Fremdkörperaspiration. Zur **Akuttherapie** werden Steroide rektal oder inhalativ eingesetzt. Eine **Klinikeinweisung** ist nicht immer zwingend erforderlich, wenn die Symptome nur leicht ausgeprägt und die weitere Betreuung sichergestellt sind.

42

Nasenbluten mit Folgen

Anamnese

Sie werden als Anästhesist vom diensthabenden Chirurgen dringend in die Notaufnahme gerufen. Dort finden Sie einen 77-jährigen Patienten vor, der seit über einer Stunde an unstillbarem Nasenbluten leidet und nun ateminsuffizient geworden ist, da er vermutlich eine größere Menge Blut aspiriert hat. Sie intubieren den Patienten und übernehmen ihn nach Nasentamponade auf die Intensivstation.

Am folgenden Tag kann der Patienten problemlos extubiert werden, allerdings kommt es im Verlauf immer wieder zu schwer stillbaren Blutungen. Eine chirurgische Blutungsquelle ist weder durch den Konsil-HNO, noch durch einen Endoskopiker auszumachen. Anamnestisch sind bisher auch nach Operationen (Appendektomie, Cholezystektomie) keine außergewöhnlichen Blutungskomplikationen beschrieben. Die Medikamentenanamnese ist hinsichtlich hämostaseologisch relevanter Präparate leer.

Untersuchungsbefund

Hagerer Patienten in mäßigem AZ. Schleimhäute blass. Radialispulse tastbar. RR 90/50 mmHg, Herzfrequenz 115/min. Keine Petechien, kein Hinweis auf Gelenkblutungen, mehrere Suggilationen unterschiedlichen Abheilungsgrads an den Extremitäten. Laborwerte: Quick 96 %, INR 1,0, PTT 47 Sekunden.

1. **Wie läuft die Hämostase im zellbasierten Gerinnungsmodell ab?**

2. **Welche angeborenen oder erworbenen Gerinnungsstörungen sind als Ursachen möglich? Was vermuten Sie?**

3. **Welche Laborparameter helfen bei der Eingrenzung der Verdachtsdiagnose?**

4. **Welche Aussagen können mit Point-of-Care-Diagnostika wie der Rotationsthrombelastografie getroffen werden?**

5. **Welche gezielten therapeutischen Möglichkeiten gibt es, um eine akute Blutung zu stillen?**

1. Zellbasiertes Gerinnungsmodell

Das zellbasierte Gerinnungsmodell beschreibt die physiologischen Prozesse besser als die alten Kaskadensysteme. Das gesamte Hämostasesystem gliedert sich in drei Bereiche. Thrombozyten bilden die zelluläre Komponente und repräsentieren die **primäre Hämostase.** Die Gerinnungsfaktoren und -inhibitoren im Plasma sind für die **sekundäre Hämostase** verantwortlich. Als Gegenspieler für die Gerinnung dienen die Faktoren des **Fibrinolysesystems.** Auf subendothelialen Zellen der Gefäßwände befinden sich physiologische **Gerinnungsaktivatoren** (tissue factors), welche die in drei Phasen ablaufende Hämostase einleiten:

- **Initiationsphase:** Nach einer Verletzung wird der Blutverlust durch **Vasokonstriktion** verringert. Das freiliegende Subendothel und Botenstoffe wie Thrombin, Adrenalin, ADP, Thromboxan A_2 und Serotonin, die aus bereits aktiven Thrombozyten freigesetzt werden, induzieren die **Plättchenaktivierung.**
- **Propagationsphase:** Parallel wird eine kurze Kaskade von plasmatischen Gerinnungsfaktoren aktiviert, die zur Bildung von **Thrombin** führt. Durch mehrere Verstärker- und Rückkopplungsschleifen wird die Bildung und Aktivierung von Thrombin gesteigert.
- **Amplifikationsphase:** Thrombin spaltet aus dem löslichen Fibrinogen **Fibrin** ab. Mehrere Fibrinmoleküle polymerisieren und bilden ein lockeres Netz. Die Stabilisierung des Gerinnsels erfolgt durch **Faktor XIII.**

2. Mögliche ursächliche Gerinnungsstörungen

Befundkonstellationen ➤ Tab. 42.1.

Eine rein hereditäre **thrombozytäre Ursache** kann aufgrund der fehlenden petechialen Einblutungen ausgeschlossen werden. Da der Patient keine Thrombozytenaggregationshemmer eingenommen hat, ist die häufigste Form der erworbenen Thrombopathie unwahrscheinlich. Eine **Verlängerung der aPTT** kann medikamentös durch die Gabe von unfraktioniertem Heparin oder bei Überdosierung von niedermolekularen Heparinen aus-

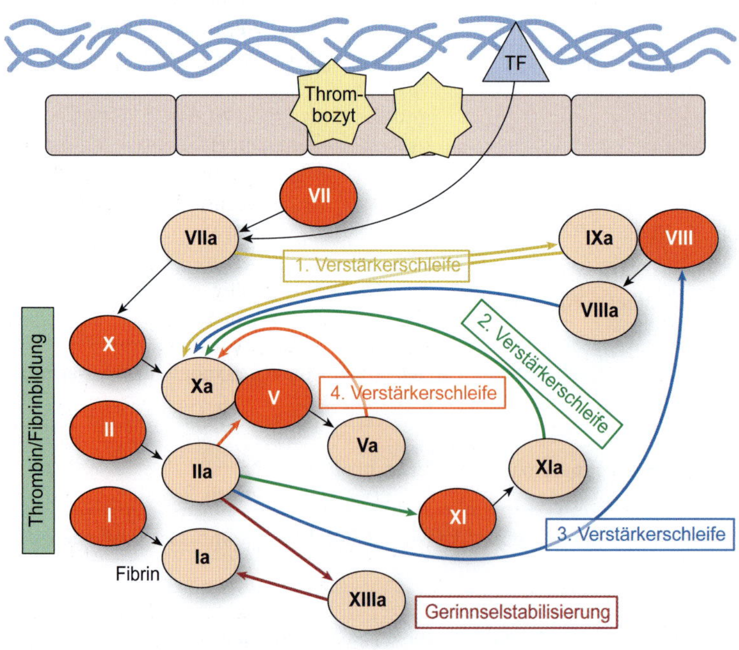

Abb. 42.1 Zellbasiertes Gerinnungsmodell.

gelöst sein. Eine isolierte aPTT-Verlängerung findet man auch bei Hämophilie A und B sowie bei Hemmkörper-Hämophilie und Von-Willebrand-Syndrom. Bei Fibrinogenmangel (angeboren oder Verbrauch) ist zusätzlich zur aPTT die Thrombinzeit (TZ) als Monitor für die Gerinnungsendstrecke verlängert. Dies gilt auch für die Antikoagulation mit Heparinen oder Hirudin.

Eine alleinige **INR-Erhöhung (Quick-Erniedrigung)** kann bei Leberfunktionsstörungen, Mangel an Vitamin K oder Faktor VII, sowie unter Therapie mit Cumarinen beobachtet werden.

Im geschilderten Fall lag nur eine isolierte intermittierende aPTT-Verlängerung vor. Differenzialdiagnostisch wäre somit eine **Hämophilie** in Betracht zu ziehen. Da beide Hämophilie-Formen in unterschiedlich starker Ausprägung vorkommen, ist nicht vollkommen auszuschließen, dass eine Hämophilie erst in fortgeschrittenem Alter festgestellt wird, wenn es zu besonderen „Stresssituationen" kommt. Dies gilt insbesondere, da die Blutungszeit in der Regel nicht verlängert ist.

Tab. 42.1 Befundkonstellationen für komplexere Gerinnungsstörungen

Thrombozytenzahl	Quick	aPTT	TZ	Differenzialdiagnosen
N	N	N	N	Thrombozytenfunktionsstörung, leichtes vW-Syndrom, Hypothermie, Azidose, Hypokalzämie, Faktor-XIII-Mangel, NMH-Überdosierung
N	↓	↑	↑	Hoch dosierte Heparintherapie, Fibrinogenmangel, Hyperfibrinolyse oder Fibrinolysetherapie
↓	N	↑	N	vWS Typ 2b, Verbrauchskoagulopathie, Verdünnungskoagulopathie
↓	↓	↑	↑	Verbrauchskoagulopathie mit sekundärer Fibrinolyse, HIT II unter Heparintherapie

3. Laboruntersuchungen

Zum klassischen Gerinnungslabor werden meist nur die Globaltests **Prothrombinzeit** und **aktivierte partielle Thromboplastinzeit** (aPTT) sowie die Zählung der **Thrombozytenzahl** gerechnet.

Bei akuten Störungen der Hämostase oder akuten Blutungen sollten stets auch die **Thrombinzeit** als Marker für die Endstrecke (Thrombinbildung) und die **Fibrinogenkonzentration** bestimmt werden.

Weitere spezielle Laboruntersuchungen bei Störungen der Hämostase sind:

- **Antithrombinspiegel** (früher Antithrombin III) bei unzureichender Heparinwirkung (fehlender PTT-Anstieg).
- **Fibrinspaltprodukte (D-Dimer-Test)** bei Zuständen mit erhöhtem Fibrinogenumsatz.
- Aktivität der **Gerinnungsfaktoren VIII** (Hämophilie A) und **IX** (Hämophilie B) zur Diagnostik einer Hämophilie.
- **Plasmatauschversuch** (➤ Abb. 42.2) zum Ausschluss eines Hemmkörpers. Dabei wird Normalplasma und Patientenplasma in unterschiedlichem Mischungsverhältnis gemischt und die aPTT gemessen. Kommt es bei einem Mischungsverhältnis von 1 : 1 bereits zu einer Verlängerung der Gerinnungszeit gilt der Test als positiv.
- **Faktoraktivität** und **Von-Willebrand-Antigen** zum Ausschluss eines Von-Willebrand-Syndroms. Zur Differenzierung der verschiedenen Subtypen des vWS sind ggf. weitere Untersuchungen notwendig.

4. Point-of-Care-Diagnostik bei Gerinnungsstörungen

Durch die Einführung von Point-of-Care-Diagnostika in der Medizin konnte in vielen wichtigen Bereichen die Diagnosestellung erleichtert und beschleunigt werden (z.B. Blutzuckerbestimmung). Auch für die Gerin-

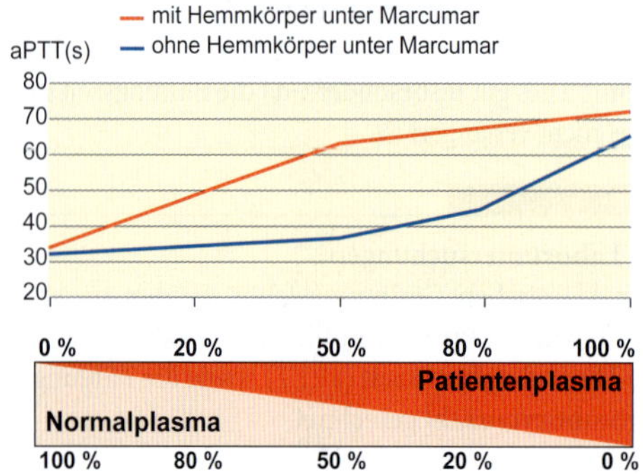

Abb. 42.2 Plasmatauschversuch.

nungsanalyse gibt es inzwischen einige Testsysteme mit deren Hilfe eine rasche und zuverlässige Diagnosestellung möglich ist.

Die **Rotationsthrombelastografie** erlaubt es, mittels Citrat-Vollblut, verschiedene Gerinnungsstörungen aufzudecken und gibt zusätzlich Informationen darüber wie schnell sich ein Gerinnsel bildet, wie stabil es ist und ob eine Hyperfibrinolyse vorliegt. Lücken weist das System im Bereich der primären Hämostase auf, da die thrombozytäre Gerinnung (Adhäsion und Aggregation) nicht untersucht werden kann.

5. Spezielle Maßnahmen bei akuten Blutungen

Neben den üblichen Basismaßnahmen, wie Volumengabe und anderen kreislaufunterstützende Maßnahmen sind die folgenden speziellen Maßnahmen zu erwägen:

- Bei chirurgischer Ursache muss auch die Blutstillung **chirurgisch** (Koagulation, Ligatur, Kompression) erfolgen.
- Um eine gute Gerinnungsfähigkeit aufrechtzuerhalten oder zu schaffen müssen auch die **Umgebungsbedingungen** optimiert werden, dazu gehören ein ausgeglichener Säure-Basen-Status, Normothermie, Nomokalziämie und ein Hb 8–10 mg/dl.
- **Fibrinogenkonzentrat** (Fibrinogen wird als Gerinnungsfaktor am schnellsten verbraucht).
- **Prothrombinkomplexkonzentrate** (bei Blutungen unter Marcumartherapie, zusätzlich Gabe von Vitamin K zur Unterstützung der Neusynthese der Gerinnungsfaktoren II (Prothrombin), VII, IX und X (Merke: 1972).
- **Gefrorene Frischplasmen (FFP)** enthalten als physiologisches humanes Plasma alle Plasmabestandteile, und somit auch alle Gerinnungsfaktoren. Die Konzentrationen sind aber deutlichen alters- und geschlechtsbedingten Schwankungen unterworfen. Ein Frischplasma besteht zu ca. 95 % aus freiem Wasser und nur zu 1–2 % aus Gerinnungsfaktoren, was in therapeutischen Dosen (ca. 30 ml/kg) eine hohe Volumenbelastung darstellt.
- Bei spezifischen (hereditären) Gerinnungsstörungen können **Einzelgerinnungsfaktoren** ersetzt werden. Für Hämophile gibt es sowohl Faktor VIII als auch IX-Konzentrate.
- **Desmopressin (DDAVP)** aktiviert Thrombozyten und setzt vWF und Faktor VIII frei. Es kann bei Thrombopenie (wenn keine Thrombozytenkonzentrate verfügbar sind), dem vWS oder Hämophilie A zur Gerinnungsaktivierung eingesetzt werden.
- **Tranexamsäure** ist ein Antifibrinolytikum und wird bei einer Hyperfibrinolyse eingesetzt.

Zusammenfassung

Das **zellbasierte Gerinnungsmodell** beruht auf einer kurzen Aktivierungsstrecke auf Basis von Thrombozyten und Tissue factor mit einer schnellen Thrombinbildung. Verstärkerschleifen sind durch Feedback-Mechanismen für die Gerinnselformation verantwortlich. Mithilfe der **Globaltests** wie Quick und aPTT lassen sich Grundzüge der Pathologien erfassen. Für eine genaue Diagnosestellung sind jedoch häufig **Spezialuntersuchungen** wie Einzelfaktorbestimmungen notwendig. **Point-of-Care-Methoden** in der Gerinnungsdiagnostik liefern nicht nur schnellere Ergebnisse als das Standardlabor, sie bieten auch zusätzliche Informationen wie Gerinnselfestigkeit oder Lyseverhalten. Für eine gute **Gerinnungstherapie** müssen die Umgebungsvariablen optimiert werden. Für viele spezielle Gerinnungsprobleme stehen auch spezifische Therapeutika zu Verfügung.

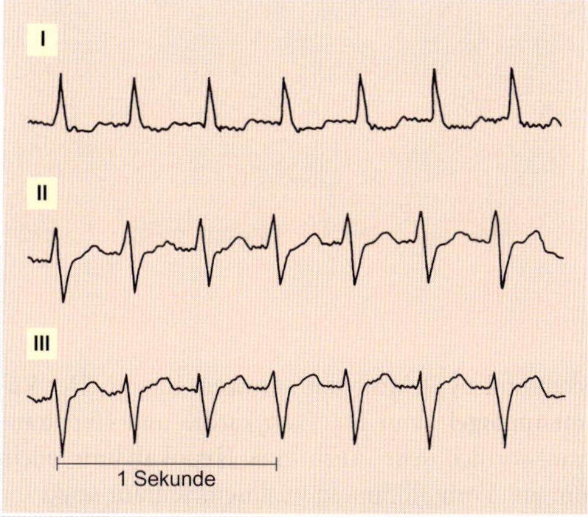

43

Akuter Schwindel mit Bewusstseinsstörung

Anamnese

Sie werden in die Notaufnahme zu einer 76-jährigen Patientin mit Hypotonie und Schwindel gerufen. Die Patientin ist somnolent, kaltschweißig und kurzatmig. Laut Angehörigen ist der Zustand vor einer Stunde akut aufgetreten. Seit einigen Tagen leide die Patientin an einer Gastroenteritis mit Diarrhö und Erbrechen. Die Tabletten gegen Herzschwäche, hohen Blutdruck und gegen Wasser haben die Beteiligten in der Aufregung zu Hause vergessen. Vor einigen Jahren habe die Patientin einen leichten Schlaganfall gehabt, davon sei aber nichts nachgeblieben.

Untersuchungsbefund

RR 85/56 mmHg, Puls schnell und flach tastbar. Lunge: feinblasige RG. Die Schwester hat inzwischen ein EKG abgeleitet und legt es Ihnen vor (➤ Bild).

1. **Befunden Sie das EKG. Welche Diagnose stellen Sie?**

2. **Welche Ursache sehen Sie hier für den Zustand?**

3. **Welche Akuttherapie schlagen Sie vor?**

4. **Wie werden diese Herzrhythmusstörungen unterteilt? Wie behandelt man sie jeweils?**

5. **Welche Maßnahmen ergreifen Sie bei bradykarden Herzrhythmusstörungen?**

1. EKG-Befund und Diagnose

Das EKG ist tachykard, was auch zum palpatorischen Pulsbefund passt. Die Kammerkomplexe sind schmal, was auf eine supraventrikuläre Tachykardie hinweist. Es sind keine P-Wellen zu erkennen, was auf eine **absolute Arrhythmie** schließen lässt. ST-Streckenveränderungen sind nicht zu erkennen. Die Diagnose lautet daher **Tachyarrhythmia absoluta.**

2. Ursache der Tachykardie

Die Patientin leidet seit einigen Tagen an Diarrhö und Erbrechen. Damit einhergehend sind Verluste an Flüssigkeit und an Elektrolyten, vor allem Kalium. Der **Volumenmangel** kann für Tachykardie und Hypotonie verantwortlich sein. Auch eine **Hypokaliämie** allein kann ein Vorhofflimmern auslösen. Kalium senkt die Herzfrequenz, weil es nur langsam in die Zelle einströmt und aktiv wieder herausgeschleust wird.

3. Akuttherapie

Da die Patientin kreislaufinstabil ist, muss nach ILCOR-Richtlinien eine sofortige **elektrische Kardioversion** erfolgen. Dazu wird der Patientin unter Standardmonitoring (EKG, RR-Messung, Pulsoxymetrie) und Intubationsbereitschaft eine Kurznarkose zur

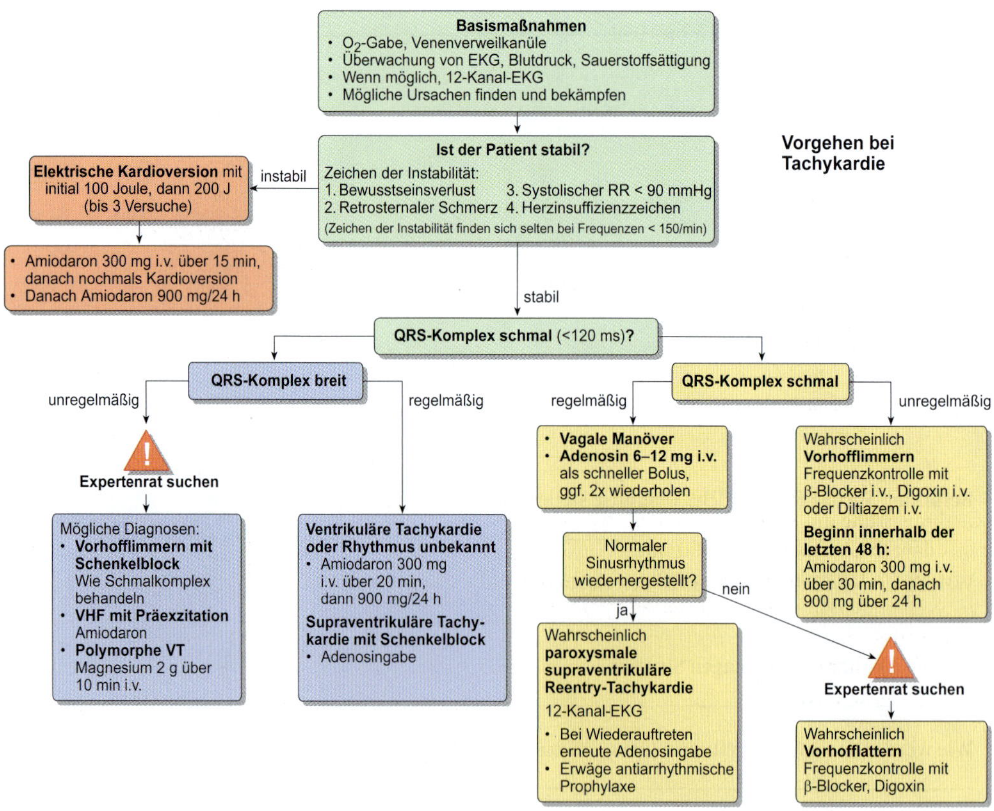

Abb. 43.1 Tachykardie-Algorithmus nach ILCOR-Richtlinien.

elektrischen Defibrillation verabreicht. Man beginnt mit 200 J monophasisch (150 J biphasisch) und steigert sich bis 360 J. Ist der Herzrhythmus nach dem 3. Versuch nicht in einen Sinusrhythmus konvertiert, gibt man 300 mg Amiodaron i.v. und wartet 15 min. Dann erfolgen drei weitere Kardioversionsversuche. Auch die Gabe von Magnesiumsulfat (3 g als Kurzinfusion) reduziert die Herzfrequenz und wirkt membranstabilisierend.

Merke

Bei schwerer Hypokaliämie wird auch eine elektrische Kardioversion zu keinem Erfolg führen.

4. Unterteilung von tachykarden Herzrhythmusstörungen

Die Tachyarrhythmia absoluta ist die häufigste perioperative Herzrhythmusstörung und gibt sich in etwa 85 % der Fälle spontan wieder. Wenn der Patient kreislaufstabil ist, werden die Tachykardien in Breit- (< 120 ms) und Schmalkomplextachykardien (> 120 ms) unterteilt. Dazu wird ein 12-Kanal-EKG angefertigt.

Tachykardien mit schmalen QRS-Komplexen (supraventrikuläre Tachykardie):

- Regelmäßiger Rhythmus: Versuch von vagalen Manövern (Karotisdruck, Druck auf die Augen, Husten), Gabe von 12 mg Adenosin als schnelle i.v. Injektion, ggf. Wiederholung.
- Unregelmäßiger Rhythmus (V.a. Vorhofflimmern): Wenn sicher vor weniger als 48 h Versuch der Rhythmisierung mit Amiodaron 300 mg i.v. über 30 min., danach „Aufsättigen" mit 900 mg/24 h. Bei unbekannter Dauer Frequenzkontrolle mit Betablocker (z.B. Metoprolol) oder Digitalis. Patienten mit weiter bestehender absoluter Arrhythmie müssen wegen der Gefahr der Bildung eines Vorhofthrombus heparinisiert werden.

Tachykardien mit breiten QRS-Komplexen:

- Regelmäßiger Rhythmus:
  - Ventrikuläre Tachykardie: Amiodaron 300 mg i.v. über 30 min, danach „Aufsättigen" mit 900 mg/24 h.
  - Supraventrikuläre Tachykardie mit bekanntem Schenkelblock: Adenosin wie bei Schmalkomplextachykardie.
- Unregelmäßiger Rhythmus: auf alle Fälle einen Kardiologen hinzuziehen.
  - Amiodaron 300 mg i.v. über 30 min, danach „Aufsättigen" mit 900 mg/24 h.
  - Magnesiumsulfat 2–3 g über 10 min i.v.

5. Bradykardie

Von einer Bradykardie spricht man bei einer Herzfrequenz < 50/min. Behandlungsbedürftig sind nur Patienten mit schwerwiegenden klinischen Beeinträchtigungen, wie Hypotonie (< 90 mmHg), Bewusstseinsstörung, Zeichen kardialer Dekompensation.
Nur gering eingeschränkte Patienten werden zunächst beobachtet, auch um die Ausscheidung bradykardisierender Medikamente abzuwarten.

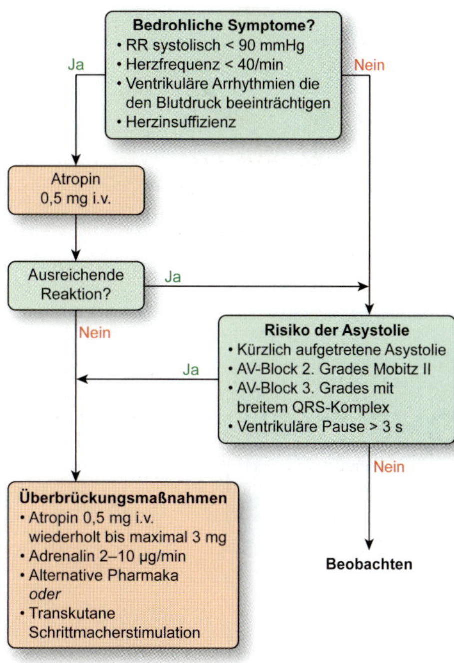

Abb. 43.2 Bradykardie-Algorithmus nach ILCOR-Richtlinien.

Eine akut behandlungsbedürftige Bradykardie (➤ Abb. 43.2) wird zunächst mit Atropin 0,5–3 mg i.v. behandelt. Führt das zu keinem Erfolg, können alternative verwendet werden:

- Adrenalin 2–10 µg/min (zunächst als i.v. Bolusgaben, auch als Perfusor möglich).
- Dobutamin 125–250 mg/24 h bei Zeichen der Herzinsuffizienz.

Führt die medikamentöse Therapie zu keinem Erfolg und ist der Patient weiterhin instabil, muss ein transvenöser Herzschrittmacher gelegt werden, über den das Herz bis zum Abbau der auslösenden Medikamente oder der Implantation eines permanenten Schrittmachers stimuliert wird.

Zusammenfassung

Die Tachyarrhythmia absoluta ist eine häufige Herzrhythmusstörung, die sich ebenso häufig spontan wieder gibt. Kreislaufinstabile Patienten mit Tachykardie werden sofort unter Kurznarkose **elektrisch kardiovertiert.** Bei stabilen Patienten schreibt man zunächst ein 12-Kanal-EKG und therapiert dann nach Befund. **Bradykardien** werden nur bei klinischer Symptomatik behandelt.

44

Cholezystektomie während der Schwangerschaft

Anamnese

Der Chirurg ruft Sie im Dienst in die Ambulanz, um eine junge Frau in der 33. SSW anzuschauen, bei der evtl. noch eine Cholezystektomie durchgeführt werden soll. Die Frau hat typische rechtsseitige Oberbauchschmerzen und erhöhte Leberwerte. Der bisherige Schwangerschaftsverlauf sei bis auf einen leichten Hypertonus von 130/90 mmHg unauffällig gewesen. Sie gibt an, seit ein paar Tagen Krämpfe in den Waden zu haben. Jetzt habe sie zusätzlich ein Schwindelgefühl und Übelkeit. Im Mutterpass wird eine normale Kindsentwicklung und eine regelrechte mütterliche Gewichtszunahme dokumentiert.

Untersuchungsbefund

Herzfrequenz 115/min, RR 155/95 mmHg. An Handrücken und Knöcheln deutliche Ödeme. Labor: Hb 11,3 g/l, Thrombozyten 89.000/µl, Leukozyten 13.000/µl, γ-GT 497 U/l, GOT 34 U/l, GPT 245 U/l, Kreatinin 1,3 mg/dl.

1. Wie lautet Ihre Diagnose? Welche Differenzialdiagnosen kommen in Betracht?

2. Welche weiteren Befunde erwarten Sie und wie wird dieses Krankheitsbild eingeteilt?

3. Wie behandeln Sie die Unterformen jeweils?

4. Mit welchen Medikamenten dürfen Sie in dieser Situation den Blutdruck senken und mit welchen nicht?

5. Welche Anästhesieformen kämen bei einer Sektio infrage? Begründen Sie.

1. Diagnose

Bei der Patientin finden sich erhöhte Leberwerte, eine Thrombozytopenie, Zeichen der Hämolyse und ein Schwangerschaftshypertonus. Daher stellen Sie die Verdachtsdiagnose eines **HELLP-Syndroms.**

Differenzialdiagnostisch kämen auch infrage:

- **Cholezystitis:** Hier wären die Leberwerte zwar auch erhöht, die Thrombozyten aber meist normal.
- **Akute Pankreatitis:** Auch hier fände sich eine Erhöhung von Transaminasen und Lipase, eine Thrombozytopenie wäre aber nur im Schock vorhanden.
- **Akute Schwangerschaftsfettleber:** müsste sonografisch ausgeschlossen werden.
- **Hämolytisch-urämisches Syndrom:** führend ist das akute Nierenversagen. Im Blutbild finden sich Zeichen der hämolytischen Anämie.
- **Hepatitis:** oft begleitender Ikterus, da Bilirubin im Serum erhöht. Blutdruck normal. Zusätzlich eher grippeähnliche Symptome. Diagnosesicherung durch Virusantigen- oder -antikörpernachweis.

2. Symptomatik und Einteilung

Das Akronym HELLP steht für **H**emolysis (Hämolyse), **e**levated **l**iver enzymes (erhöhte Leberwerte), **l**ow **p**latelets (erniedrigte Thrombozytenzahl < 100.000/µl). Das HELLP-Syndrom gehört zu den hypertensiven Schwangerschaftserkrankungen, zu denen auch die Präeklampsie und die Eklampsie gehören.

Die früher hinzugezogene starke **Ödembildung** findet heute keine Verwendung mehr als diagnostisches Kriterium für eine **Präeklampsie.** Lediglich eine massive Gewichtszunahme (> 1 kg/Woche) ist als Zeichen der Präeklampsie zu werten. Bei 80 % der Patientinnen besteht zusätzlich eine **Hypertonie** (RR_{sys} > 160 mmHg, RR_{dia} > 110 mmHg) und bei etwa 90 % eine **Proteinurie** (> 5 g/24 h). Weitere Symptome der Präeklampsie sind:

- Oligurie (Urinproduktion < 500 ml/24 h), Serumkreatinin erhöht.
- Lungenödem.
- Hämolysezeichen.
- Thrombozytopenie.
- Leberfunktionsstörungen.
- Disseminierte intravasale Gerinnung (DIC).
- Zentralnervöse Symptome, wie Kopfschmerz, Schwindel, Visuseinschränkung, Hyperreflexie.

Bei der **Eklampsie** treten zusätzlich zerebrale Krampfanfälle auf.

Das **HELLP-Syndrom** wird auch als „disease of the theories" bezeichnet, da es keine gesicherte Ätiologie und Pathogenese gibt. Das führende klinische Symptom ist der **rechtsseitige Oberbauchschmerz,** der bei jeder Schwangeren ab der 18. SSW (aber auch frühere Erkrankung möglich) an ein HELLP-Syndrom denken lassen müssen. Durch intravasale Gerinnung kommt es zu verminderter Leberperfusion und infolge dessen zum Verlust der Integrität der Leberzellen. Zusätzlich kann durch die Gerinnungsstörung ein subkapsuläres Leberhämatom entstehen, das bei Ruptur eine akute Lebensbedrohung darstellt. Laborchemische Hauptkriterien sind Thrombozytopenie und Hämolyse.

Eine Einteilung ergibt sich aus dem Schweregrad der **Thrombozytopenie.** Entscheidend ist dabei aber nicht die absolute Thrombozytenzahl, sondern die Dynamik des Thrombozytenabfalls:

- Grad 1: Thrombozyten < 50.000/µl.
- Grad 2: Thrombozyten 50.000–100.000/µl.
- Grad 3: Thrombozyten > 100.000/µl.

Zeichen der **Hämolyse** sind erniedrigte Haptoglobinwerte als sensitivster Hämolysemarker. Das Gesamtbilirubin liegt > 1,2 mg/dl, das LDH > 600 U/l, wobei das LDH zwar kein hämolysespezifischer Parameter ist, die Höhe der LDH aber gut mit der Schwere des HELLP-Syndroms korreliert.

Merke

- Das HELLP-Syndrom tritt bei 0,2–0,6 % aller Schwangerschaften auf. Bei Patientinnen mit vorbestehender Präeklampsie ist es mit 4–12 % deutlich häufiger.
- In 5–15 % der Fälle liegt keine signifikante Proteinurie vor und in bis zu 20 % der Fälle keine Hypertonie. Bei 15 % der Patientinnen fehlen Hypertonie und Proteinurie.

3. Therapie

Eine manifeste **Präeklampsie** sollte im Krankenhaus überwacht und behandelt werden. Erstmaßnahmen in der Klinik sind:

- Engmaschige Blutdruckkontrolle.
- Urinteststreifen zur Diagnostik der Proteinurie und Urinbilanzierung.
- Laborkontrollen von Blutbild (Thrombozyten), Haptoglobin, Transaminasen, Quick, PTT, Fibrinogen, AT III, D-Dimer, Kreatinin im Serum, Serumharnstoff, Blutzucker.
- Tägliche Gewichtskontrolle.
- CTG-Kontrolle.
- Neurologische Überwachung.

Ein nachgewiesenes **HELLP-Syndrom** sollte unter intensivmedizinischen Bedingungen überwacht werden. Die Laborwerte müssen alle sechs bis acht Stunden kontrolliert werden. Ebenso sollte mindestens einmal täglich eine Abdomensonografie zum Ausschluss eines Leberhämatoms durchgeführt werden.

- **Blutdrucksenkung:** bei Werten über 170 mmHg systolisch und/oder 110 mmHg diastolisch. Initiale Therapie unter CTG-Kontrolle, da eine starke Blutdrucksenkung zu einer zu geringen uteroplazentaren Durchblutung führen und das Kind gefährden kann.
- **Anfallsprophylaxe:** Medikament der Wahl ist **Magnesiumsulfat.** Zunächst wird eine Loading-dose von 4–6 g über 20 min i.v. verabreicht, anschließend eine Dauerinfusion mit 1 g/h. Die regelmäßige Kontrolle des Magnesiumspiegels im Serum ist obligat. Der Zielwert im Blut liegt bei 4–7 mg/dl. Dosen über 10 mg/dl sind mit einer erhöhten Rate von Atemdepressionen vergesellschaftet.
- **Kortikoidgabe** (z.B. 12 mg Betamethason) zur Förderung der fetalen Lungenreife in der 24.–34. SSW, wenn die Entbindung 24–48 h abgewartet werden kann.
- Die einzig **kausale Therapie des HELLP-Syndroms** ist die Entbindung. Bei stabilen Gerinnungs- und Kreislaufwerten und stabilen Vitalwerten des Kindes kann eine normale vaginale Entbindung angestrebt werden. Wichtig zu wissen ist, dass die Einleitung mit Oxytocin nur bei knapp 50 % der Schwangeren mit HELLP-Syndrom gelingt. Bei massiv gestörter Gerinnung, Lungenödem oder Krampfanfällen ist eine sofortige Entbindung per Kaiserschnitt indiziert.

4. Blutdrucksenkung während der Schwangerschaft

- **Geeignete Medikamente:**
  - α-Methyldopa ist das Mittel der 1. Wahl.
  - Nifedipin darf wegen teratogener Effekte im Tierversuch nicht im 1. Trimenon angewandt werden.
  - Betablocker gehen mit dem Risiko einer fetalen Wachstumsbeeinträchtigung einher. Sie sind Mittel der Wahl bei erhöhtem Blutdruck und Tachykardie.
  - Dihydralazin kann eine Reflextachykardie und Kopfschmerzen auslösen. Unter klinischer Überwachung bei sehr hohem Blutdruck und normaler Herzfrequenz indiziert.
- **Ungeeignete Medikamente:**
  - Diuretika wegen einer möglichen Beeinträchtigung der uteroplazentaren Perfusion.
  - ACE-Hemmer wegen der Gefahr eines akuten Nierenversagens beim Neugeborenen und teratogenen Effekten im 1.Trimenon.
  - Angiotensinogen-1-Antagonisten wegen der Gefahr eines Oligohydramnions, einer Schädelknochenhypoplasie sowie ähnlicher Effekte wie die ACE-Hemmer.

5. Geburtshilfliche Anästhesie

Da Schwangere ein deutlich erhöhtes Risiko für Intubationsschwierigkeiten haben (und das Risiko bei Präeklampsie mit etwa 1 : 250 noch höher ist), sollte möglichst immer eine rückenmarksnahe Anästhesie erfolgen. Zudem führen **Regionalanästhesieverfahren** nach derzeitiger Studienlage zu höheren kindlichen APGAR-Werten.

Bei noch akzeptablen Gerinnungswerten sollte die rechtzeitige Anlage einer **Katheter-PDA** erfolgen. Hiermit kann eine Spontanentbindung ohne Schmerzen stattfinden. Die PDA kann auch den erhöhten Blutdruck senken. Sollte eine Sektio erforderlich werden, kann der PDK einfach aufgespritzt werden.

Bei schweren Gerinnungsstörungen, Krampfanfällen und anderen Indikationen zur sofortigen Notsektio, ist eine **Vollnarkose** obligat. Diese wird wie üblich als RSI durchgeführt. Jedoch sollte bei Patientinnen mit HELLP-Syndroms ein starker Blutdruckanstieg vermieden werden, da dieser zu intrazerebralen Blutungen führen kann. Daher sollte die Hypnotikadosis ausreichend hoch gewählt werden. Unmittelbar nach Abnabelung sollte eine großzügige Schmerztherapie mit Opioiden erfolgen.

Zusammenfassung

Das HELLP-Syndrom gehört zu den schwangerschaftsbedingte Erkrankungen mit Hypertonie, zu denen auch die Eklampsie und die Präeklampsie gehören. Die **laborchemischen Veränderungen** des HELLP-Syndroms sind Hämolyse, erhöhte Leberwerte und eine Thrombozytopenie. Führendes klinisches Symptom ist der rechtsseitige Oberbauchschmerz. Die einzig kausale **Therapie** ist die Beendigung der Schwangerschaft

Atemnot und Schwellung im Gesicht

Anamnese

Sie werden an einem Sonntagnachmittag im Sommer als Notarzt zu einer jungen Familie gerufen, die zum Kaffee und Kuchen im Garten gesessen hat. Die Mutter berichtet, dass der achtjährige Sohn gerade ein Glas Orangensaft getrunken, und es dann schreiend und weinend zu Boden fallen gelassen habe. Im Anschluss sei es rasch zu einer Schwellung zunächst von Zunge und Oberlippe, dann des gesamten Gesichts gekommen. Zudem atme er zunehmend schwerer. Anfangs hätte er noch geschrien „Mami Zunge piekt!" Bisher sei der Junge stets gesund gewesen und habe keine gesundheitlichen Probleme gehabt.

Untersuchungsbefund

Ängstliches Kind in altersentsprechendem Entwicklungszustand. Haut: an unbedeckten Körperstellen erythematös, keine Urtikaria. Gesicht: ödematöse Aufschwellung. Keine Atemnotzeichen wie Einziehungen, vermehrter Speichelfluss. Zunge stark gerötet und angeschwollen. Lungen: inspiratorischer Stridor sonst vesikuläres Atemgeräusch.

1. **Welche Arbeitsdiagnose stellen Sie und mit welcher Komplikation müssen Sie rechnen?**

2. **Welche Pathophysiologie steckt hinter diesem Krankheitsbild?**

3. **Nennen Sie eine Stadieneinteilung des von Ihnen vermuteten Krankheitsbilds.**

4. **Wie gehen Sie direkt vor Ort vor und welche Notfalltherapie leiten Sie ein?**

5. **Ist in jedem Fall eine Klinikeinweisung notwendig?**

6. **Wie gehen Sie vor, wenn sich der Zustand des Jungen verschlechtert und was müssen Sie beachten?**

1. Arbeitsdiagnose und Komplikation

Umfeld, Anamnese und Akutsymptome mit Anschwellung von zunächst Zunge und Lippe, dann Gesicht sowie die sich entwickelnde Atemnot mit inspiratorischem Stridor weisen auf eine **allergische Reaktion** hin, beispielsweise nach einem Stich durch einen stacheltragenden Hautflügler der Gattung Vespinae (Wespen) oder Apiformes (Bienen). In diesem Fall handelt es sich um eine Sonderform, das **Angioödem** (angioneurotisches Ödem, **Quincke-Ödem**). Diese hochakute ödematöse Schwellung im Gesicht mit Betonung um die Augen und an den Lippen kann sich auf die oberen Atemwege ausdehnen und zur Atemwegsverlegung führen.

2. Pathophysiologie

Bei der anaphylaktischen Reaktion handelt es sich um eine in diesem Fall Toxin vermittelten Typ-1-Immunreaktion. Nach Antigenerkennung durch körpereigene IgE-Antikörper kommt es zur Mastzellaktivierung und Freisetzung unter anderem von Histamin (➤ Abb. 45.1)

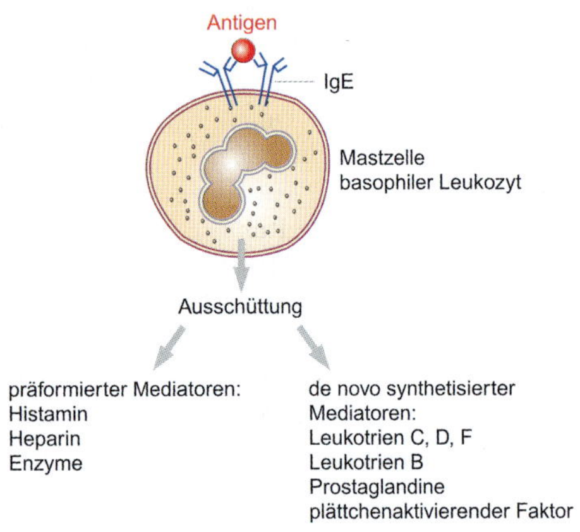

Abb. 45.1 Pathophysiologie der anaphylaktischen Reaktion.

3. Stadieneinteilung

Je nach Ausprägung und Art der auftretenden Symptome lassen sich anaphylaktische Reaktionen in fünf Schweregrade einteilen (➤ Tab. 45.1).

Tab. 45.1 Schweregrade der anaphylaktischen Reaktion

Stadium	Symptomatik
0	Lokal, ohne klinische Bedeutung
I	Allgemeinsymptome: Kopfschmerzen, Schwindel, Angst Hautreaktionen: Flush (Hautrötung/Hitzegefühl), Juckreiz, Urtikaria
II	Zusätzlich Tachykardie, Blutdruckabfall, gastrointestinale Symptome (z.B. Übelkeit, Erbrechen)
III	Zusätzlich Schock, Bronchospasmus, Larynxödem, inspiratorischer Stridor, Atemnot
IV	Herz-Kreislauf-Stillstand

4. Diagnostisches Vorgehen und Notfalltherapie

Um die Atemnot des Jungen nicht durch Aufregung zu verschlechtern ist ein einfühlsames Auftreten elementar. Es folgt eine **orientierende körperliche Untersuchung** am besten auf dem Schoß der Mutter mit Auskultation der Lunge und optischer Inspektion des Mundes ohne Spatel oder anderer Instrumente. Jede zusätzliche Manipulation an der Mund- oder Rachenschleimhaut könnte zu einer weiteren Anschwellung und kompletten Verlegung der Atemwege führen. Dabei muss auf **Zeichen der Atemnot** wie Stridor, Nasenflügeln oder thorakale Einziehungen geachtet werden.

Die **Therapie** erfolgt abhängig von der Symptomatik beziehungsweise dem Schweregrad der allergischen Reaktion (➤ Tab. 45.2).

- **Basistherapie:** Beseitigung der Ursache, Sauerstoffgabe und Volumenzufuhr. Bei ausgeprägten anaphylaktischen Reaktionen kommt es zu massiven Volumenverteilungsstörungen (distributiver Schock). Bei Erwachsenen ist, ähnlich wie beim septischen Schock, eine Volumenzufuhr von bis 4–5 l

Tab. 45.2 Stadienabhängige Behandlung der Anaphylaxie

Stadium	Kutane Reaktion	Pulmonale Reaktion	Kardiovaskuläre Reaktion
0	Keine Therapie		
I	H_1 und H_2-Blocker	i.v.-Zugang O_2-Gabe	i.v.-Zugang O_2-Gabe
II	H_1 und H_2-Blocker (250–500 mg Prednisolon)	i.v.-Zugang O_2-Gabe $β_2$-Mimetika 250–500 mg Prednisolon	i.v.-Zugang O_2-Gabe > 500 ml Kristalloid Kolloide
III		i.v.-Zugang O_2-Gabe $β_2$-Mimetika 1000 mg Prednisolon	i.v.-Zugang O_2-Gabe Kristalloide > 2 l Kolloide 1–2 l 0,1 mg Adrenalin i.v.
IV			Reanimation

(nach Dirks, Die Notfallmedizin, Springer 2007; Dosierungen und Mengenangaben für einen erwachsenen Patienten)

kristalloider Lösung notwendig. Als Faustregel werden bei Kindern zunächst 20 ml/kg Körpergewicht infundiert.

- Zur **Membranstabilisierung** werden Glukokortikoide (z.B. Prednisolon 250–1000 mg i.v.) verabreicht. Der Effekt setzt bereits nach 10–30 min ein, während die antiinflammatorische Wirkung erst nach bis zu zwei Stunden nachgewiesen werden kann.
- **Antihistaminika** gelten als Mittel der zweiten Wahl, da die Histaminfreisetzung (Mastzelldegranulation) bereits abgelaufen ist. Allerdings können noch nicht aktivierte Histaminrezeptoren blockiert und so eine weitere Histaminwirkung verhindert werden. Grundsätzlich sollten immer sowohl H_1- als auch H_2-Rezeptorblocker verabreicht werden, um gastrointestinale Reaktionen zu verhindern.
- Frühzeitig **Adrenalin** i.m./p.i. oder i.v. geben.

5. Klinikeinweisung

Das Kind sollte zur Überwachung auf jeden Fall in die nächstgelegene Kinderklinik gebracht werden. Grundsätzlich gehört jede allergische Reaktion ab Schweregrad II für mindestens 24 Stunden in die klinische Überwachung. Bei jedem fünften Patienten kommt es auch nach initial suffizienter Therapie und Beschwerdebesserung (bis zur Symptomfreiheit) zu einem biphasischen Verlauf mit erneuter Anaphylaxie ohne erneuten Antigenkontakt.

6. Therapie bei Zustandsverschlechterung

Wie bereits oben beschreiben kann sich ein Quincke-Ödem auch rasch auf die oberen Atemwege ausweiten und zu einer starken Beeinträchtigung der Atemtätigkeit führen.

Da Kinder eine Hypoxämie weitaus schlechter kompensieren können als Erwachsene, muss daher frühzeitig an eine ausreichende **Sauerstoffzufuhr** gedacht werden. Ist diese mit normalen Mitteln (Maske, ggf. assistierte Beatmung) nicht mehr sicher zu stellen, darf man den richtigen Zeitpunkt zu **Intubation** nicht verpassen, da diese sonst durch die massive Schleimhautschwellung nicht mehr möglich ist. Man muss davon ausgehen, dass man nur diesen einen Intubationsversuch hat. Das Einführen des Laryngoskops stellt für die vulnerable Schleimhaut einen derart großen Reiz dar, dass sie innerhalb von wenigen Sekunden weiter anschwellen kann. Bei der Auswahl des **Endotrachealtubus** sollte man mindestens eine halbe Nummer kleiner wählen als berechnet. Vor Intubation ggf. Adrenalin oder ein Steroid zum Inhalieren geben um die Schleimhäute etwas zum Abschwellen zu bringen. Weitere Maßnahmen werden nur in vollständiger Reanimationsbereitschaft durchgeführt.

Für den Fall, dass die Intubation nicht möglich ist, oder nicht gelingt muss eine Alternative bereitgestellt sein. Bei zugeschwollenem Pharynx bleibt nur die **notfallmäßige Konio- oder Tracheotomie** als Ultima Ratio.

Zusammenfassung

Eine allergische Reaktion kann sehr schnell in einen anaphylaktischen Schock übergehen. Man unterscheidet fünf **Stadien** mit entsprechender Symptomatik und Therapieindikation. Beruhigendes Auftreten ist gerade bei Patienten im Kindesalter elementar. Volumen- und Sauerstoffgabe zählen zur **Basistherapie,** Kortikosteroide dienen der Membranstabilisierung. Immer H_1- und H_2-Rezeptorblockade wegen der Aktivierung beider Rezeptoren durch Histamin mit entsprechenden Symptomen. Herstellen von **Intubations-,** (Tracheotomie-) und **Reanimationsbereitschaft.**

46

Erbrechen im Aufwachraum

Anamnese

Sie werden im Aufwachraum zu einer jungen Patientin mit starkem Erbrechen gerufen. Diese wurde vor Kurzem nach einer diagnostischen Laparoskopie aus dem OP dorthin verlegt. Aus dem Prämedikationsprotokoll geht hervor, dass die Patientin ASA 1 ist, nicht raucht, und leicht reisekrank wird. Während der Intubationsnarkose unter Lachgas, Isofluran und Fentanyl seien keine Schwierigkeiten aufgetreten. Laut Narkoseprotokoll hatte die Patientin intraoperativ einen hohen Opiatverbrauch.

Untersuchungsbefund

Patientin ist blass, zittert leicht, würgt immer wieder. RR 95/60 mmHg, Herzfrequenz 95/min, SaO_2 96 %.

1. Welche Diagnose stellen Sie? Und welche Differenzialdiagnosen müssen Sie berücksichtigen?

2. Wie behandeln Sie das Erbrechen akut?

3. Was ist der Apfel-Score?

4. Kann man im Vorfeld etwas gegen die Übelkeit tun?

5. Welches Anästhesieverfahren wählt man bei bekannter PONV-Anamnese?

1. Diagnose

Die Patientin leidet an **postoperativer Übelkeit und Erbrechen** (PÜ&E), engl. **PONV** (postoperative nausea and vomiting). Als **Differenzialdiagnosen** sind vor allem eine akute Hypovolämie durch Flüssigkeitsmangel oder Blutung sowie Herzrhythmusstörungen auszuschließen.

- Bei **Volumenmangel** wäre die Reflextachykardie ausgeprägter und es wäre keine Übelkeit vorhanden.
- Um eine **Blutung** auszuschließen, müsste man die Drainagen inspizieren und den Hb-Wert bestimmen.
- **Herzrhythmusstörungen** sind mit einem Blick auf den EKG-Monitor, ggf. durch Schreiben eines 12-Kanal-EKGs auszuschließen.

2. Akuttherapie

- **Dimenhydrat:** H_1-Blocker, der seit vielen Jahren erfolgreich gegen Übelkeit eingesetzt wird (auch bei Kindern). Die antiemetische Dosierung liegt bei 62 mg bei Erwachsenen bzw. 0,5 mg/kg KG beim Kind. Als wichtigste Nebenwirkung ist ein deutlich sedierender Effekt zu berücksichtigen.
- **Ondansetron:** Serotoninantagonist und bestuntersuchte Substanz zur akuten Therapie der PONV. Die einmalige Gabe von 4 mg i.v. bei Erwachsenen, bzw. 0,1 mg/kg KG bei Kindern hilft in den meisten Fällen sehr schnell und zuverlässig.
- **Droperidol:** Neuroleptikum, das wieder für die PONV-Therapie zugelassen ist. Die Gabe von 1,25 mg ist in einigen Studien 4 mg Ondansetron nahezu gleichwertig. Alternativ wurde in den vergangenen Jahren auch **Haloperidol** in der Dosierung von 2 mg erfolgreich eingesetzt. Bei Kindern ist wegen motorischer Störungen Vorsicht geboten.
- **Dexamethason:** Falls nicht schon zur PONV-Prophylaxe eingesetzt können 5–8 mg i.v. verabreicht werden. Dieses Kortikoid hat sehr gute antiemetische Effekte, wirkt aber erst nach etwa zwei Stunden und ist somit zur mittelfristigen Therapie geeignet.
- **Metoclopramid:** ist in einigen Studien als mittelmäßig potentes Antiemetikum wirksam. Bei Kindern wegen extrapyramidalmotorischer Nebenwirkungen kontraindiziert.
- **Propofol:** subhypnotische Dosis (ca. 20 mg), falls die Patientin nicht zu stark sediert ist.

Wurde eine Substanz bereits innerhalb von sechs Stunden verabreicht, sollte auf eine andere Wirkstoffklasse zurückgegriffen werden, da sonst bei geringerer Wirkung das Nebenwirkungsrisiko ansteigt.

3. Apfel-Score

Der Apfel-Score wurde 1999 von C. Apfel eingeführt, um einen einfachen Algorithmus zur relativen Risikoerfassung für PONV zu finden. Obwohl die Vorhersagekraft nur mäßig ist, fasst der Score doch die wichtigsten Einzelrisiken für postoperative Übelkeit zusammen. Dabei werden vier in mehreren Studien als signifikant befundene Faktoren erfasst. Als **Hauptrisiken** gelten weibliches Geschlecht, Nichtraucherstatus, Reisekrankheit bzw. vorbestehende PONV und erwarteter hoher intra- und postoperativer Opioidbedarf. Diese „Apfel-Punkte" werden addiert und die Summe ergibt das PONV-Risiko des Patienten. Entsprechend des Risikos wird dann vom Anästhesisten entschieden, ob der Patient eine PONV-Prophylaxe benötigt oder das Narkoseverfahren entsprechend geändert wird (➤ Tab. 46.1). Männliches Geschlecht, Raucherstatus, kurze OP-Dauer, Vermeidung postoperativer Opiatgaben und Lachgasvermeidung sind als **protektive Faktoren** gesichert. In früheren Zeiten als Risikofaktor für postoperatives Erbrechen angeschuldigt, aber nach neuer Studienlage ohne Relevanz sind Adipositas, Persönlichkeitsstruktur und Angst.

4. PONV-Prophylaxe

Heutzutage ist die PONV-Prophylaxe für Risikopatienten in den meisten Anästhesieabteilungen standardi-

Tab. 46.1 Apfel-Score.

Risikofaktor	Punkte
Weibliches Geschlecht	1
Nichtraucherstatus	1
PONV-Anamnese / Reisekinetose	1
Hoher erwarteter Opioidbedarf	1

siert (➤ Tab. 46.2). Jedes Prophylaxeverfahren senkt das relative Risiko um 30 %. Unter Aufwendung aller Prophylaxemaßnahmen kann das PONV-Risiko z.B. von 60 % auf minimal 14 % gesenkt werden. Auch bei Patienten ohne vorangegangene Narkosen und mit Risikoprofil wird eine Prophylaxe empfohlen.

Die **medikamentöse Prophylaxe** auf Station erfolgt 1–2 h vor der OP mit Dexamethason 4 mg p.o. oder zusammen mit der medikamentösen Prämedikation oder 8 mg i.v. vor Narkoseeinleitung. Unmittelbar vor Narkosebeginn einen H_1- und einen H_2-Blocker (z.B. 100 mg Ranitidin und 8 mg Dimetinden) als Kurzinfusion in 100 ml NaCl-Lösung.

Merke

- Bei reiner Remifentanil-Propofol-Narkose ist vor OP-Ende die Gabe eines länger wirksamen Opioids (z.B. Piritramid) zwingend erforderlich.
- Zur Vermeidung einer intraoperativen Awareness sollte die Narkosetiefe bei TIVA mittels EEG (z.B. BIS®-Monitoring) überwacht werden.

5. Alternative Narkoseformen

Prinzipiell sollte bei einem hohen PONV-Risiko (3–4 Apfel-Punkte) nach Möglichkeit ein **Regionalanästhesieverfahren** gewählt werden, sofern nicht höher zu wertende Risiken gegen eine Regionalanästhesie sprechen. Patienten, die schon mal an einem PONV litten, sind diesen Verfahren sehr schnell zugänglich, bei den anderen Hochrisikopatienten sollte der Anästhesist vorsichtig Überzeugungsarbeit leisten. Bei ängstlichen Patienten kann man noch eine zusätzliche Sedierung ergänzen (z.B. Midazolam i.v. oder Propofol-Perfusor in niedriger Dosierung).

Tab. 46.2 Einschätzung des PONV-Risikos und Strategie

Apfel-Punkte	Relatives PONV-Risiko	Strategie
0–1 Punkt	Niedriges Risiko	Keine Maßnahmen
2 Punkte	Mittleres Risiko	Medikamentöse PONV-Prophylaxe
3–4 Punkte	Hohes Risiko	Medikamentöse PONV-Prophylaxe + Regionalanästhesie oder Vollnarkose als total intravenöse Anästhesie

Wenn eine **Vollnarkose** unumgänglich ist, sollte sie als **total intravenöse Anästhesie** (TIVA) durchgeführt werde. Als Hypnotikum wird Propofol über einen Perfusor verabreicht (Erwachsene 2–4 mg/kg/h, Kinder 6–10 mg/kg/h), zusätzlich werden ein Opiat und ggf. ein Muskelrelaxanz gegeben. Auf inhalative Anästhetika und insbesondere Lachgas wird unbedingt verzichtet. Da es bei TIVA zu intraoperativer Wachheit kommen kann, sollte bei diesem Verfahren die Narkosetiefe mittels Hirnstrommessung (z.B. Narkotrend®, BIS®-Monitoring) überwacht werden.

Zusammenfassung

Das postoperative Übelkeit und Erbrechen (PONV) ist eine der häufigsten perioperativen Komplikationen. Risikopatienten werden mittels **Apfel-Score** identifiziert. Patienten mit mittlerem Risiko erhalten präoperativ eine **PONV-Prophylaxe.** Patienten mit hohem Apfel-Score erhalten eine präoperative Prophylaxe und eine besondere Narkoseform. Bei Auftreten eines PONV muss dieses zügig medikamentös behandelt werden, um Komplikationen (wie Nachblutungen) zu vermeiden.

47

Sehr tiefer Schlaf

Anamnese

Sie kommen als Notarzt zu einem 69-jährigen Mann. Die aufgeregte Ehefrau berichtet, er habe sich vor einer Stunde zum Mittagschlaf hingelegt. Als sie ihn jetzt habe wecken wollen, würde er gar nicht reagieren. An Vorerkrankungen ihres Mannes gibt sie einen erhöhten Blutdruck und eine Zuckerkrankheit an, wegen derer ihr Mann Tabletten nähme. Wie Sie den vorgelegten Tablettenpackungen entnehmen können, nimmt der Ehemann als Dauermedikamente Metoprolol 47,5 mg 1–0–1, Ramipril 5 mg einmal morgens und Metformin 850 mg 1–0–1 ein.

Untersuchungsbefund

69-jähriger Patient, leicht adipös, spontanatmend, RR 190/100 mmHg, Herzfreqeunz 88/min. Hautfarbe rosig. Die rechte Seite hängt schlaff vom Sofa, der rechte Mundwinkel ist leicht nach unten verzogen. Auf einen Schmerzreiz hin öffnet der Patient kurz die Augen und gibt unverständlich Laute von sich. Linksseitig stellen Sie gezielte Abwehrreaktion auf Schmerzreiz fest, rechts keine Reaktion auf den Schmerzreiz. Pupillen: mittelweit, links etwas größer als rechts, Lichtreaktion beidseits positiv. Herz: Herztöne rein, rhythmisch. Lunge: vesikuläres Atemgeräusch beidseits, keine Nebengeräusche. Abdomen: nicht untersucht.

1. **Welche Differenzialdiagnosen kommen infrage und welche Verdachtsdiagnose haben Sie?**

2. **Welche typischen Symptome erwarten Sie noch?**

3. **Welche Basismaßnamen treffen Sie vor Ort?**

4. **Wie behandeln Sie den erhöhten Blutdruck? Was würden Sie bei einer Hypotonie machen?**

5. **Welche Therapiemöglichkeit gibt es in der Klinik?**

1. Differenzialdiagnosen und Verdachtsdiagnose

Die häufigste Ursache für eine Halbseitensymptomatik mit Vigilanzminderung ist der **ischämische Hirninfarkt** durch Arteriosklerose oder Thromboembolie bei Vorhofflimmern. Ihr Patient bietet die typischen Symptome hierfür. Weitere Ursachen dieser Symptome sind:

- **Spontane intrazerebrale Blutung:** bedingt etwa 15 % aller Schlaganfälle und kommt als Ursache der Halbseitensymptomatik ebenfalls in Betracht.
- **Subarachnoidalblutung:** meist bei Aneurysmaruptur im Bereich der Schädelbasis, bedingt etwa 5 % der Schlaganfälle. Zusätzlich oft Vernichtungskopfschmerzen und Nackensteife. Die Nackensteife sollten Sie noch untersuchen, da auch diese Differenzialdiagnose möglich ist.
- **Fokale Epilepsie:** kann wie ein Schlaganfall zu Vigilanzminderung und Halbseitensymptomatik führen. Bei der Untersuchung achtet man auf Zeichen wie Einnässen oder Zungenbiss. Eine Erstmanifestation mit 69 Jahren ist nicht typisch.
- **Basilaristhrombose:** Vigilanzstörungen (bis zum Koma), Tetraparese, Doppelbilder, Drehschwindel, Hörverlust, Schluck- und Sprechstörungen, da beide Seiten von der Durchblutungsstörung betroffen sind.
- **Tumoren** oder **Abszesse** verdrängen gesundes Gewebe und können je nach Lokalisation eine Halbseitensymptomatik und eine Bewusstseinsstörung hervorrufen.
- **Hypoglykämie** oder **Coma diabeticum** können sich durch eine Vigilanzminderung äußern, eine typische Halbseitensymptomatik ist aber unwahrscheinlich. Dennoch sollten Sie den Blutzucker kontrollieren.
- Die Symptome einer **Meningitis** sind die Vigilanzminderung, Fieber und der Meningismus, eine Halbseitensymptomatik ruft sie in der Regel aber nicht hervor.
- **Subduralhämatom:** meist langsam zunehmende Bewusstseinsstörung und Kopfschmerzen. Die Ursache ist oft ein Bagatelltrauma, das eventuell nicht mehr erinnerbar ist, und zum Abriss der Brückenvenen mit langsamer Einblutung geführt hat.
- **Sinusvenenthrombose:** ist differenzialdiagnostisch ebenfalls möglich, auffallen würden Wesensveränderungen, epileptische Anfälle, Lähmungen, Sehverlust und Bewusstseinseintrübung. Auch hier ist die Halbseitensymptomatik nicht das typische Symptom. Bei einer entzündlichen Ursache für die Sinusvenenthrombose besteht meistens hohes Fieber.

2. Symptome

Typischerweise kommt es beim Schlaganfall zu einer motorischen, sensorischen oder kombinierten sensomotorischen **Halbseitensymptomatik.** Motorisch äußert sich dies durch eine Muskelschwäche, die je nach betroffenem Versorgungsgebiet arm- oder beinbetont (beinbetont: Versorgungsgebiet der A. cerebri anterior; brachiofazial betont: Versorgungsgebiet der A. cerebri media) auftreten kann. Ist die dominante Hirnhälfte betroffen kommt es zu motorischen Sprachstörungen (Aphasie und Dysarthrie). Gefühlsstörungen, Gesichtsfeldausfälle und Doppelbilder sind weitere bekannte Symptome. Bei größeren Infarkten kann es zur Blick- und Kopfwendung zur betroffenen Seite kommen. Außerdem sind Bewusstseinsstörungen, Gangunsicherheit, Schwindel oder akute Kopfschmerzen möglich.

3. Basismaßnahmen

Die Basismaßnahmen am Einsatzort laufen immer gleich ab. Zuerst sprechen Sie den Patienten an, berühren ihn und setzen gegebenenfalls einen Schmerzreiz. Sie beurteilen die Reaktion darauf und ob eine akute Vitalbedrohung durch eine **Vigilanzminderung** besteht. Dokumentiert wird das Ergebnis anhand der Glasgow Coma Scale (➤ Fall 7). Danach kontrollieren Sie die Atemwege und machen diese frei. Die Gabe von **Sauerstoff** über eine Maske oder Brille ist indiziert, um bei Patienten mit Verdacht auf einen Schlaganfall die Versorgung der Penumbra zu optimieren und möglichst viel Gewebe zu erhalten. Dann beurteilen Sie die **Kreislaufsituation,** schließen den Patienten an das **Monitoring** (EKG, Blutdruckmessung und Sauerstoffsättigung) an und legen einen **intravenösen Zu-**

gang zur Applikation von Medikamenten. Im Rahmen der Punktion sollte der **Blutzucker kontrolliert** werden, um eine Hypoglykämie und ein ketoazidotisches Koma als Ursache für die Vigilanzminderung auszuschließen. Ist die Vigilanz deutlich vermindert (GCS < 8) und sind die Schutzreflexe beeinträchtigt, ist die Intubation indiziert. Der Patient wird **mit erhöhtem Oberkörper (30°) gelagert.**

Wird die Verdachtsdiagnose „Schlaganfall" gestellt, läuft ab diesem Zeitpunkt die Uhr. Die Unterscheidung zwischen Blutung und Ischämie ist präklinisch nicht möglich, deshalb sollte der Patient möglichst zügig transportiert werden. Als Transportziel eignen sich Kliniken mit einer **Schlaganfalleinheit (Stroke Unit),** da sich durch die adäquate Versorgung die Letalität reduzieren lässt. Ist keine Schlaganfalleinheit erreichbar muss die Zielklinik zumindest über einen Computertomografen verfügen. Der Patient sollte über die Rettungsleitstelle im Zielklinikum angemeldet werden.

Merke

Bei einem Schlaganfall dürfen weder Acetylsalicylsäure noch Heparin gegeben werden, bevor mittels kranieller Computertomografie eine Blutung als Ursache ausgeschlossen wurde.

4. Blutdrucktherapie

In der präklinischen Phase ist man mit der Blutdrucktherapie bei Schlaganfallpatienten sehr zurückhaltend. Im Ischämiegebiet ist die Blutdruckautoregulation in der Regel eingeschränkt. Um die notwendig Perfusion in den minderdurchbluteten Stromgebieten sicherzustellen, sind höhere Blutdruckwerte nötig **(Erfordernishochdruck).** Sprechen keine Herzkreislaufkomplikationen dagegen, können Blutdruckwerte bis 220 mmHg systolisch und 120 mmHg diastolisch toleriert werden.

Muss der Blutdruck gesenkt werden, geschieht dies vorsichtig titrierend. Zum Einsatz kommt **Urapidil** in Dosierungen von 5–10 mg intravenös und ggf. Wiederholung dieser Dosis.

Hypotone Zustände werden zunächst mit Volumengabe therapiert. Reicht dies nicht aus oder hat der Patient eine Herzinsuffizienz, kommen auch Katecholamine wie Akrinor®, Noradrenalin oder Dobutamin zum Einsatz. Noradrenalin ist bei vermindertem peripherem Widerstand indiziert, Dobutamin bei kardialem Pumpversagen.

5. Therapie der zerebralen Ischämie

In der Klinik wird mittels kranieller Computertomografie geklärt, ob eine Blutung oder eine Ischämie vorliegt. Abhängig von der Dauer von Symptombeginn bis zur Indikationsstellung (unter drei Stunden), dem biologischen Alter und der Schwere der Ischämie sollte dann eine **intravenöse Thrombolyse** erfolgen. Außerdem sollten zuvor folgende **Kontraindikationen** ausgeschlossen werden:

- Intrakranielle Blutung.
- Nicht beherrschbare hypertensive Entgleisung.
- Krampfanfall bei Symptombeginn.
- Marcumartherapie oder Heparingabe in den letzten 48 h.
- Erhöhtes Blutungsrisiko wegen Leberzirrhose, schwerer Allgemeinerkrankung oder Ulzera im Magen-Darm-Trakt.
- Kürzlich zurückliegende Operationen.
- Schwere Hirnläsion in den letzten drei Monaten.

Durch die Thrombolyse mit rt-PA (Alteplase®) können neurologisches Outcome und Überlebenswahrscheinlichkeit verbessert werden. Die Patienten profitieren auch von einer **guten Blutzuckerkontrolle** und der **aggressiven Therapie von Fieber** mit Paracetamol, Novalgin und physikalischer Kühlung. Im Anschluss sollte eine **Sekundärprophylaxe** mit ASS, Heparin oder eventuell Marcumar® durchgeführt werden, da das Rezidivrisiko besonders innerhalb der ersten Wochen nach einem ischämischen Infarkt erhöht ist. Entwickelt sich im weiteren Verlauf ein Hirnödem mit Hirndrucksymptomatik ist die **frühzeitige Dekompressionskraniotomie** bei Patienten unter 60 Jahren indiziert.

Zusammenfassung

Typisches **Symptom** bei einem Schlaganfall ist eine Halbseitensymptomatik. **Präklinisch** werden die Vitalparameter kontrolliert und Vitalfunktionen gesichert. Der Patient wird grob orientierend neurologisch untersucht, einen kurze Anamnese erhoben und zügig in ein Krankenhaus mit **Stroke Unit** gebracht. Ziel ist die rasche Durchführung einer **kraniellen Computertomografie** zur Differenzierung zwischen Ischämie und Blutung. **Therapie** der Wahl bei Ischämie ist die Thrombolyse innerhalb von drei Stunden nach Symptombeginn. Ein Hypertonus bei Patienten mit Schlaganfall ist meist ein **Erfordernishochdruck** und wird zurückhaltend behandelt.

48

Shuntrevision bei terminaler Niereninsuffizienz

Anamnese

Sie werden am Samstag vom diensthabenden Chirurgen angefordert, um eine 54-jährige Patientin zu prämedizieren. Geplant ist die Revision eines Cimino-Shunts bei Verdacht auf einen Infekt. Als Narkoseverfahren ist eine Lokalanästhesie durch den Operateur vorgesehen. Sie sollen im Rahmen des anästhesiologischen Standby die Kreislaufüberwachung übernehmen. Von der Patientin erfahren Sie, dass beidseitige Zystennieren Ursache der terminalen Niereninsuffizienz sind. An Begleiterkrankungen gibt sie einen Diabetes mellitus und einen arteriellen Hypertonus an. Medikamente: Bisoprolol 5 mg 1–0–1, Simvastatin 20 mg 1–0–0, Insulin glargin (Lantus®) 0–0–18 IE, Normalinsulin (Actrapid®) nach Blutzuckerwert zu den Mahlzeiten, Dreisavit 1–0–0, Kalziumazetat-Nefro 500 mg 3–3–3.

Untersuchungsbefund

54-jährige Patientin. Herztöne auskultatorisch unauffällig. Lunge: Vesikuläratmen beidseits, keine Rasselgeräusche. Abdomen: weich, kein Druckschmerz, keine Resistenzen, rege Darmgeräusche. Extremitäten: warm, rosig, keine Ödeme, Dialyseshunt linker Unterarm. RR 163/78 mmHg, Herzfrequenz: 65/min. **Laborwerte:** Hb 9,8 g/dl, Hkt 31,0 %, Leukozyten 6,7/nl, Thrombozyten 147/nl, Na 132 mmol/l, Kalium 4,8 mmol/l, Kreatinin 4,3 mg/dl, Harnstoff 198 mg/dl, Glukose 164 mg/dl, Quick 71 %, PTT 38 s.

1. **Mit welchen Begleiterkrankungen rechnen Sie bei Dialysepatienten?**

2. **Welche Befunde interessieren Sie präoperativ?**

3. **Was müssen Sie perioperativ beachten?**

4. **Welche Narkosemedikamente können Sie problemlos verwenden, welche nicht?**

5. **Wie können Sie hier eine akute Hyperkaliämie therapieren?**

1. Begleiterkrankungen

Im Rahmen der dialysepflichtigen Niereninsuffizienz können nahezu alle Organsysteme mehr oder weniger ausgeprägt betroffen sein:

- **Säure-Basen- und Elektrolythaushalt:** Durch die Unfähigkeit der Nieren, retensionspflichtige Stoffe auszuscheiden verändert sich die Zusammensetzung des Blutes. Kalium wird nicht mehr ausreichend ausgeschieden. Es kommt zur Hyperkaliämie, die Natriumkonzentration im Blut sinkt ebenso wie die Kalziumkonzentration. Auch Phosphat kann nicht mehr adäquat eliminiert werden, sammelt sich im Blut an und fällt mit Kalzium als schwer lösliches Kalziumphosphat aus (Folge: Juckreiz). Diese Veränderung sind auch im **EKG** sichtbar: Die T-Wellen sind bei Hyperkaliämie überhöht und Extrasystolen treten vermehrt auf. Betrachtet man den Säure-Basen-Haushalt kommt es durch die verminderte Exkretion von sauren Valenzen zu einer metabolischen Azidose.
- **Kardiovaskuläres System:** Die Minderdurchblutung der Niere führt über die Stimulierung des Renin-Angiotensin-Aldosteron-Systems zum **renalen Hypertonus.** Dieser wirkt sich negativ auf das Gefäßsystem aus. Die Folge sind Aortensklerose und Arteriosklerose. Diese betrifft auch die Herzkranzgefäße, es kommt zur koronaren Herzkrankheit und zur urämischen Herzinsuffizienz. Die Anämie und der Dialyseshunt bewirken eine Zunahme des Herzzeitvolumens **(hyperdynamer Kreislauf).**
- **Lunge:** Durch die Retention von Wasser und Natrium steigt das extrazelluläre Volumen an und es kann zu peripheren Ödemen und zum Lungenödem kommen.
- **Blut:** Durch die verminderte renale Produktion von Erythropoetin kommt es zur renalen Anämie, häufig finden sich Hämoglobinwerte zwischen 7 und 11 g/dl. Die Dialyse stellt einen Stress für den Körper dar, unter anderem wird die Thrombozytenfunktion beeinträchtigt. Blutgerinnungsstörungen sind somit keine Seltenheit. Auch die Zellen der Immunabwehr sind beeinträchtigt, die Phagozytose ist eingeschränkt. Der Albumingehalt im Blut ist vermindert.
- **Nervensystem:** Die Niereninsuffizienz wirkt sich auch auf das Nervensystem aus. Durch die Urämie kommt es zur Polyneuropathie unter anderem mit einer erhöhten Gefahr von stummen Myokardischämien. Die **autonome Polyneuropathie** verzögert die Magenentleerung, peptische Ulzera treten vermehrt auf.
- **Stoffwechsel:** Die Hypokalzämie bewirkt über die Ausschüttung von Parathormon eine Demineralisierung der Knochen (**renale Osteopathie**). Viele Patienten leiden zusätzlich unter einem Diabetes mellitus.

2. Präoperative Befunde

Vor der Operation sollte eine **ausführliche Anamnese** erhoben werden, da regelmäßig anästhesierelevante Begleiterkrankungen vorkommen. Außerdem ist das Dialyseintervall, das Datum der letzten Dialyse, die täglich erlaubte Trinkmenge, Gewichtsschwankungen und die Restausscheidung zu erfragen. Hat die Patientin noch eine Restausscheidung, ist das Ansprechen auf Diuretika interessant, da durch eine Steigerung der Diuretikazufuhr eventuell eine akute Hyperkaliämie oder Hypervolämie zumindest notfallmäßig therapiert werden können. Außerdem ist die **körperliche Belastbarkeit** zu erfragen und ob die Patientin eine Angina pectoris hat. Doch Vorsicht, auch ohne Angina pectoris können stumme Myokardischämien auftreten.

An technischen Untersuchungsbefunden ist das **EKG** interessant: Durch die Elektrolytentgleisungen können EKG-Veränderungen auftreten (je höher der Kaliumspiegel desto ausgeprägter: hohe T-Wellen, verbreiterter Kammerkomplex, QT-Verlängerung, Übergang des P-QRS-T-Komplexes in eine Art Sinuswelle, ventrikuläre Arrhythmien). Intraoperativ neu aufgetretene EKG-Veränderungen können auf therapiebedürftige Kaliumwerte hinweisen. Außerdem bedingt die häufig begleitende koronare Herzkrankheit stumme Myokardischämien, die es zu erkennen gilt.

In der **Röntgenaufnahme des Thorax** achtet man auf Zeichen der Stauung und der Herzinsuffizienz.

Bei den **Laborwerten** beurteilt man die Elektrolyte, das Blutbild und die Retentionswerte.

3. Perioperativ zu beachten

- Perioperativ ist der **Shuntarm zu schonen:** Weder ein i.v. Zugang noch eine Blutdruckmessung sollte an dieser Extremität angelegt werden, da es zu Thrombosen kommen kann. Der Shuntarm sollte gepolstert und vorsichtig gelagert werden.
- Die **Volumengabe muss vorsichtig erfolgen,** um die Patientin nicht zu überwässern. Statt einer freilaufenden Infusion bietet sich das Einschwemmen von Medikamenten mit einem kleinen Bolus NaCl an. Bezüglich der Wahl des Kristalloids gibt es verschiedene Ansichten: Früher haben Dialysepatienten nur kaliumfreie Infusionslösungen wie NaCl erhalten, um keine Hyperkaliämie zu verursachen. Allerdings führt die Infusion von NaCl zur hyperchlorämischen Azidose mit kompensatorischer Verschiebung von Säure nach intrazellulär und Kalium nach extrazellulär. Inzwischen wird in einigen Kliniken dazu übergegangen, auch Dialysepatienten Vollelektrolytlösungen zu geben.
- Sowohl bei rückenmarksnahen Regionalverfahren als auch unter Vollnarkose kommt es bei Patienten mit Niereninsuffizienz sowie bei Nierengesunden zu einer **Verminderung des renalen Blutflusses** und auch die glomeruläre Filtrationsrate nimmt ab.

4. Narkosemedikamente

Bei überwiegend an Eiweiß gebundenen Medikamenten ist die freie Plasmakonzentration erhöht, da Dialysepatienten unter einer Hypalbuminämie leiden. Durch die Niereninsuffizienz ist außerdem die renale Elimination deutlich vermindert und die Wirkdauer verlängert. Dies gilt auch für renal eliminierte aktive Metaboliten.

- **Opioide:** Die Gabe von **Sufentanil** und **Alfentanil** ist problemlos möglich, die Wirkdauer wird kaum beeinträchtigt, eine Dosisanpassung ist nicht notwendig. Dies gilt auch für **Remifentanil,** da der renal eliminiert Metabolit pharmakologisch nicht aktiv ist. Dagegen besteht bei Morphin die Gefahr der Akkumulation, da der aktive Metabolit Morphin-6-Glucuronid überwiegend renal eliminiert wird. Bei **Fentanyl** verlängert sich die Wirkdauer und eine Dosisreduktion ist bei wiederholter Applikation notwendig.
- Als **Induktionshypnotikum** wird idealerweise **Propofol** verwendet, die Wirkdauer wird nicht beeinträchtigt, auch die Verwendung im Rahmen einer TIVA ist möglich. Bei den **Barbituraten** und **Etomidat** ist die freie Plasmakonzentration erhöht und eine Dosisanpassung ist notwendig.
- Die Aufrechterhaltung der Narkose mit **Narkosegas** ist problemlos möglich. Eine eindeutige Nephrotoxizität konnte bisher nicht nachgewiesen werden, allerdings nimmt die renale Perfusion etwas ab.
- Einige **Muskelrelaxanzien** werden überwiegend renal eliminiert, auf die Verwendung von **Pancuronium** und **Vecuronium** sollte deshalb verzichtet werden bzw. es muss mit einer deutlich verlängerten Wirkung gerechnet werden. Der Abbau von **Mivacurium** kann durch eine eventuell verminderte Plasmacholinesterase ebenfalls beeinträchtigt sein, die Wirkdauer verlängert sich dann leicht. Die idealen Relaxanzien bei Patienten mit Niereninsuffizienz sind **Atracurium** und **Cisatracurium.** Der Abbau erfolgt organunabhängig durch spontanen Zerfall (Atracurium und Cisatracurium) und Esterhydrolyse (Atracurium). Die Gabe von **Succinylcholin** erhöht den Plasmakaliumspiegel um etwa 0,5 mmol/l, bei normalen Kaliumwerten ist die Gabe im Notfall zur Rapid Sequence Induction durchaus möglich.

5. Hyperkaliämie

- **Schleifendiuretika:** können bei vorhandener Restausscheidung Diurese sowie Kaliumexkretion steigern.
- **Glukose-Insulin-Infusion** (z.B. 400 ml Glukose10 % (= 40 g) plus 20 IE Altinsulin als Kurzinfusion über 30 Minuten): relativ schnell wirksam. Durch die Insulinzufuhr kommt es zu einer Verschiebung von Kalium nach intrazellulär, der Gesamtkaliumbestand bleibt aber gleich. Damit kann die Hyperkaliämie also nur vorübergehend therapiert werden.
- **Alkalisierung des Bluts** durch Natriumbikarbonatinfusion. Durch die Pufferung steigt der pH-Wert

im Blut an und zum Ausgleich der Alkalose werden Protonen von intrazellulär nach extrazellulär verschoben. Dies geschieht im Austausch mit Kaliumionen, die in die Zelle transportiert werden. Damit kann die Hyperkaliämie also nur vorübergehend therapiert werden.

- **Kalziumglukonat:** 10–20 ml 10%ige Lösung bei Herzrhythmusstörungen durch die Hyperkaliämie, um das Membranpotenzial zu stabilisieren. Die Serumkaliumkonzentration bleibt unverändert.
- **Hämodialyse oder Hämofiltration:** effektivste Methode zur Elimination von Kalium, die aber nicht in allen Krankenhäusern rund um die Uhr möglich ist. Deshalb sind die vorgenannten Methoden wichtig, um die Zeit bis zur nächsten Dialyse ggf. zu überbrücken.

Zusammenfassung

Patienten mit dialysepflichtiger Niereninsuffizienz haben oft eine ganze Reihe von **Begleiterkrankungen.** Im Rahmen der Prämedikation sollte der **Flüssigkeitshaushalt** genau eruiert werden. Ein **EKG** sollte bei allen Dialysepatienten durchgeführt werden und aktuelle **Laborwerte** vorliegen. Die **Dosis einiger Narkosemedikamente** muss wegen erhöhter freier Plasmakonzentration reduziert werden. Die Wirkdauer überwiegend renal eliminierter Medikamente verlängert sich. **Relativ problemlos** können Sufentanil, Alfentanil, Remifentanil, Propofol, Narkosegas, Atracurium und Cisatracurium verwendet werden. Zur **Akuttherapie der Hyperkaliämie** stehen verschiedene Therapieansätze zur Verfügung. Die effektivste aber auch aufwändigste Methode ist eine Hämodialyse oder Hämofiltration.

49

Chronische Rückenschmerzen

Anamnese

In Ihrer Schmerzambulanz stellt sich ein 72-jähriger schlank bis mager wirkender Mann vor. Er berichtet, er leide seit drei Monaten unter einem dauerhaften drückenden, teils stechenden Schmerz in der Lendenwirbelsäule, der in den letzten Wochen an Stärke zugenommen habe. Zusätzlich habe er mehrmals am Tag – ebenfalls seit einigen Wochen – einschießende Schmerzen im Bereich der rechten Leiste und des Oberschenkels, die wie Stromschläge wären. Sie würden sowohl in Ruhe, als auch unter Belastung auftreten. Gelegentlich knicke ihm zudem auch das Bein weg. Von einem niedergelassenen Orthopäden habe er wegen Verdachts auf Bandscheibenvorfall Schmerzmittel und Krankengymnastik verordnet bekommen, das hätte aber an den Beschwerden nichts geändert. Vor fünf Jahren habe man ihm die Prostata entfernt, sonst sei er nie ernstlich krank gewesen. Die vegetative Anamnese ergibt einen Gewichtsverlust von 6 kg in den letzten Monaten, Abgeschlagenheit und häufiges nächtliches Schwitzen.

Untersuchungsbefund

Reduzierter AZ und kachektischer EZ, Akren warm, Schleimhäute blass. Herz: 3/6 Systolikum über Pulmonalis, vesikulär Atmen. Abdomen: unauffälliger Untersuchungsbefund. Neurologische Beurteilung: keine Ausfallerscheinungen, keine Meningismuszeichen. Muskeln und Skelettsystem in reduziertem aber noch altersentsprechendem Zustand. Keine Ödeme.

1. **Welche Verdachtsdiagnose stellen Sie?**
2. **Welche Diagnostik kommt in Betracht um die Diagnose zu sichern?**
3. **Wie setzt sich eine Schmerztherapie nach dem Tumorschmerzmodell der WHO zusammen?**
4. **Welche speziellen Medikamente können gegen die einschießenden elektrisierenden Schmerzen eingesetzt werden?**
5. **Welches interventionelle Verfahren dient bei Knochenfiliae sowohl der Schmerztherapie, als auch der Tumorbehandlung?**

1. Verdachtsdiagnose

Der Patient beschreibt ein **neuropathisches Schmerzsyndrom** mit einschießendem elektrisierendem Charakter und einen **chronischen Rückenschmerz** seit mehreren Monaten. Aufgrund der **B-Symptomatik** (Gewichtsverlust, Abgeschlagenheit, Nachtschweiß), der angegebenen Prostataoperation und des Alters des Patienten besteht Verdacht auf eine **Knochenmetastase bei Prostatakarzinom.**

2. Diagnostik

Zu Diagnosesicherung und Staging werden neben der klinischen Untersuchung **bildgebende Verfahren** wie konventionelles Röntgen, Computertomografie, Kernspintomografie und Knochenszintigrafie eingesetzt. Die **histologische Diagnosesicherung** erfolgt per CT-gesteuerter Punktion des Knochenherds. Diese kann entfallen, wenn ein prostataspezifisches Antigen bestimmt worden ist.

Bei Ihrem Patienten zeigt die Computertomografie osteolytische Herde im Bereich der LWS (hier nicht dargestellt) und der linken Beckenschaufel (➢ Abb. 49.1).

3. Schmerztherapie nach WHO-Stufenschema

Nach dem **Tumorschmerzmodell der WHO** (➢ Abb. 5.1) wird die Schmerztherapie zunächst mit **Nichtopioidanalgetika** begonnen. Ist der Patient unter einem oder einer Kombination von zwei Analgetika unterschiedlicher Pharmakodynamik nicht ausreichen schmerzfrei so kann auf Stufe 2 zusätzlich ein **niedrigpotentes Opioid,** wie Tilidin, oder Dihydrocodein eingesetzt werden. Kann auch jetzt unter den empfohlenen Tageshöchstdosen keine Schmerzfreiheit erzielt werden, kommen **hochpotente Opioidanalgetika** im Austausch zu den niedrigpotenten zum Einsatz. Bei entsprechendem Bedarf an morphinartigen Schmerzmitteln stehen auch

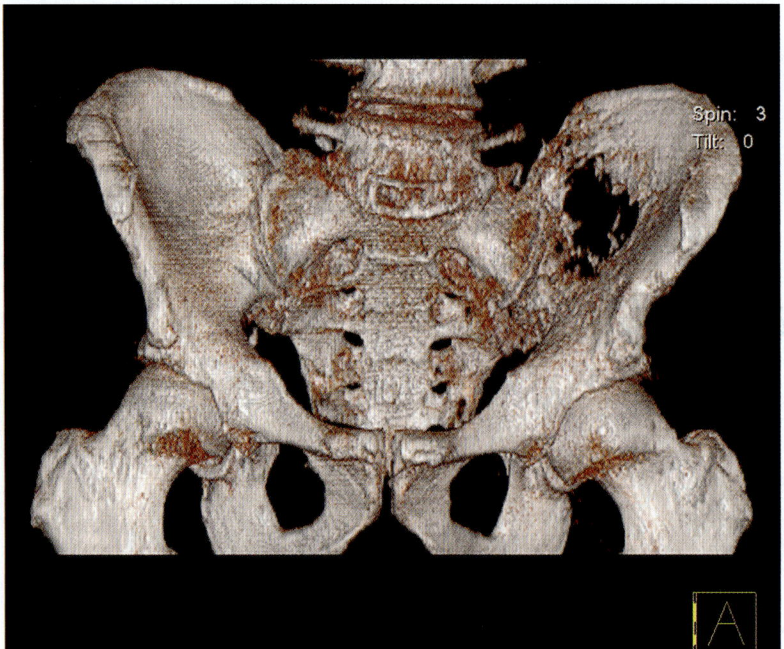

Abb. 49.1 Koronare Computertomografie in 3D-Rekonstruktion mit osteolytischen Herden im Bereich der linken Beckenschaufel.

transdermale Therapiesysteme (Schmerzpflaster) zur Verfügung, die eine konstante Wirkstoffabgabe an den Patienten sicherstellen.

Neben den **Basisanalgetika,** die nach einem festen Dosierungsschema eingenommen werden, müssen dem Patienten zusätzlich auch immer **Rescue-Medikamente** zu Verfügung stehen, mit denen Durchbruchschmerzen und Schmerzspitzen abgefangen werden sollen. Hier ist eine schnelle Verfügbarkeit des Wirkstoffs entscheidend. Ein mögliches Therapieschema zeigt die folgende Übersicht (➤ Tab. 49.1). Je nach Stufe des WHO-Schemas werden aus den entsprechenden Bereichen ein oder auch mehrere Wirkstoffe ausgewählt. Dabei ist darauf zu achten, dass keine unterschiedlich potenten Opioide miteinander kombiniert werden. Bei der Umstellung von einem auf ein anderes (höherpotentes) Opioid muss die relative Wirkstärke beachtet werden. Als Hilfsmittel stehen **Umrechnungstabellen** oder Rechenschieber zum Beispiel von verschiedenen pharmazeutischen Unternehmen zu Verfügung.

Tab. 49.1 Basisanalgatika und als Rescue-Medikation (Blau) geeignete Analgetika

Medikament, Beispielpräparate		Dosis	Darreichungsform	Dosierungsintervall
Nichtopioidanalgetika				
Diclofenac				
	Voltaren resinat®	75 mg	Kapsel, p.o.	12 h
	Voltaren dispers®	50 mg	Auflösetablette	8 h
Metamizol				
	Novaminsulfon®	8–16 mg/kg KG	Tab./Trpf., p.o.	4–6 h (max. 5 g/24 h)
	Novalgin®	8–16 mg/kg KG	Kurzinfusion	4–6 h (max. 5 g/24 h)
Niedrigpotente Opioide				
Tilidin/Naloxon		Max. 600mg/d		
	Valoron N® ret.	50–100 mg	Tabl. p.o.	12 h
	Valoron N®	20–40 Tr.= 50–100 mg	Tropfen p.o.	2–4 h
Tramadol		Max. 400 mg/d		
	Tramal® long	50–100 mg	Tabl. p.o.	12 h
	Tramal® Lösung	20–40 Tr. = 50–100 mg	Tropfen p.o.	4–6 h
Hochpotente Opioide				
Morphin		Max. 3000 mg/d		
	Retard-Tabl.	ab 30 mg	Tabl. p.o.	8–12 h
	Tabl.	5–10 mg	Tabl. p.o.	4 h
Fentanyl				
	Durogesic®	12,5–150 µg/h	TTS	Wechsel alle 3 Tage
	Actiq®	200–1600 µg	Lutschtablette	Bis viermal täglich
Buprenorphin		Max. 5 mg/d		
	Temgesic® sublingual	0,2–0,4 mg	Tabl., s.l.	6–8 h
	Transtec®	35–70 µg/h	TTS	Wechsel alle 3 Tage

Zusätzlich zu den Schmerzmitteln werden die Patienten mit Adjuvanzien und ggf. auch Koanalgetika versorgt. Als **Adjuvanzien** werden Medikamente verstanden, welche typische Nebenwirkungen der Therapeutika vermeiden oder abmildern sollen:

- **Protonenpumpenhemmer** (z.B. Pantoprazol, Omeprazol): Vermeidung von gastrointestinalen Nebenwirkungen bei der Anwendung von NSAIDs.
- **Antiemetika** (z.B. Metoclopramid, Odansetron): Vermeidung von opioidinduzierter Übelkeit oder Erbrechen.
- **Laxanzien** (z.B. Laktulose, Macrogol, Flohsamen): Vermeidung von opioidinduzierter Obstipation.

Merke

Niemals niedrig- und hochpotente Opioide kombinieren.

4. Pharmaka bei einschießend oder elektrisierendem Schmerz

Je nach Charakter des neuropathischen Schmerzes kommen verschiedene **Koanalgetika** zum Einsatz. Als Koanalgetika werden Medikamente bezeichnet, die keine eigenen analgetischen Eigenschaften besitzen, aber zusammen mit Schmerzmitteln schmerzlindernd wirken:

- **Antidepressiva:** bei neuropathischen Schmerzen mit Dysästhesien (Brennschmerz) und depressiver Verstimmung.
  - **Amitriptylin:** leicht sedierend (abendliche Gabe), Wirkeintritt erst nach einigen Tagen.
  - **Clomipramin:** leicht antriebssteigernd (keine abendliche Gabe).
- **Antiepileptika:** bei neuropathischen Schmerzen mit einschießend stechendem Charakter, z.B. Carbamazepin, Gabapentin, Pregabalin.
- **Glukokortikoide:** bei entzündlich bedingten Schmerzen oder perifokalem Ödem (Nerven-, Rückenmarkkompression), z.B. Dexamethason.
- **Bisphosphonate:** bei Knochenschmerzen durch Osteoporose, Knochenfiliae, z.B. Alendronsäure.

5. Interventionelle Therapieverfahren

Die **Bestrahlung** von Knochenmetastasen führt zum **Untergang von Tumorzellen** sowie in der Folge zur **Schmerzlinderung.** Dies betrifft in erster Linie den primären **Knochenschmerz,** da durch die Bestrahlung die ungeordneten Umbauprozesse im Knochen unterbunden werden. Der sekundäre **neuropathische Schmerz,** der beispielsweise durch perifokale entzündliche Reaktionen am Knochen oder direkten Druck des Tumors auf Nervengewebe ausgelöst wird, kann durch die Bestrahlung ebenfalls gelindert werden.

Zusammenfassung

Für die **Schmerztherapie** bei chronischen und Tumorschmerzen gibt es ein gut funktionierendes Stufenkonzept. Das **Grundprinzip** besteht aus einer Basisschmerztherapie und einer Rescue-Medikation gegen sogenannte Durchbruchschmerzen oder Schmerzspitzen. Die Dosierungsintervalle der **Basistherapeutika** müssen an die Wirkdauer des Pharmakons angepasst sein. **Adjuvanzien** sind alle Medikamente, welche mögliche unerwünschte Nebeneffekte der Analgetika abmildern oder vermeiden helfen. **Koanalgetika** können bei speziellen Schmerzproblemen die Wirkung der Analgetika verstärken, gehören aber selbst in andere Substanzklassen, wie zu den Antidepressiva.

50

Einsetzende Wehentätigkeit

Anamnese

Sie werden als Notarzt zu einer 29-jährigen Schwangeren mit seit einigen Stunden einsetzenden Wehen gerufen. Dies sei ihre zweite Schwangerschaft, die erste Geburt sei problemlos gewesen, habe aber lange gedauert. Die Fruchtblase sei vor etwa zwei Stunden geplatzt, es sei klares Fruchtwasser abgegangen. Jetzt habe sie im Abstand von etwa 5 min Wehen, die etwa 30 s anhalten und „nach unten ziehen" würden. Sie möchte gerne in das etwa 30 km entfernte Krankenhaus der Maximalversorgung gebracht werden, da ihre Hebamme dort arbeitet. Den bisherigen Schwangerschaftsverlauf beschreibt die Patientin als unkompliziert, was der Mutterpass bestätigt (normale Gewichtszunahme, regelrechte kindliche Entwicklung, Blutuntersuchungen unauffällig).

Untersuchungsbefund

Die Patientin in der 38. SSW ist kreislaufstabil (RR 125/70 mmHg, HF 95/min). Bei der orientierenden vaginalen Inspektion sind keine kindlichen Körperteile sichtbar.

1. **Beschreiben Sie die Phasen des Geburtsverlaufs und die Bewegungen des Kinds.**

2. **Welche Komplikationen können während und nach der Geburt mütterlicherseits und beim Neugeborenen auftreten?**

3. **Welche Möglichkeiten haben Sie außerklinisch, um das Einsetzen der Geburt hinauszuzögern?**

4. **Wie gehen Sie bei der Erstversorgung von Neugeborenen vor? Beschreiben Sie APGAR-Schema und Neugeborenenreanimation.**

5. **Bringen Sie die Patientin in das 30 km entfernte Krankenhaus oder in ein 10 km entferntes Haus mit Geburtshilfe? Begründen Sie.**

1. Geburtsverlauf

Die drei Phasen des Geburtsverlaufs:

- **Einleitungsphase.** Diese Phase beginnt mit den Geburtswehen und endet mit der vollständigen Muttermundöffnung Dauer: 9 – 12 h bei Erstgebärenden, 2–6 h bei Mehrgebärenden. Begleitet von regelmäßigen, etwa 5–10 min wiederkehrenden Wehen. In dieser Periode tritt der Kopf des Kindes in den Beckeneingang ein. Es kommt zur Rotation und Flexion des kindlichen Kopfes, sodass dieser 90° gedreht zur mütterlichen Längsachse steht und mit dem Scheitel voran geht, da der mütterliche Beckeneingang quer oval ist. Am Ende der Einleitungsphase steht der Blasensprung mit Fruchtwasserabgang.
- **Austreibungsphase.** Die Phase von der vollständigen Öffnung des Muttermunds bis zur Geburt des Kindes Dauer 2–3 h bei Erstgebärenden, ca. 1 h bei Mehrgebärenden. Begleitet von Presswehen mind. alle 3 min, **Pressdrang.** Der kindliche Kopf tritt durch die Weichteile, er „schneidet ein". Während der Wehen sind Teile des Kopfes in der Scheide sichtbar. Die Passage des Weichteilausgangs mit dem Kopf nennt man „durchschneiden".
- **Nachgeburtsphase.** Beginnt mit der Geburt des Kindes bis zur vollständigen Ausstoßung der Plazenta und der Eihäute. Dauer bis ca. 2 h postpartal, begleitet von Nachwehen. Die Ausstoßung der Plazenta sollte nicht später als 30 min nach Geburt erfolgen. Begleitet von Blutverlust bis ca. 500 ml.

Bei hier 5-minütig auftretenden Wehen muss man von der Übergangszeit zwischen Einleitungs- und Austreibungsphase ausgehen. Da die Frau bereits zweitgebärend ist, kann die Geburt deutlich rascher ablaufen, als die erste. Primär sollte die Geburt möglichst unter Begleitung einer Hebamme erfolgen. Ein Kliniktransport muss wenn, dann gleich erfolgen.

Merke

Jeder Flüssigkeitsabgang bei einer Schwangeren muss als Fruchtwasser gewertet werden!

2. Komplikationen

Mütterliche Komplikationen während der Geburt

- **Uterusruptur** mit akuter Blutungsgefahr durch zu starke Wehen bei nicht geöffnetem Muttermund. Das Risiko steigt durch Narben nach vorangegangenen Operationen am Uterus (z.B. Sektio) → Anamneseerhebung!
- **Geburtsstillstand:** Erschöpfung der Mutter mit Blutdruckabfall.
- **Vorzeitige Plazentalösung:** Gefahr der lebensbedrohlichen Blutung mit Schock und Lebensgefahr für Mutter und Kind. Gefahr des Übertritts von Fruchtwasser in den mütterlichen Kreislauf → Fruchtwasser ist eine hochthrombogene Substanz, die zu einer tödlichen Fruchtwasserembolie führen kann.

Mütterliche Komplikationen nach der Geburt

- **Atone Nachblutung:** Durch mangelnde Kontraktion des Uterus werden die mütterlichen Gefäße nicht ausreichend verschlossen, es kommt zur Massenblutung.
- **Ausbleibende oder partielle Plazentalösung:** Bei Inspektion der Plazenta postpartal fehlende Teile der Plazenta an der maternalen Seite. Keine Lösung der Plazenta 30 min postpartal erfordert eine manuelle Plazentalösung durch einen erfahrenen Geburtshelfer (in der Klinik!).

Kindliche Komplikationen während der Geburt

- **Hypoxie** durch mütterlichen Blutdruckabfall, durch erhöhten Stress bei extrem lang dauernder oder schwieriger Geburt.
- **Nabelschnurvorfall** nach dem Blasensprung durch Absinken der Nabelschnur über den Kindskopf hinaus → Gefahr der lebensbedrohlichen Hypoxie.
- **Strangulation durch die Nabelschnur:** Umwicklung des Halses durch die Nabelschnur mit Hypoxiegefahr.
- **Vorfall von Extremitäten, Schulterdystokie:** Vorgefallene Extremitäten sind während der massiven Kräfte der Geburt von Verletzung bedroht. Bei vorgefallenem Arm besteht die Gefahr der Zerrung des Plexus brachialis unter der Geburt (Schulterdystokie) → dauerhafte Parese des Armes.

- **Mekoniumaspiration:** Unter Stress führt das Kind bereits im Mutterleib das zähe schwarz-grünliche Mekonium („Kindspech") ab → Gefahr der Aspiration und Atemwegsverlegung unter der Geburt.

Merke

Bei ausbleibender Plazentalösung niemals an der Nabelschnur ziehen.

3. Medikamentöse Wehenhemmung (Tokolyse)

Zur präklinischen Hemmung der Wehentätigkeit eignen sich zwei Medikamente:

- **β-Sympathomimetikum** Fenoterol (z.B. Partusisten® intrapartal) 0,8–4 μg/min über Perfusor, ggf. 25 μg i.v. über 2–3 min als Bolus). Diese führen zur Relaxation der glatten Uterusmuskulatur. **Cave:** Reflextachykardie, Gefahr eines Lungenödems.
- **Magnesiumsulfat:** 2–4 g als Bolus über 15 min. **Cave:** RR-Abfall. Besonders geeignet bei Patienten mit Eklampsie.

Merke

Vorsicht bei Fenoterol (z.B. Berotec®) per inhalationem. Ein Sprühstoß enthält 100 μg. Durch die verzögerte Resorption ist kaum eine relevante Wehenhemmung garantiert, die Nebenwirkungen sind aber umso stärker. (Das Aerosol ist zur Wehenhemmung nicht zugelassen!)

4. Neugeborenenerstversorgung

Das Neugeborene wird trocken gerieben, die Käseschmiere sollte jedoch nicht abgerubbelt werden, anschließend wir das Kind in Tücher oder eine Rettungsfolie gewickelt, besonders der Kopf (außer dem Gesicht) muss vor Auskühlung geschützt werden.

Normalerweise beginnt das Kind nach der Geburt sofort zu schreien. Dadurch wird die Lunge gebläht. Bleibt das Schreien aus, kann durch Reiben ein Stimulus gesetzt werden. Führt das zu keinem Erfolg, versucht man, durch vorsichtiges Absaugen von Sekret aus Nasen- und Rachenraum die Atemwege frei zu machen.

Tab. 50.1 APGAR-Schema

Parameter	2 Punkte	1 Punkt	0 Punkte
Aussehen	Rosiger Körper	Stamm rosig	Blass / Blau
Puls	> 100/min	< 100/min	Kein Herzschlag
Grundtonus	Aktive Bewegung	Leichte Bewegung	Schlaff
Atmung	Kind schreit	Ruhig/gleichmäßig	Keine/unregelmäßig
Reflexstatus	Schreit kräftig	Grimassieren	Keine Reaktion

Der APGAR-Wert wird 1, 5 und 10 Minuten nach der Geburt bestimmt und zeigt die Lebensfrische des Neugeborenen an (➤ Tab. 50.1). APGAR-Werte zwischen 8 und 10 sind normal, Erstwerte (direkt nach Geburt) von 7 sind oft tolerabel. Bei Werten unter 7 muss man Maßnahmen ergreifen: Eine Hypoxie führt schnell zu schwerer Bradykardie, O_2-Gabe über vorgelegte Sonde ist daher bei Kindern mit Zyanose und unregelmäßiger Atmung obligat.

Führt Stimulation und Absaugen zu keiner suffizienten Spontanatmung, sollte das Kind zweimal mit dem Beatmungsbeutel vorsichtig „gebläht" werden. Wenn sich Herzfrequenz oder Spontanatmung nach den vorgenannten Maßnahmen nicht bessern, muss eine endotracheale Intubation und externe Herzdruckmassage erwogen werden (sofort bei Herzfrequenz < 60/min). Das Vorgehen bei kardiopulmonaler Wiederbelebung beim Neugeborenen ist in ➤ Abb. 50.1 gezeigt.

Merke

Die wichtigste Maßnahme nach der Geburt ist der Wärmeerhalt!

5. Transport

Grundsätzlich ist der Patientenwunsch vorrangig, sofern keine schwerwiegenden Gründe dagegen spre-

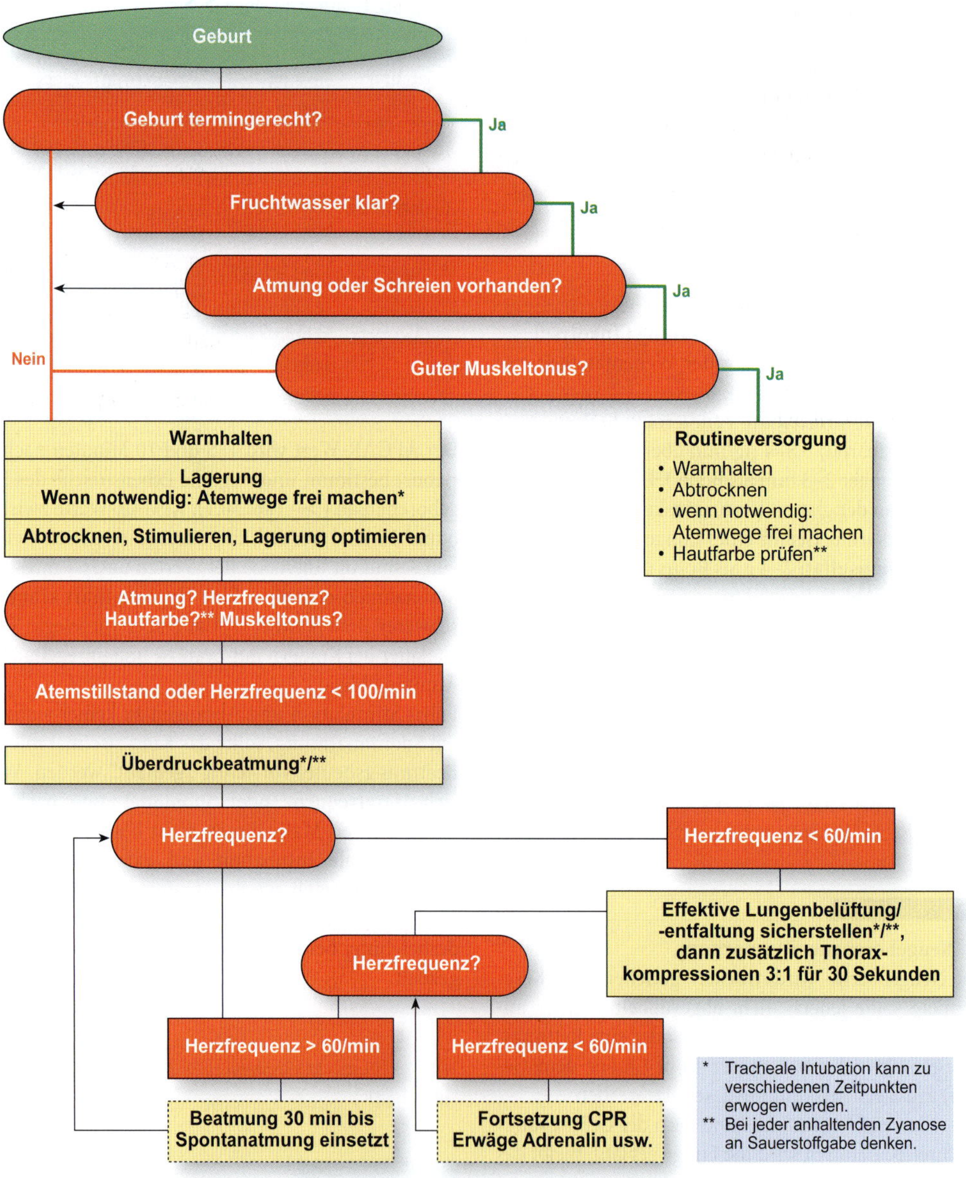

Abb. 50.1 Neugeborenenreanimation nach aktuellen ILCOR-Richtlinien (2005)

chen. Da diese Patientin bereits zweitgebärend ist, kann die Austreibungsphase recht kurz sein. Um die größtmögliche Sicherheit für Mutter und Kind zu gewährleisten, sollte die Patientin in das nächstgelegene geeignete Klinikum gebracht werden, in diesem Fall in das nähere, kleinere Krankenhaus, das jedoch über eine Geburtshilfe verfügt. Der Transport muss zügig (ggf. Fahrt mit Sondersignal), aber ruhig erfolgen, um die kindliche Sauerstoffversorgung nicht durch mütterlichen Stress noch mehr zu reduzieren.

Ist eine Spontangeburt nicht mehr aufzuhalten (Wehen < 3 min, sichtbarer Kindskopf in der Scheide), ist ein Transport nicht mehr sinnvoll, evtl. sollte eine Hebamme nachgefordert werden. Dann muss unverzüglich mit den Vorbereitungen für eine Geburt begonnen werden.

Zusammenfassung

Der **Geburtsverlauf** unterteilt sich grob in die Einleitungsphase, die Austreibungsphase und die Nachgeburtsphase. Jede Geburt sollte möglichst im Beisein einer Hebamme und möglichst in einer Klinik erfolgen, wobei der Patientinnenwunsch bindend ist, sofern es keine medizinischen Einwände gibt. Während der Geburt kann es bei Mutter und Kind zu zahlreichen **Komplikationen** kommen, wie Uterusruptur, vorzeitiger, ausbleibender oder partieller Plazentalösung, Hypoxie des Neugeborenen, Nabelschnurvorfall und Mekoniumaspiration. Zur **Wehenhemmung** stehen Fenoterol und Magnesium zur Verfügung, wobei Fenoterol keinesfalls inhalativ verabreicht werden sollte. Nach der Entbindung wird das Neugeborene untersucht und der **APGAR-Score** erhoben, der seine Vitalfunktionen erfasst. Eine etwaige Reanimation erfolgt nach den **ILCOR-Richtlinien**.

Register